Jan-Pieter van der Steen
Demenz und Altersverwirrtheit

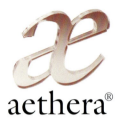

aethera®

die heilenden Kräfte im Menschen stärken,
die Bildung des eigenständigen Urteils unterstützen,
die Initiativbereitschaft von Patienten und Verbrauchern fördern.

Über dieses Buch: Die häufig vertretene Ansicht, mit dem Verlust der Denkfähigkeit sei der Zugang zu demenzkranken Personen unmöglich geworden, lässt vielen das Dasein dieser Menschen als nicht mehr lebenswert erscheinen. Dabei wird übersehen, dass man einem Menschen nicht gerecht wird, wenn man ihn auf seine Gehirnfunktionen reduziert.

Jan-Pieter van der Steen macht deutlich, dass demenzkranke Menschen zwar die Fähigkeit verlieren, die Welt mithilfe von Begriffen wahrzunehmen und zu ordnen, dass sich damit aber andere Möglichkeiten des Kontakts zur Umwelt ergeben. Sprechen wir den Kranken in seinen weiteren Seelenbereichen an, dem Gemüt, dem Fühlen und Wollen, bleibt die Begegnung mit ihm möglich. Die Welt hinter den Begriffen wird sichtbar, und genau diese Wahrnehmungsqualität ist es, die den Demenzkranken in seiner Entwicklung weiterbringen kann, wenn diese auf die richtige Weise begleitet wird.

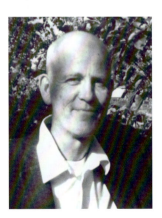

Der Autor: Jan-Pieter van der Steen (*1953) ist Allgemeinarzt mit Schwerpunkt Sozialpsychiatrie und Geriatrie. Er lebt im niederländischen Assen und arbeitet hauptsächlich mit Demenzkranken und älteren Menschen mit psychischen Problemen. Jan-Pieter van der Steen ist Vorstandsmitglied der niederländischen Alzheimer-Gesellschaft in der Provinz Drenthe.

Jan-Pieter van der Steen

Demenz und Altersverwirrtheit

Hintergründe und Praxishilfen

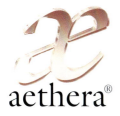

Wichtiger Hinweis: Sämtliche Angaben und Empfehlungen in diesem Buch wurden mit größter Sorgfalt überprüft und in Übereinstimmung mit dem neuesten Wissensstand erarbeitet. Bei Heilmittel- oder Therapie-Empfehlungen handelt es sich um eine subjektive Auswahl ohne Anspruch auf Vollständigkeit, in der sich die Verordnungspraxis des Autors spiegelt. Die Nennung von Handelsnamen oder Warenbezeichnungen geschieht im Rahmen der allgemeinen Pressefreiheit ohne Rücksicht auf Erzeugerinteressen; eine Werbeabsicht ist damit keinesfalls verbunden.

Angaben zu Medikamenten und therapeutischen Maßnahmen erfolgen mit der Einschränkung, dass Dosierungs- oder Anwendungshinweise durch neue Erkenntnisse in der Forschung, klinische Erfahrungen und das sich verändernde Angebot an Präparaten dem Wandel der Zeit unterworfen sein können. Da auch menschliche Irrtümer oder Druckfehler nie ganz auszuschließen sind, wird für Anwendungs- und Dosierungshinweise sowie für die Wirkung der Präparate keine Gewähr übernommen.

Jeder Benutzer wird dringend aufgefordert, die Angaben in diesem Buch anhand der Herstellerinformationen auf dem Beipackzettel auf ihre Richtigkeit zu überprüfen und die dort gegebenen Empfehlungen für die Dosierung und Kontraindikationen zu beachten. In Zweifelsfällen sollte immer ein Arzt oder ein Angehöriger der Heilberufe aufgesucht werden, insbesondere wenn die Beschwerden über mehrere Tage andauern. Die Angaben in diesem Buch sind weder dazu bestimmt noch geeignet, einen notwendigen Arztbesuch zu ersetzen. Eine Haftung vonseiten des Autors oder des Verlages für Personen-, Sach- und Vermögensschäden ist ausgeschlossen.

Die niederländische Originalausgabe erschien 2009 unter dem Titel *Dementie. Achtergronden en praktijkervaringen* bei Uitgeverij Christofoor, Zeist.

Aus dem Niederländischen von Bernhard Andres

ISBN 978-3-7725-5048-5

aethera® ist ein Imprint des Verlags Urachhaus, Stuttgart
Landhausstraße 82, 70190 Stuttgart
www.urachhaus.de

© 2012 Verlag Freies Geistesleben & Urachhaus GmbH, Stuttgart
Dementie © 2009 Uitgeverij Christofoor, Zeist
Satz und Gestaltung: Ursula Weismann
Umschlaggestaltung: Janine Weikert
Umschlagabbildung: © plainpicture/Millennium
Gesamtherstellung: DZA Druckerei zu Altenburg GmbH, Altenburg

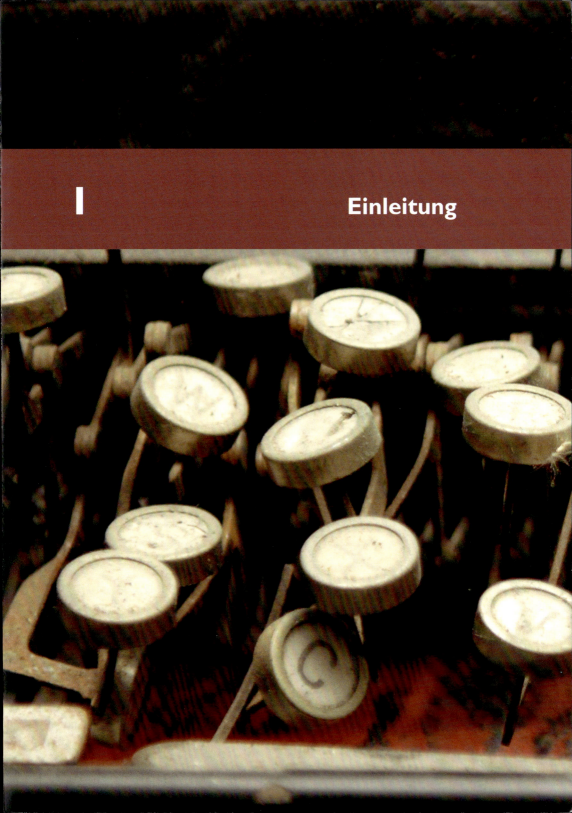

I Einleitung

Am Beginn meiner Laufbahn als Sozialgeriater begegnete ich Frau J. Sie ist eine 72-jährige alleinstehende Frau, die wegen Angstbeschwerden und Verwirrtheit beim Gesundheitszentrum angemeldet wird. Sie lebt in einer betreuten Wohnung. Die Pflegerinnen des zuständigen Altersheims berichten, dass sie häufig anruft und sehr anspruchsvoll ist. Als ich Frau J. besuche, sehe ich eine sehr gepflegte Dame vor mir; sie sitzt in einem Zimmer, wo alles seinen Platz hat und wo man vom Boden essen könnte. Frau J. berichtet, dass sie ängstlich ist, Probleme mit ihrem Gedächtnis hat und manchmal nicht mehr genau weiß, wo sie sich befindet. Das Gehen fällt ihr schwer, und sie wird immer stärker von anderen abhängig. Weinend sagt sie, dass sie kein körperliches und geistiges Wrack werden möchte. Auf diese Weise möchte sie nicht weiterleben.

Es wird bei ihr die Diagnose «Vaskuläre Demenz mit Anpassungsstörung und Depression» gestellt. Auf die Medikamente, die ihr verabreicht werden, reagiert sie nur mäßig. Ihr forderndes Verhalten nimmt zwar etwas ab, doch die Steifheit in den Beinen verschlimmert sich. Krankheitserkenntnis und Krankheitsverständnis sind in wechselndem Maße vorhanden, und besonders in den Momenten, in denen sie ihre Situation klar erkennt, äußert sie immer wieder den Wunsch, nicht auf diese Weise weiterleben zu müssen. In diesen klaren Momenten ist Frau J. absolut entscheidungs- und urteilsfähig.

Die Sorgen von Frau J. sind durchaus nachvollziehbar. Sie spürt, dass sie die Kontrolle und die Regie über ihr geordnetes Leben verliert, und das macht ihr Angst.

In den Gesprächen mit Angehörigen, dem Hausarzt und Frau J. selbst stellt sich heraus, dass sie in ihrem Lebensüberdruss nicht ganz konsequent ist. Es gibt Momente, in denen sie überhaupt nicht sterben möchte, und andere, in denen ihr Todeswunsch sehr ausgeprägt ist.

Ein halbes Jahr später zieht Frau J. in ein Pflegeheim. Durch die Ablenkung und regelmäßige Gespräche mit dem Pflegepersonal ist sie nicht mehr alleine mit ihrer Angst. Sie nimmt an verschiedenen Aktivitäten teil, und sie scheint diese Momente wirklich zu genießen. Zwar ist die Angst nicht verschwunden, doch sie ist beherrschbarer geworden.

Demenz: ein Gegenbild des Zeitgeistes

> Weltweit leiden heute schätzungsweise 26 Millionen Menschen an Demenz. Laut Demenz-Report 2011 des Berlin-Instituts sind es in Deutschland etwa 1,3 Millionen, in Österreich rund 130.000 und in der Schweiz 120.000. Im Durchschnitt kommen also rund 1.500 Menschen mit Demenz auf 100.000 Einwohner. Davon haben wahrscheinlich etwa zwei Drittel eine Alzheimer-Demenz. Hochrechnungen zufolge dürfte sich die Zahl der Betroffenen in Österreich und der Schweiz bis zum Jahr 2050 verdoppeln; in Deutschland, dessen Bevölkerung sich kaum noch durch Zuwanderung verjüngt, ist in diesem Zeitraum deutlich mehr als eine Verdopplung zu erwarten. Die Wahrscheinlichkeit, an Demenz zu erkranken, steigt nach dem 65. Lebensjahr steil an. Dabei sind aufgrund ihrer höheren Lebenserwartung mehr Frauen als Männer betroffen.[1]

Wir leben in einer Zeit, in der Gesundheit, Autonomie, Unabhängigkeit von der Hilfe anderer und intakte geistige Funktionen zu den kostbarsten Gütern des westlichen Menschen geworden sind. Die agrarische Kultur mit ihrer gegenseitigen nachbarschaftlichen Hilfe und den Familien, die einander seit Generationen kennen, hat einer Kultur des Individualismus Platz gemacht: Man lebt für sich, will eigene Entscheidungen treffen, dem anderen nicht zur Last fallen und sich nicht auf äußere Autoritäten stützen.

Demenz ist in jeder Hinsicht ein Gegenbild des heutigen westlichen Menschen. Der Demenzkranke verliert im Laufe der Zeit sein Gedächtnis, seine Orientierung, die Fähigkeit, Menschen und Gegenstände zu erkennen und zu benennen, und zuletzt auch die des praktischen Handelns. Er ist nicht mehr jener autonome Mensch, der von niemandem abhängig ist. Die Instrumente des Denkens funktionieren nicht mehr, weshalb der Demenzkranke andere um Hilfe bitten muss. Für viele Menschen ist der Begriff der Menschenwürde mit der Möglichkeit verbunden, das eigene Leben selbst steuern zu können.

Kein Wunder, dass Frau J. nicht auf diese Weise weiterleben möchte. Sie empfindet sich nicht mehr als vollwertigen Menschen und hat Angst vor der letzten Wegstrecke ihres Lebens, auf der sie von anderen abhängig wird, ihre Würde verliert und ihre Autonomie aufgeben muss.

Demenz bedeutet, dass die Instrumente des Denkens den Menschen langsam im Stich lassen. Was übrig bleibt, ist ein Mensch, der in andere Teile der

Seele wie das Gemüt, das Fühlen und das Wollen «zurückgeworfen» wird. Gerade diese Teile der Seele sind aber besonders offen für künstlerische Entwicklungen. Demenz bedeutet, so betrachtet, dass sich die Entwicklung des Menschen in anderen Bereichen der Seele fortsetzt.

Das Ziel dieses Buches besteht darin, älteren Menschen wieder Mut zu machen, diese letzte Lebensphase trotz einer eventuellen Demenz zu durchleben. Dabei wird die Bedeutung des Altwerdens genauer betrachtet werden wie auch die Frage nach dem Ort, wo wir unsere Erinnerungen speichern, sowie die Frage nach dem Sinn der Demenzkrankheit als solcher.

Sorgen bereitet mir die Tatsache, dass Demenz zunehmend als eine Art «geistiger Tod» betrachtet wird, wodurch der Demenzkranke seine Situation als ein «aussichtsloses seelisches Leiden» sieht. Dann liegt es nahe, das Leben als sinnlos anzusehen und ein Ende herbeizusehnen.[2]

Demenz: Angst vor dem Verlust der Autonomie und des «Selbsts»

Demenz ist eine Krankheit, in deren Verlauf der Mensch allmählich seine Fähigkeit verliert, die Welt zu verstehen und zu steuern. Das Denken, mit dem er die Vergangenheit überblickt und die Zukunft gestaltet, versagt. Dadurch entsteht eine Abhängigkeit des Demenzkranken von seiner Umgebung. Der *Verlust der Autonomie* auf körperlichem, vor allem aber auf geistigem Gebiet ist das Schlimmste, was einem älteren Menschen widerfahren kann. In unserer individualisierten Gesellschaft ist Autonomie eines der am höchsten geschätzten Güter. Wir wollen dem andern nicht zur Last fallen. Vor allem wollen wir niemanden um Hilfe bitten müssen. Vielleicht besteht eines der charakteristischsten Merkmale unserer Zeit darin, dass wir keine Fürsorge, keine Hilfe von anderen Menschen annehmen können oder anzunehmen wagen.

Wir haben Angst davor, *abhängig zu sein*. Wir haben Angst vor der letzten Phase unseres Lebens, weil es uns schwerfällt, die Regie aus den Händen zu geben. Doch so wie Hilfsbedürftigkeit etwas ist, das ein neugeborenes Baby auszeichnet, gehört sie gleichermaßen zum älteren Menschen, der sich auf die Geburt in der geistigen Welt vorbereitet. Gerade der Verlust der irdischen Funktionen (Gedächtnis, Sprache, Orientierung usw.) kann als eine Vorbereitung auf die Geburt in der geistigen Welt betrachtet werden. Das allmähliche Loslassen unserer irdischen Fähigkeiten ist dann so etwas wie das gründliche

Abstreifen der Füße, bevor der Mensch durch das Tor des Todes schreitet. Gerade in dieser letzten Lebensphase kann beim Demenzkranken – wenn er gut begleitet wird – noch inneres Wachstum stattfinden.

Demenz raubt dem Ich sein Instrumentarium, mit dem es, geführt vom Licht des Bewusstseins, seinem eigenen Leben Gestalt verleihen kann. Häufig wird angenommen, dass mit dem Verschwinden bestimmter Teile des Gedächtnisses auch das Selbst verschwindet. Natürlich ist die letzte Phase der Alzheimer-Krankheit – das heißt die letzten zwei bis fünf Jahre des sich über ungefähr fünfzehn Jahre erstreckenden Gesamtverlaufs – alles andere als ein schöner Anblick. Wir sehen darin einen Menschen, der in sich selbst versunken ist und uns seine Gedanken und Gefühle kaum mehr mitteilen kann. Während der ersten zehn Jahre dieser Krankheit steht jedoch ein Mensch vor uns, der noch vollständig in der Lage ist zu denken, zu fühlen und zu wollen. Zwar ein Mensch mit einem Handicap (beispielsweise dem nachlassenden Gedächtnis), zugleich aber auch ein Mensch, dessen Leben noch lange nicht vorbei ist. Wir sehen, wie Menschen mit Demenz neue Hobbys entwickeln. Wir sehen, wie Menschen mit Demenz versuchen, sich aufs Neue die Welt zu erobern mit dem, was ihnen im Bereich des Denkens, Fühlens und Wollens noch zur Verfügung steht.

Ganz am Ende seines Lebens wird dem Demenzkranken die Chance geboten, den Elfenbeinturm des Denkens zu verlassen und sich in jene Teile der Seele zu begeben, die bereits früher entwickelt worden sind, zum Beispiel die Empfindungsseele. Die Empfindungsseele ist derjenige Teil der Seele, der zuallererst ausgebildet wird und das Kind – und später den Erwachsenen – in die Lage versetzt, eine bewusste Verbindung zwischen Innenwelt und Außenwelt herzustellen. Diese Empfindungsseele kann für den Demenzkranken zu einem neuen Ausgangspunkt werden, von dem aus unbefangene Wahrnehmungen möglich werden, beispielsweise bei künstlerischen Aktivitäten wie dem Malen oder bei Museumsbesuchen.

Die nachfolgende Schilderung, wie eine Tochter ihre dement werdende Mutter erlebte, macht deutlich, dass Demenz auch neue Chancen, neue Entwicklungsmöglichkeiten bereithält: «Meine Mutter war immer eine etwas verlegene Frau, für die die Außenwelt etwas Einschüchterndes und Beängstigendes hatte. Sie war immer mit Putzen, Staubwischen und Kochen beschäftigt. Unser Vater war für die Außenwelt zuständig und unsere Mutter für den Haushalt. Wir haben uns nie wirklich berührt bei uns zu Hause. Ich habe nie beobachtet, dass mein Vater und meine Mutter je Zärtlichkeiten ausgetauscht hätten.

Als ich in die Pubertät kam, nahmen die Sorgen meiner Mutter zu. Wenn ich zu einer Fete wollte, machte sie sich gleich Gedanken – es konnte ja so viel passieren … Sie war wirklich eine grüblerisch veranlagte Natur.

Jetzt wird sie zunehmend dement, und in dem Maße, wie ihre Denkfähigkeit ins Stocken geriet, sah ich, wie eine Frau zum Vorschein kam, die viel freundlicher und offener ist. Jetzt darf ich sie berühren, in den Arm nehmen und einfach sagen, dass ich sie lieb habe. Mein Vater ist ganz überrascht, er kommt sich vor, als hätte er eine neue Frau, die ihm ab und zu über die Haare streicht und ihm einen Kuss gibt. Er sagt, sie sei viel entspannter und nicht mehr so damit beschäftigt, was sich gehört oder was andere möglicherweise von uns denken könnten. Natürlich gibt es auch Sorgen und Probleme, dennoch sehe ich, dass die Demenz meiner Mutter eine zweite Chance schenkt, die Welt in einer neuen Weise zu erkunden und ihr anders gegenüberzutreten.»

Unerwartetes Wachstum in der letzten Lebensphase

Die bekannte Schweizer Ärztin Elisabeth Kübler-Ross arbeitete als Krankenhauspsychiaterin in den USA. Sie bemerkte, dass «Sterben» in dem Krankenhaus, in dem sie arbeitete, gewissermaßen nicht existierte, es wurde einfach versteckt und verdrängt. Sie selbst betrachtete das Sterben als einen ganz wesentlichen Teil des Lebens, als das letzte Stadium des inneren Wachstums.

In ihrer Autobiografie *Das Rad des Lebens* sagt sie: «Meine sterbenden Patienten lehrten mich weitaus mehr als nur etwas über das Sterben. Sie erteilten mir Lektionen darüber, was sie im Leben hätten tun können und sollen und was sie nicht getan hatten, bis es zu spät war, bis sie zu krank oder zu schwach, zu Witwern oder Witwen geworden waren. Sie blickten zurück auf ihr Leben und lehrten mich alles, worauf es wirklich ankam – nicht beim Sterben, sondern im Leben.»[3]

An anderer Stelle formuliert Kübler-Ross: «Jeder sollte wissen, dass unser Leben endet, wenn wir alles, was wir lernen müssen, gelernt haben.»

In der letzten Phase vor dem Tod geht es nicht um körperliche Heilung, sondern um geistige Heilung, um ein Ganz-Werden. Sie sagt dazu: «Meine sterbenden Patienten genasen niemals in physischer Hinsicht, aber ihre emotionale und spirituelle Verfassung besserten sich. In der Tat fühlten sie sich diesbezüglich viel besser als die meisten gesunden Menschen.»[4]

Dass diese letzte Lebensphase nicht immer kurz ist, verdeutlicht sie an der Geschichte ihrer Mutter.

Als Elisabeth mit ihren beiden Kindern eine Ferienwoche bei ihrer Mutter in der Schweiz verbringt, stellt diese ihr plötzlich eine eindringliche Frage: «Falls ich jemals nur noch dahinvegetiere, möchte ich, dass du meinem Leben ein Ende machst. [...] Du bist die einzige Ärztin in der Familie, und wenn mir etwas zustößt, zähle ich auf dich.»

Elisabeth hört sich die Bitte ihrer Mutter mit zunehmender Verärgerung an und sagt dann, sie sei gegen Sterbehilfe und könne «niemals, aber auch niemals jemandem helfen, Selbstmord zu begehen, und schon gar nicht meiner liebevollen Mutter, die mir das Leben geschenkt und mich am Leben erhalten hat.» Sie beantwortet die Frage ihrer Mutter so: «Wenn dir etwas zustoßen sollte, werde ich für dich dasselbe tun, was ich für alle meine Patienten tue: Ich werde dir helfen zu leben, bis du stirbst.»

Drei Tage nach ihrer Rückkehr in die USA bekommt sie einen Anruf ihrer Schwester Eva mit der Nachricht, dass ihre Mutter einen schweren Schlaganfall erlitten habe. Elisabeth packt aufs Neue ihre Koffer und besteigt das Flugzeug in die Schweiz. Dort angekommen, bemerkt sie, dass ihre Mutter nicht mehr sprechen und sich nicht mehr bewegen kann. Sie ist förmlich in einem Kokon eingeschlossen. Nur durch Augenzwinkern und leichtes Drücken ihrer Hand kann die Mutter noch mit ihr kommunizieren.

Genau diese Situation hatte ihre Mutter gemeint: «Wenn ich jemals nur noch dahinvegetiere, möchte ich, dass du meinem Leben ein Ende machst.»

Ihre Mutter hat dann noch vier Jahre in vollständiger Abhängigkeit von anderen in einem Pflegeheim in der Nähe von Basel gelebt. Sie hat dort vier Jahre lang liebevolle Fürsorge empfangen dürfen. Elisabeth sagt über diese Phase im Leben und Sterben ihrer Mutter, es sei ihr deutlich geworden, «dass die letzte Lektion meiner Mutter darin bestanden hatte, dass sie lernte, Zuneigung und Fürsorge zu empfangen, etwas, was sie nie so recht konnte. Seit diesem Moment danke ich Gott, dass er ihr dies in nur vier Jahren beigebracht hatte. Ich meine damit, es hätte durchaus noch um einiges länger dauern können.»[5]

Elisabeth Kübler-Ross zeigt uns, dass diese letzte Lebensphase als eine Zeit betrachtet werden muss, in der noch manches gelernt werden kann, in der noch inneres Wachstum stattfindet.

Wie sieht diese letzte Lebensphase bei einem Demenzkranken aus? Und auf welchem Gebiet kann dieses innere Wachstum stattfinden?

Wir sagten bereits, dass in unserer westlich orientierten Gesellschaft die menschliche Autonomie eine zentrale Rolle spielt. Wir wollen unabhängige Menschen sein, die selbst die Regie über ihr Leben führen. Doch der Schein trügt! Jeder, der einmal in der Altenbetreuung tätig war, weiß, dass das Alter mit dem Verlust körperlicher und geistiger Funktionen einhergeht und dadurch unausweichlich Abhängigkeit entsteht. Dies ist geradezu ein Kernthema des Altwerdens: *einzusehen, dass wir von der Hilfe anderer abhängig werden oder sind.*

Wenn wir die Frage nach dem inneren Wachstum auf den demenzkranken Menschen zuspitzen, sehen wir, dass die Instrumente des Denkens wie zum Beispiel Gedächtnis, Sprache, Handlungsfähigkeit und Wiedererkennungsfähigkeit verloren gehen. Die Alzheimer-Krankheit beispielsweise sorgt dafür, dass Gedächtnis, Orientierung, Sprache (Verständnis und Ausdruck), Erkennungsfähigkeit für Gesichter und Gegenstände sowie die praktische Handlungsfähigkeit verschwinden. Die geistige Verankerung im Irdischen, die Instrumente, mit denen wir die Welt begreifen und meistern, lassen uns im Stich. Körperlich sind wir noch vollständig da, doch für das selbstbewusste, steuernde Ich gibt es keinen irdischen «Landeplatz» mehr.

Denken lernen

So kommen wir auch auf die Welt: hilflos und unwissend in Bezug auf die irdischen Verhältnisse. Die Instrumente, durch die wir auf der Erde wirksam werden können, müssen erst noch entwickelt werden. Mithilfe unseres physischen Körpers lernen wir die Welt, die uns umgibt, kennen. Wir greifen, tasten, fühlen, laufen, fallen und balancieren in der dreidimensionalen Welt, die uns umgibt. Und wenn unser Körper sich ausreichend in diese dreidimensionale Welt eingelebt hat, werden die Lebenskräfte, die Wachstumskräfte frei, mit denen wir unser Denken prägen und gestalten. Dieselbe Beweglichkeit, die wir uns zuvor in unserer physischen Erdenumgebung erobert haben, müssen wir uns jetzt auch auf geistigem Gebiet erobern. Denken wird dadurch ein motorisches Bewegen auf einer höheren Ebene. Viele sprachliche Wendungen deuten darauf hin: So «stehen» wir beispielsweise hinter einer Sache, wir «machen eine innere Kehrtwendung» oder «laufen gegen eine Wand». Denken lässt sich in diesem Sinne als eine «nach oben gewendete Körperlichkeit» (so der Neurophilosoph Johan A. den Boer[6]) begreifen.

Das Denken loslassen

Dennoch müssen wir uns klarmachen, dass die Instrumente des Denkens rein irdische Instrumente sind. In dem Moment, in dem wir sterben, existiert kein physischer dreidimensionaler Raum mehr, es existiert keine Zeit mehr, und die Instrumente des Denkens stehen uns nicht mehr zur Verfügung. Man könnte dies so ausdrücken, dass wir – im Leben nach dem Tod – für irdische Begriffe «dement» sind. Gerade diejenigen, die meinen, dass im Leben nach dem Tod alles unserem jetzigen irdischen Leben ähnlich sei, werden nach ihrem Tod in der geistigen Welt desorientiert und verwirrt ankommen.

> Der Mensch, der an der Alzheimer-Krankheit leidet, der am häufigsten vorkommenden Form der Demenz, beginnt bereits auf der Erde, eines der allerirdischsten Instrumente loszulassen: das Denken. Die Welt wird dadurch fragmentiert, sie fällt auseinander. Dies kann uns Angst machen, doch es liegt zugleich eine Herausforderung darin. Der Demenzkranke beginnt wieder, wie ein Kind zu sehen – naiv, rein und vom Gefühl her auf die Dinge zu blicken, die ihn umgeben. Dies verschafft ihm die Möglichkeit, sich der Welt auf künstlerische Weise zu nähern.
> Aber ob dieses Leben – indem nun der Welt nicht vom Denken aus, mit dem Verstand, sondern aus dem Gemüt, dem Fühlen begegnet wird – sinnvoll ist, das hängt von unserem Menschenbild ab.[7] Wenn behauptet wird, dass das materielle Gehirn die Seele und den Geist hervorbringt, wird die Konsequenz sein, dass mit dem Sterben des Gehirns Seele und Geist als «Nebenprodukte» verloren gehen. Dementsein bedeutet dann einen langsamen geistigen Tod. Gehen wir jedoch davon aus, dass der gesamte Körper beseelt ist, so bleibt die Begegnung mit dem Demenzkranken in den anderen Seelengebieten möglich.

Im folgenden Kapitel wird der Frage nachgegangen, was Menschen tun können, bei denen zum ersten Mal Beeinträchtigungen des Gedächtnisses auftreten. An wen wenden sie sich, welche Tests werden durchgeführt, wie wird die Diagnose gestellt und welche Behandlungsmöglichkeiten gibt es?

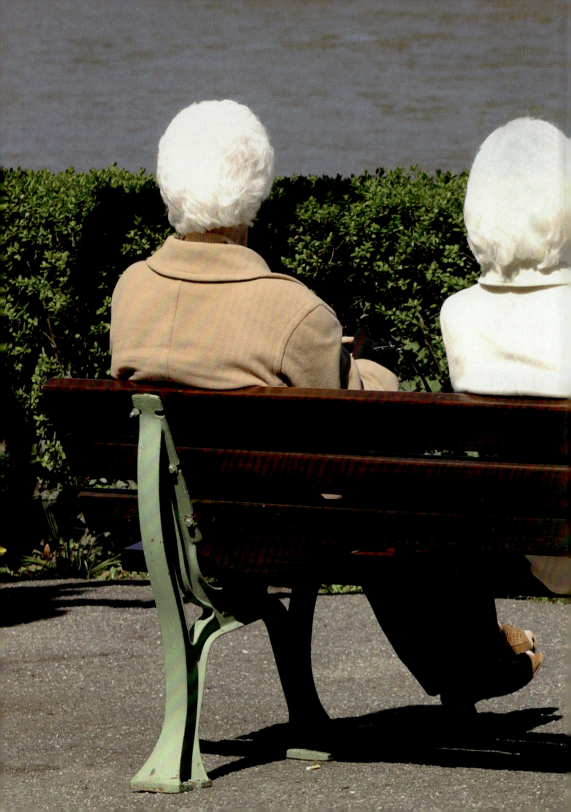

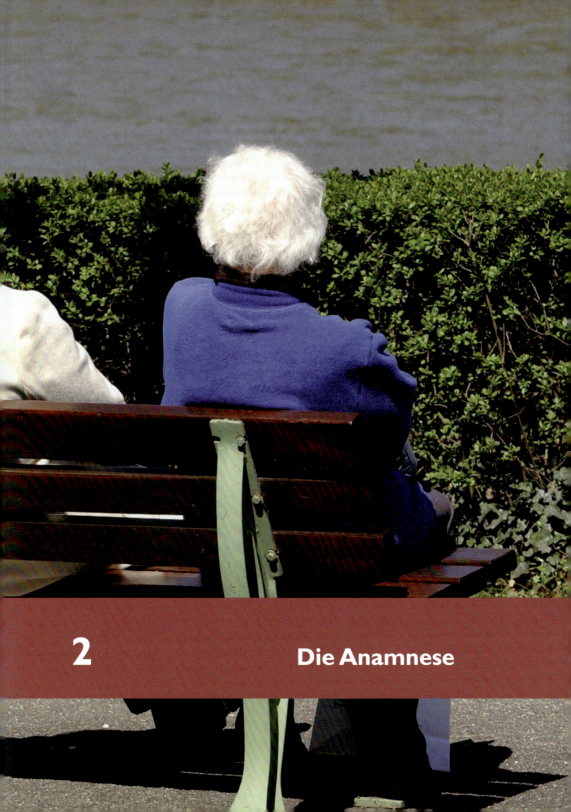

2 Die Anamnese

An wen können Sie sich wenden, wenn Sie glauben, Gedächtnisprobleme zu haben, oder wenn Sie fürchten, dement zu werden?

Zum einen gibt es viele Seniorenberatungsstellen bei den Kommunen oder den Wohlfahrtsverbänden wie Arbeiterwohlfahrt, Caritas und Diakonie. Demenz-Servicezentren und die Alzheimer-Gesellschaft bieten ebenfalls kompetente Hilfe an (siehe Seite 294 f.). Häufig ist es auch der Hausarzt, der den Patienten als Erster sieht. In den meisten Fällen hat jedoch nicht der Patient selbst die Initiative ergriffen und einen Termin beim Hausarzt gemacht, sondern dessen Partner beziehungsweise Partnerin oder ein anderer Angehöriger; es sind häufig die Menschen im Umkreis, die sich am meisten Sorgen machen.

Der Hausarzt wird, nachdem er ruhig zugehört hat, in den meisten Fällen die Entscheidung treffen, Sie an einen Facharzt – meistens eine Gedächtnisambulanz oder einen Neurologen, Psychiater oder Geriater – zu überweisen, wo ein gründlicher Gedächtnistest vorgenommen wird. Manchmal führt auch der Hausarzt selbst einen kleinen Test durch (den sogenannten Mini-Mental-Status-Test, MMST, siehe Seite 48 f. und 259 ff.) und verweist Sie danach an einen Facharzt oder eine andere Instanz.

Die Gedächtnisambulanz

Der geriatrische Gedächtnistest basiert auf vier Pfeilern:
- Bei der *neuropsychologischen Untersuchung* führt der Psychologe verschiedene Tests durch, um die unterschiedlichen Bereiche des Denkens zu testen. Auf diese Weise werden Gedächtnis, Orientierung, Sprachfähigkeit, Konzentration und Planungs- sowie Organisationsfähigkeit geprüft.
- Die *Untersuchung des Körpers und die Laboruntersuchungen* werden vom Arzt durchgeführt. Gedächtnisprobleme werden nicht nur durch die Alterung des Gehirns verursacht, sondern können beispielsweise auch durch eine zu langsam arbeitende Schilddrüse, ein schlecht arbeitendes Herz, ein Emphysem oder einen zu hohen Blutdruck ausgelöst werden.
- Bei der *Fremdanamnese* wird der Partner oder ein Familienmitglied gebeten, ein Formular auszufüllen, in dem der heutige Zustand mit dem vor fünf Jahren verglichen wird. Außerdem wird ein Angehöriger gebeten, etwas

über die Abläufe zu Hause zu erzählen. Klappt es zum Beispiel noch mit dem Abwasch, dem Kochen oder dem selbstständigen Ankleiden? Und wer kümmert sich um die Organisation des Ganzen? Schließlich werden auch biografische Fragen gestellt, zum Beispiel: Aus was für einer Familie stammt der Patient, gab es Traumata in der Vergangenheit und spielen diese im Moment eine Rolle?
▶ Die *psychiatrische und neurologische Untersuchung* wird vom Facharzt durchgeführt. Sie soll andere psychiatrische Krankheiten ausschließen, etwa eine Depression oder ein delirantes Krankheitsbild (bei welchem der Patient verwirrt ist, halluziniert und sein Bewusstsein infolge einer körperlichen Erkrankung, bei der Abfallstoffe das Gehirn vergiften – beispielsweise einer Harnwegsinfektion –, schwankt). Sowohl die Depression wie auch das Delirium kann zu Konzentrations- und Aufmerksamkeitsverlust führen, wodurch der Eindruck entsteht, als würde das Gedächtnis nicht mehr arbeiten.

Bildgebende Untersuchungsverfahren

Nach Maßgabe der geschilderten Untersuchungen wird entschieden, ob noch weitere, bildgebende Untersuchungsverfahren eingesetzt werden müssen. Es gibt heute neben dem Röntgenbild neue bildgebende Verfahren wie zum Beispiel die Computertomografie (CT) und die Magnetresonanztomografie (MRT). Mittels der MRT können beeindruckende Bilder des Gehirns erstellt werden. So kann beurteilt werden, ob bestimmte Strukturen, die beispielsweise mit dem Gedächtnis zusammenhängen, Abweichungen aufweisen. Der Hippocampus, eine Struktur im mittleren Temporallappen, der mit dem Vorgang der Einprägung zusammenhängt, ist eine solche Struktur, die durch das MRT-Verfahren ins Bild gebracht werden kann. Ein abnehmendes Volumen des Hippocampus kann ein Hinweis auf Demenz sein.

All die beschriebenen Untersuchungen können häufig an einem einzigen Tag in der Gedächtnisambulanz oder einer entsprechenden Abteilung eines Krankenhauses absolviert werden. Dann findet ein Auswertungsgespräch mit dem Patienten und seinem Betreuer statt (dies kann der Partner, die Partnerin oder eine andere Person sein, die sich um den Betreffenden kümmert). Im Anhang dieses Buches finden Sie eine Reihe von Tests, wie sie bei einem Verdacht auf Demenz durchgeführt werden können (Seite 257 ff.).

Familiengespräch

Nach der Ergebnisbesprechung findet im Allgemeinen ein Familiengespräch statt. Der Patient selbst bestimmt, wer dabei anwesend sein soll. Ziel eines solchen Familiengesprächs ist es:
- die Diagnose zu berichten,
- das Krankheitsbild zu erläutern, um danach von einer gemeinsamen Verständnisbasis aus auf einen Patienten oder ein Familienmitglied zu blicken. Dabei geht es auch um die Frage, ob alle mit der Diagnose leben können. Danach wird überlegt, wie der Patient und die ihn begleitende Person unterstützt werden können,
- die psychologische Aufklärung des Patienten und der ihn begleitenden Person vorzunehmen, mit dem Ziel, ihnen die notwendigen Informationen über die Demenzkrankheit, das Stadium, in welchem sich der Betroffene befindet, und die Art und Weise, wie die ihn betreuenden Menschen mit ihm umgehen können, zu vermitteln.

Danach finden regelmäßig weitere Familiengespräche statt, in denen Auskunft über den Verlauf der Krankheit gegeben und die richtige Art und Weise erläutert wird, wie mit dem Demenzkranken umgegangen werden soll.

Das bedrohte, verwirrte und versunkene Ich

Man unterscheidet bei der Demenz drei Stadien:[8]
1. das bedrohte Ich
2. das verwirrte Ich
3. das versunkene Ich.

Je nach dem Stadium, in dem der Demenzkranke sich befindet, gibt es unterschiedliche Ansätze:

1. Beim *bedrohten Ich* handelt es sich um den Demenzkranken, der sich im Anfangsstadium der Krankheit befindet. Er begreift, dass Gedächtnisprobleme vorhanden sind, versucht jedoch diese zu kompensieren, indem er alles aufschreibt oder, schlimmer noch, sie leugnet. Der ständige Stress und die un-

vermeidliche Angst, Fehler zu machen, sorgen dafür, dass der Demenzkranke sich sozial zurückzieht. Er will nicht mehr zum Markt gehen oder im Laden einkaufen, und er vermeidet Besuche bei und von Verwandten.

2. Der Demenzkranke, der sich im Stadium des *verwirrten Ichs* befindet, wohnt zumeist nicht mehr zu Hause, sondern in einem Alters- oder Pflegeheim. Er lebt in der Vergangenheit; so denkt er zum Beispiel, dass seine Eltern noch leben.

3. Wenn der Demenzkranke so weit entglitten ist, dass er nur noch im Bett liegt, nicht mehr spricht und nur noch auf Berührungsreize und die Zufuhr von Essen und Trinken reagiert, sprechen wir vom *versunkenen Ich*.

Die hier beschriebenen Stadien der Demenz erfordern jeweils eine spezifische Herangehensweise. Die beiden wichtigsten sollen im Folgenden dargestellt werden.

Das Realitätsorientierungstraining (ROT) und die Validation

Wenn sich der Demenzkranke im ersten Stadium der Krankheit befindet, dem des *bedrohten Ichs*, kann es sinnvoll sein, wenn man ihm hilft, seine Welt zu ordnen, indem man ihm beispielsweise sagt, dass heute Sonntag ist und der Gottesdienst in einer halben Stunde beginnt. Wir helfen ihm, die Tatsachen wieder in eine Reihenfolge zu bringen, indem wir gemeinsam mit ihm eine Liste von Terminen und Abläufen aufstellen. So verankern wir den Demenzkranken besser in seiner Umgebung. Wir sprechen hier vom *Realitätsorientierungstraining*.

Befindet sich der Demenzkranke ein Stadium weiter, in dem des *verwirrten Ichs*, lebt er in der Vergangenheit. Die Gedächtnisleistung ist so weit zurückgegangen, dass beispielsweise das Haus, in welchem er jetzt wohnt, in seinem Gedächtnis nicht mehr existiert und darum auch nicht mehr erkannt wird. Sogar der Partner oder die Partnerin kann gleichsam wie aus dem Gedächtnis ausgelöscht sein. Das Erleben der Vergangenheit kann für den Demenzkranken so stark sein, dass die jetzige Welt, die ihn umgibt, in dieses Erleben integriert wird. Dann hat es überhaupt keinen Sinn, ihn zu korrigieren, vielmehr ist es besser, sich auf sein Erleben, sein Gefühl einzulassen und mit ihm mitzugehen.

Naomi Feil entwickelte 1963 eine Methode, die sie als Validation bezeichnete, abgeleitet von dem englischen Verb «to validate», bestätigen, bekräftigen.[9] Sie bemerkte, dass der Ansatz des Realitätsorientierungstrainings bei Demenzkranken, die sich im Stadium des *verwirrten Ichs* befinden, nicht funktioniert und sogar eher Aggression und Wut hervorruft. Indem sie ohne zu urteilen die Erlebniswirklichkeit des Demenzkranken kennenzulernen versucht, erzeugt sie Sicherheit und auf diese Weise ein Band des Vertrauens mit dem Kranken. Feil geht davon aus, dass der Demenzkranke bestimmte unverarbeitete und unerledigte Geschehnisse aus der Vergangenheit aufs Neue erlebt und auf diese Weise zu verarbeiten versucht. Indem sie dieses Erleben bestätigt (validiert), gewährt sie dem Demenzkranken den Raum, Ereignisse aus der Vergangenheit zu verarbeiten. Feil sagt, dass wir lernen sollten, gewissermaßen in den Schuhen des Demenzkranken zu gehen. Wir müssen uns abgewöhnen, diesen Menschen faktenbezogene Fragen zu stellen wie zum Beispiel: Weißt du noch, wie viele Kinder du hast? Weißt du, was für ein Tag heute ist, wie spät es ist? Wir müssen vielmehr lernen, ihnen Erlebnisfragen zu stellen. Einen 89-jährigen demenzkranken Mann, der unbedingt in sein Elternhaus zurückkehren will, können wir beispielsweise nach seinem Vater und seiner Mutter fragen, ob der Vater noch arbeitet und welche Arbeit er ausübt. Wenn der Demenzkranke um jeden Preis nach Hause zurückkehren möchte, können wir ihn am Ärmel nehmen und mit ihm mitgehen. Währenddessen stellen wir ihm Erlebnisfragen: Wart ihr viele Kinder bei euch zu Hause? Wer hat immer die Kälber gefüttert? Das ist mit Validation gemeint. Die «Wissenskompetenz» bleibt auf diese Weise bei dem Demenzkranken, und wir gehen mit ihm in seinem Gefühl, seinem Erleben mit.[10]

Begleitungskontakte

Schließlich werden, je nach Grad und Art der Demenz, weitere Begleitungskontakte vereinbart.

Nach Stellung der Diagnose kehrt der Demenzkranke im Allgemeinen ganz normal wieder nach Hause zurück. Ungefähr 75 % aller Demenzkranken in Deutschland werden zu Hause versorgt. Die übrigen 25 % wohnen in Heimen.[11] Ziel der Gedächtnisanamnese und der darauf folgenden Maßnahmen ist es, dem Demenzkranken die Möglichkeit zu verschaffen, so lange wie möglich zu Hause wohnen zu bleiben. Deswegen wird viel Zeit in die

Begleitung der betreuenden Personen investiert. Denn es hat sich herausgestellt, dass Krankheit, Erschöpfung oder Tod der zentralen Bezugsperson die Hauptgründe dafür sind, dass der Demenzkranke in ein Heim aufgenommen werden muss.[12]

In diesem Kapitel wurde dargestellt, was geschieht, wenn man sich mit Gedächtnisproblemen an den Hausarzt oder eine Beratungsstelle wendet. Im nächsten Kapitel werden wir die vier wichtigsten *Formen* der Demenz kennenlernen. Diese vier Demenzbilder werden zunächst an Beispielen aus der Praxis geschildert, danach sollen die wichtigsten Kernsymptome der jeweiligen Demenzform aufgezählt werden. Zum Schluss werde ich versuchen, die vier Demenzbilder in einer kurzen Charakteristik zusammenzufassen.

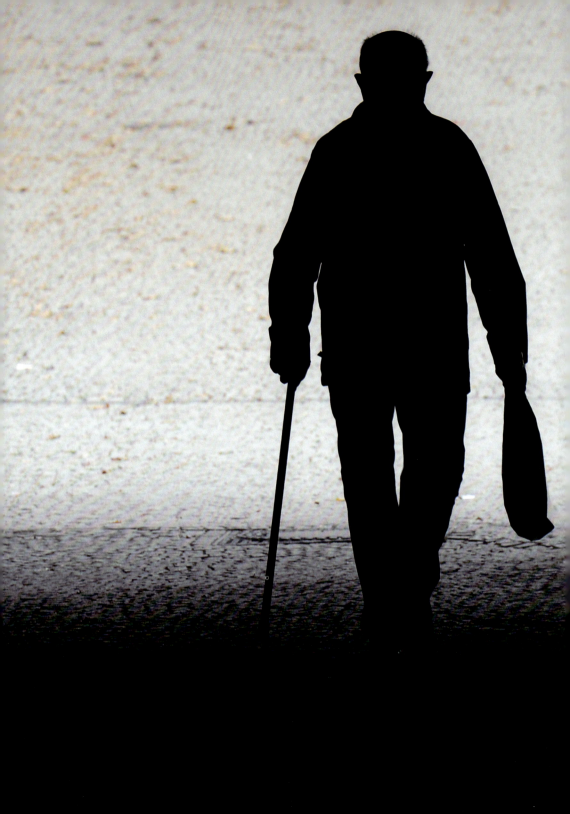

3　Die Diagnose

Folgende vier Erscheinungsbilder der Demenz werden in diesem Kapitel besprochen:[13]
1. die Alzheimer-Krankheit (Alzheimer-Demenz)
2. die Frontotemporale Demenz
3. die Vaskuläre Demenz
4. die Lewy-Body-Demenz.

Die Alzheimer-Krankheit

«Vater war völlig außer sich. Der Bauernhof war abgebrannt, und fast alle Tiere waren dabei umgekommen. Der Dicke, die männliche Kuh, der ...»

«Bulle?», mache ich einen Versuch.

«Ja, den Bullen, den habe ich noch gerettet. Darüber war mein Vater sehr zufrieden. An derselben Stelle, wo früher der alte Bauernhof stand, wurde jetzt der neue Hof gebaut.»

«Wo ist Ihr Vater jetzt?», frage ich.

«Da hinten, bei den Kühen. Ich bringe ihm gleich seinen Tee.»

Tineke Rosen wischt die Hände an ihrer Schürze ab und steht auf.

«Frau Rosen, wo wollen Sie hin?», frage ich.

«Wollen Sie keinen Tee?» Frau Rosen blickt mich fragend an.

«Ich habe schon Tee, danke.» Ich halte meine Tasse in die Höhe.

Sie setzt sich verwirrt wieder hin.

«Frau Rosen, können Sie mir sagen, wie alt Sie sind?»

«Ich bin 1920 geboren, na, dann wissen Sie es ja.»

«Nein, dann weiß ich es nicht. Ich bin sehr schlecht im Kopfrechnen, können Sie mir nicht helfen?»

«Na ja, wir werden jetzt ungefähr 19.. haben, na, was denkst du, welches Jahr wir haben?» Frau Rosen blickt erwartungsvoll zu Bert, ihrem Mann, hinüber.

«Wir haben jetzt 2008», sagt Bert.

«2008», wiederholt sie.

«Du bist also 88 Jahre alt», verrät Bert.

«Und Ihr Vater lebt noch?», versuche ich es ein weiteres Mal.

«Ja, mein Vater lebt noch», sagt Frau Rosen.

Körperliche Untersuchung

Als ich Frau Rosen untersuche, fällt mir auf, dass sie einen körperlich gesunden Eindruck macht. Der Blutdruck ist in Ordnung, der obere Wert liegt bei 120, der untere bei 70 mmHg, der Puls ist rhythmisch und gut spürbar. In den Lungen und an den Fußknöcheln gibt es keine Flüssigkeitsansammlungen. Anstrengungen führen nicht zu Kurzatmigkeit. Die Gehfähigkeit ist intakt, es liegen auch keine Gleichgewichtsstörungen vor. Doch es gelingt ihr nicht, nach der Untersuchung ihre Kleider ohne Hilfe anzuziehen. Sie weiß die Reihenfolge nicht mehr. Vergeblich sucht sie nach der Öffnung ihrer Bluse. Schließlich helfe ich ihr, indem ich ihr Ärmel für Ärmel einzeln hinhalte. Dann macht sie die Knöpfe zu, doch die Bluse ist verschoben zugeknöpft. Sie schaut sie sich an und reagiert verärgert, indem sie die Bluse ungeduldig in ihren Rock stopft. Ein penetranter Schweiß- und Uringeruch umgibt sie. Ich blicke ihren Ehemann an, der nur mutlos mit den Achseln zuckt.

«Ich darf gar nichts mehr sagen. Von mir nimmt sie überhaupt nichts mehr an.»

Nach der körperlichen Untersuchung setzen wir uns zusammen an den Tisch. Ich frage sie, ob ich ihr ein paar Fragen stellen darf. «Solange Sie nicht um meine Hand anhalten», sagt Frau Rosen schlagfertig.
«Oh, Sie sind bereits verlobt?», sage ich und tue so, als sei ich enttäuscht.
Sie nickt. «Ja, mit Gerald.»
Ich sehe, wie ihr Mann wegschaut und schluckt.
«Gerald, wer ist denn das?»
«Mein Freund, den werde ich bald heiraten.»
«Aber Ihr Ehemann heißt doch Bert?»
Damit bringe ich sie sichtlich in Verwirrung. Bert ist auch da und offensichtlich ein Ehemann; aber wie verhält es sich dann mit Gerald?

Tests

Bei den Tests, die ich durchführe, stellt sich heraus, dass Frau Rosen nur 10 Punkte beim Mini-Mental-Status-Test (MMST) erreicht, was sehr wenig ist.[14] Sie hat Probleme damit, Worte zu finden. Die Vergesslichkeit hängt hauptsächlich mit der schlechten Konzentration und Einprägung zusammen. Wenn sie Sprichwörter erklären soll, gerät sie deutlich in Verlegenheit. «Hohe

Bäume fangen viel Wind» wird von ihr folgendermaßen interpretiert: «Im Wald ist es windstill, weil dort hohe Bäume stehen.»

Beim Benennen ihrer Finger fällt sie in Bezeichnungen aus Kinderreimen zurück, wie zum Beispiel «der kleine Spitzbub» für den kleinen Finger.

Später gehe ich mit ihr über den Hof. Es herrscht ein großes Durcheinander. Überall liegt altes Zeug herum. Das Unkraut wuchert üppig. Man hat fast den Eindruck, als wolle sie all das Gerümpel um das Haus herum nicht sehen. Wir gehen zum Obstgarten, auch hier erblicke ich nur vergangene Pracht. Sie bückt sich und beginnt sofort, Unkraut herauszureißen.

Die Fremdanamnese

Bert berichtet: «Der Bauernhof gehörte ihrem Vater. Sie hat immer hier gewohnt. Ich bin später zu ihr gezogen. Es war eine schwierige Zeit: eine dominante Frau, ein Schwiegervater und eine Schwiegermutter, die einem stets auf die Finger schauten. Ich konnte ihnen nichts recht machen. Der Brand, der den Hof in Schutt und Asche legte, ereignete sich gegen Ende des Krieges, damals kannte ich sie noch nicht. Als sie 27 war, haben wir uns verlobt. Davor war sie mit Gerald verlobt gewesen. Gerald ist bei einem Autounfall umgekommen. Es ist traurig, manchmal erkennt sie mich nicht mehr, dann schließt sie sich im Badezimmer ein. Sie denkt, dass ich ein Einbrecher bin.»

Bert schüttelt den Kopf, nimmt seine Brille ab und putzt die Gläser.

«Ach, und manchmal ist sie auch sehr lieb, wissen Sie. Was mir am meisten Schwierigkeiten macht, ist ihr Argwohn. Ständig fehlt ihr Geld. Geld, das sie selbst versteckt hat. Dann beschuldigt sie alle und jeden wegen Diebstahls. Auf diese Weise haben wir schon manche Freunde vergrault.»

«Haben Sie Bekannten, Freunden und Angehörigen erzählt, dass Ihre Frau zunehmend dement ist?»

«Nein, das darf ich nicht, sie möchte es nicht.»

Dann übermannt es ihn, und er beginnt zu weinen. Ich lege eine Hand auf seine Schulter.

«Sie wird doch nicht mehr gesund», sagt er.

«Nein, sie wird nicht mehr gesund, aber was noch wichtiger ist: *Sie* dürfen nicht krank werden!»

«Ich will so lange wie möglich für sie sorgen, das habe ich ihr versprochen.»

Fazit

Frau Tineke Rosen ist 88 Jahre alt und leidet an Demenz vom Typ Alzheimer. Das Alter ist der wesentlichste Risikofaktor für eine Alzheimer-Demenz. Die Alzheimer-Demenz ist in ihrer reinsten Form eine rein kortikale (das heißt von der Hirnrinde ausgehende) Störung, wobei die Funktionen, die das Denken prägen, gestört sind, während die Motorik, der Bewegungsapparat, noch lange intakt bleibt.

Charakteristische Symptome der Alzheimer-Krankheit

Kognitive Probleme:
- Gedächtnisprobleme. Frau Rosen weiß nicht, welches Jahr wir schreiben. Bei der Alzheimer-Demenz ist vor allem die Einprägung gestört.
- Wortfindungsprobleme (Aphasie) – Frau Rosen kann nicht auf das Wort «Bulle» kommen.
- Manchmal erkennt sie ihren Mann nicht mehr. Dies wird auch als Prosopagnosie bezeichnet. Das griechische Wort *prosopon* bedeutet Antlitz, und *gnosis* heißt (Er-)Kenntnis; Prosopagnosie bedeutet also: das eigene Antlitz oder das des anderen nicht mehr erkennen.
- Die Unfähigkeit, sich die eigene Bluse anzuziehen. Dies wird als Kleidungsapraxie bezeichnet. «Apraxie» bedeutet das Nicht-mehr-ausführen-Können bekannter Handlungen.
- Orientierungsprobleme in Zeit und Ort. Frau Rosen hat keine Vorstellung, in welchem Jahr sie lebt, und sie glaubt, dass ihr Vater noch am Leben ist.
- Verwahrlosung. Sie riecht stark nach Schweiß und Urin. Das Bewusstsein für die eigene Körperpflege ist reduziert. Frau Rosen ist in Bezug auf sich selbst weniger kritisch.
- Falsche Interpretation von Sprichwörtern. Abstrakte Gedankengänge sind nicht mehr möglich.
- Sie verfügt über keinerlei Wahrnehmung und Erkenntnis ihrer Krankheit.

Verhaltensprobleme:
- Argwohn, Misstrauen,
- Angst (sie schließt sich im Badezimmer ein).

Wie ist damit umzugehen?

Wie schwer es Bert auch fallen mag – er darf seine Frau nicht korrigieren. Denn sie verfügt über keine Wahrnehmung und Erkenntnis ihrer Krankheit. Seine Rolle als Ehemann wird von ihr manchmal sogar geleugnet. Das Beste, was er tun kann, ist, sich in die Erlebniswelt seiner Frau einzuleben, «in den Schuhen eines anderen laufen zu lernen» (Naomi Feil). Validierendes Verhalten (siehe Seite 19 f.) ist für ihn die beste Art und Weise, um den Kontakt mit seiner Frau aufrechtzuerhalten.

Frontotemporale Demenz (Pick-Krankheit)

«Wir mussten das Geschäft verkaufen. Es ging einfach nicht mehr. Ich musste alles alleine bewältigen. Er bekam nichts mehr zustande. Wir hatten viel zu oft Streit. Die Art und Weise, wie er mit den Kunden umging, war einfach nicht mehr tragbar, Herr Doktor. Man spricht mit seinen Kunden nicht über seine Ehe, und vor allem nicht über sein Sexualleben ...»

Jan Ahrens ist ein 59-jähriger kräftig gebauter Mann, der während des Gesprächs nicht viel sagt, sondern unruhig auf seinem Stuhl hin und her rutscht. Er blickt zu seiner Frau hinüber, lacht unsicher und sagt: «Sie ist ... ähm ... sie ist die Chefin. Ich muss immer ... auf sie hören.»

Anita Ahrens fährt fort: «Weil wir uns im Geschäft und zu Hause so oft stritten, riet uns der Hausarzt, eine Paartherapie zu machen. Er verschrieb meinem Mann ein Antidepressivum. Der Paartherapeut sagte irgendwann einmal, dass er meinen Mann von einem Psychologen untersuchen lassen wolle. Wir hatten bereits einen Termin vereinbart, doch der kam nicht zustande, weil vor drei Wochen mein Vater plötzlich gestorben ist. Eigentlich sollte man annehmen, dass ich diejenige bin, die das größte Recht hat, zu trauern; aber das stimmt nicht: Dieser Herr hier ist derjenige, der die gesamte Aufmerksamkeit für seine Trauer einfordert. Ich verstehe zwar, dass mein Vater Jan viel bedeutet hat, aber er ist so egoistisch in seiner Trauer. Nur *seine* Trauer zählt. Kein einziges Mal fragt er mich, wie ich mich fühle.

Gestern saß ich mit ihm im Auto. Es war ziemlich viel los auf der Straße. Ein Auto überholte uns und scherte dann ziemlich knapp vor uns ein. Ich bekam einen Heidenschreck, aber Jan wurde ganz fürchterlich wütend. Sie hätten einmal sehen sollen, wie er losschimpfte! So kenne ich ihn gar nicht.

Danach wollte er das andere Auto überholen und es schneiden. Das konnte ich ihm nur mit viel Mühe ausreden. Er ist so impulsiv, dass ich ab und zu Angst vor ihm bekomme.»

Ich frage Jan, wie es ihm zu Hause ergeht. Das Geschäft ist ja inzwischen verkauft worden.

Jan berichtet, dass er sich gern im Garten betätigt. «Es ist ein großer, ein großer ... äh ...» – «Garten?», frage ich. – «Ja, Garten ... und die Bäume, die halten wir sauber.» – «Sie harken die Blätter zusammen?»

«Ja, ja ... Hobbys hat er genug», sagt Anita zynisch. «Jan gärtnert gerne, aber wenn ich ihn um etwas bitte, passiert nichts. Er ist nicht faul, aber irgendwie kriegt er nichts zustande. Sogar so einfache Arbeiten wie Blätter zusammenharken und zum Kompost bringen schafft er nicht. Mein Mann ist zu unruhig, überlegt sich viel, aber es passiert nur wenig. Eigentlich verstehe ich gar nicht, dass wir hier bei Ihnen sitzen und sein Gedächtnis testen lassen, denn mit seinem Gedächtnis ist alles in Ordnung. Er vergisst nicht viel. Adressen und Telefonnummern, die kann er sich alle noch merken. Ich sag's Ihnen, es geht nicht um sein Gedächtnis, sondern um sein Verhalten.»

Fazit

Der hier skizzierte Fall beschreibt einen 59-jährigen Patienten mit der Diagnose *Frontotemporale Demenz* (auch als *Pick-Krankheit* bezeichnet). Der Patient hat den für diese Krankheit typischen Weg hinter sich: Bevor die Diagnose gestellt wurde, hat er eine ganze Reihe von Ärzten und Therapeuten besucht. Der Hausarzt verschrieb ihm ein Antidepressivum und überwies den Patienten und seine Frau wegen Beziehungsproblemen zu einem Fachpsychologen. Es ist keineswegs überraschend, dass der Hausarzt zunächst nicht an die Pick-Krankheit dachte. Diese Krankheit ist selten und stellt sich nicht wie eine «echte» Demenz dar. Sie beginnt zwischen 40 und 60 Jahren. Am Anfang fehlen die Gedächtnisprobleme noch. Vielmehr stehen Probleme im beruflichen Bereich und in der Beziehung im Vordergrund.

Die Kernsymptome der Pick-Krankheit

Damit haben wir die Kernsymptome der Pick-Krankheit umschrieben, nämlich:
- Die Krankheit beginnt in einem relativ jungen Lebensalter.
- Die ersten Anzeichen der Krankheit sind (Verhaltens-)Probleme im Beruf und in der Ehe.
- Erst nach Auftreten der Verhaltensprobleme kommt es zu Problemen mit dem Denken (kognitive Probleme).
- Sprachstörungen: Sowohl das Verstehen von Sprache wie auch das Finden von Wörtern gelingt nicht.
- Die Betroffenen führen keine Eigenregie mehr über ihr Handeln (Impulsivität, Schwierigkeiten mit dem Beginnen, Beenden und Regulieren eines bestimmten Verhaltens).
- Sie können soziale Situationen nur schlecht einschätzen.

Der geschilderte Fall macht deutlich, dass diese Krankheit nicht mit Gedächtnisproblemen beginnt wie die anderen Formen der Demenz, sondern mit Verhaltensproblemen wie zum Beispiel:
- soziale Vergröberung und Verrohung,
- Enthemmung, die sich in unangemessenem, impulsivem Verhalten äußert,
- Ruhelosigkeit,
- Störungen bei den ausführenden Funktionen (Fehlen der Regisseurfunktion). Etwas zu planen und zu ordnen gelingt Jan nur mit Schwierigkeiten. Selbst eine so einfache Arbeit wie das Beseitigen alter Blätter schafft er nicht mehr.

Erst nach den Verhaltensproblemen kommt es zu Problemen mit dem Denken:
- Verschlechterung des Gedächtnisses,
- Verarmung der Sprache (man erkennt dies daran, dass die Betroffenen kurze Sätze bilden und die spontane Äußerungsfähigkeit schwindet),
- Wortfindungsprobleme,
- Abnahme der Fähigkeit, abstrakt zu denken (das Interpretieren von Sprichwörtern gelingt nicht mehr).

Ergänzende Diagnostik

Bei Jan wurden bildgebende Untersuchungsverfahren (MRT) eingesetzt. Es wird eine asymmetrische Temporallappen-Atrophie mit Linksbetonung festgestellt. Das heißt, dass der linke Schläfenlappen des Gehirns mehr Gewebe eingebüßt hat als der rechte. Diese Asymmetrie ist eines der Symptome der Frontotemporalen Demenz.

Ferner wurde der Frontal-Assessment-Battery-Test (FAB) durchgeführt. Jan erreicht hier sehr schlechte Werte. Bei diesem Test werden vor allem die frontalen Funktionen wie die Abstraktionsfähigkeit, die geistige Flexibilität (so viele Tiere wie möglich innerhalb einer Minute aufzählen) und die Sensibilität für Interferenzen (ich klopfe einmal, Sie klopfen zweimal, ich klopfe zweimal, Sie klopfen einmal) untersucht. Dieser FAB-Test wird im 4. Kapitel eingehender besprochen (Seite 49 f.) und findet sich im Anhang dieses Buches (siehe Seite 258 f.).

Der Krankheitsverlauf

Bei fortschreitender Erkrankung können die Verhaltensprobleme zunehmen und eine ambulante Versorgung (zur Entlastung des Hauptbetreuers) oder auch stationäre Aufnahme in ein Pflegeheim notwendig werden. Eine solche Aufnahme verläuft oft mühsam. Ein Demenzkranker mit Frontotemporaler Demenz ist häufig noch jung und vital, soll aber in einer Umgebung (Pflegeheim) leben, die auf die Bedürfnisse von etwa 85-Jährigen eingestellt ist.

Im Laufe der Zeit schwindet die spontane Sprachfähigkeit, es kommt zur Echolalie (das heißt das soeben Gehörte wird ohne Verständnis nachgesprochen). Im Endstadium der Krankheit wird der Patient bettlägerig, und es kommt zu Schluckstörungen. Die Patienten sterben häufig an einer Lungenentzündung infolge einer solchen Schluckstörung.

Es gibt keine spezifischen Heilmittel für die Pick-Krankheit. Allerdings kann versucht werden, die Enthemmung, die Depression und die gesteigerte Erregbarkeit medikamentös zu beeinflussen. Dabei gelingt es jedoch häufig nicht, das enthemmte Verhalten medikamentös einzudämmen. Dies liegt daran, dass der präfrontale Kortex beschädigt ist, der Ort, wo der Regisseur unseres Verhaltens, unser Ich, eingreifen will.

Vaskuläre Demenz

«Ich arbeite als Krankenschwester in einer Uniklinik, und da sah ich ihn zum ersten Mal. Er lag nach einem leichten Herzinfarkt auf der Intensivstation. Wir kamen ins Gespräch miteinander, und dabei entdeckten wir, dass wir dieselben Hobbys hatten: Bergwanderungen und Tanzen. Er wanderte doch tatsächlich in derselben Gegend in der Schweiz wie ich! Wir müssen einander im Binntal im Wallis schon begegnet sein. Die Gegend dort kannte er in- und auswendig. So kam eins zum anderen. Erst haben wir miteinander getanzt, danach haben wir zusammen einen Wanderurlaub verbracht.»

Else Daler hatte ihren Mann drei Jahre zuvor bei einem Autounfall verloren. Seitdem hatte sie alleine gelebt, bis sie Alex Kooi auf der Intensivstation kennengelernt hatte. Alex war 65 Jahre alt, aber abgesehen von seinem leichten Herzinfarkt noch völlig fit. Nun ja, *fast* völlig fit. Er hatte leichtes Übergewicht, Bluthochdruck, einen erhöhten Cholesterinspiegel und Restsymptome eines leichten Schlaganfalls vor zwei Jahren. Die Cholesterinwerte waren rasch unter Kontrolle, der Bluthochdruck jedoch erwies sich als hartnäckiger und ließ sich trotz aller Medikamente nicht wesentlich beeinflussen.

Beeinträchtigte Motorik

«Letztes Jahr fing das Elend an», seufzt Else. «Alex wurde träger beim Tanzen. Manchmal stolperte er. Es war kein schöner Anblick. Ich habe sofort mit dem Tanzen aufgehört, man blamiert sich ja. Auch das Laufen geht nicht mehr so gut wie früher. Alex ist rasch müde und kann keine großen Strecken mehr gehen. Seit letztem Monat finde ich, dass Alex einen Rückschlag gehabt hat. Was genau vorgefallen ist, weiß ich nicht, aber er spricht seitdem schleppend und unartikuliert. Es ist fast, als sei er betrunken. Er lässt sich auch gar nicht mehr begeistern. Er zeigt keinerlei Initiative. Früher kochte er noch manchmal oder saugte Staub. Jetzt macht er gar nichts mehr im Haushalt. Manchmal kommt es mir vor, als hätte ich einen Untermieter. Er könnte sich doch auch einmal klarmachen, dass ich immer noch eine halbe Stelle als Krankenschwester habe.»

«So schnell ist es bergab gegangen»

Seit ich das Zimmer betreten habe, liegt die Zeitung halb aufgeschlagen auf Alex' Schoß. Während des Berichts seiner Frau hörte er zu, ohne sich zu bewegen und ohne dass sich sein Gesichtsausdruck verändert hätte. Als er zu sprechen beginnt, hört man, dass seine Stimme wässrig und unartikuliert klingt. Alex spricht schleppend, als hätte er Alkohol intus. Doch Wortwahl und Satzbau sind hervorragend.

«Ich stimme Else voll und ganz zu. Ich bin sehr müde, und seit einiger Zeit geht es mir schlechter. Aber ansonsten bin ich noch völlig auf dem Damm. Nur dass das Laufen ein ganzes Stück schlechter geworden ist und dass ich steife Muskeln habe.»

Er steht mühsam auf und läuft mit schlurfenden Schritten leicht vornübergebeugt zum Schrank. Aus der untersten Schublade zieht er ohne langes Suchen ein Fotoalbum heraus. Er umrundet den Tisch und schaut mich an. Ich stehe auf und betrachte mit ihm zusammen die Fotos, auf denen er als zünftiger Bergwanderer zu sehen ist – das ist gerade einmal ein Jahr her. Auf dem Foto ist nichts von dem alten, steifen, müden Mann zu erkennen, der Alex jetzt ist.

«So schnell ist es also bergab gegangen», sage ich zu ihm.

Alex nickt.

«Es sind nicht nur die Bewegungen, wissen Sie», sagt seine Frau. «Du hast auch Gedächtnisprobleme, Alex. Wenn ich dir etwas erzähle, dann hast du es nach einer Minute schon wieder vergessen. Häufig ist er mit seiner Aufmerksamkeit nicht bei der Sache. Wenn wir gemeinsam eine nette Sendung im Fernsehen anschauen, schläft er einfach so ein.»

Alex winkt ihren Tadel mit der Hand weg und sagt: «Das sind eben langweilige Sendungen.»

«Ach, dann bin ich also auch langweilig! Wenn wir uns unterhalten, schläfst du auch einfach so ein.»

Ein relativ gutes Gedächtnis

Ich spreche mit Alex noch kurz über die Zeitung, die er gerade gelesen hat. Es ist überraschend, dass er sich an alle aktuellen Ereignisse erinnern kann und auch eine deutliche Meinung dazu hat. Ich beschließe, eine Reihe von Tests mit ihm durchzuführen.

Der MMST (Mini-Mental-Status-Test) ergibt einen Wert von 26 Punkten (weniger als 24 Punkte deuten möglicherweise auf Demenz hin). Alex' Ausbildung rangiert auf einer mittleren Bildungsebene. Er hat keine Wortfindungsprobleme. Sprichwörter (Abstraktionstest) kann er gut interpretieren.

Beim sogenannten Uhren-Zeichen-Test (siehe Seite 47 f. und 259), mit dem das räumliche Vorstellungsvermögen überprüft wird, zeichnet Alex zwar langsam, aber korrekt. Auf den ersten Eindruck deuten die Testresultate nicht auf eine beginnende Demenz hin.

Die neuropsychologische Untersuchung

Als Alex drei Monate später vom Psychologen getestet wird, hat sich sein Zustand weiter verschlechtert. Else berichtet, dass er häufig zur Toilette muss, doch der Hausarzt hat keine vergrößerte Prostata feststellen können.

«Ihn quält häufig starker Harndrang, es kommt nicht viel Flüssigkeit, trotzdem ist er oft nass.» Außerdem läuft er plötzlich viel schlechter und ist ein paarmal gestürzt. Er hat sich zwar jedes Mal wieder erholt, aber den vorherigen Zustand hat er nicht mehr erreicht.

Die neuropsychologische Untersuchung ergibt, dass Gedächtnisstörungen bestehen. Die Bildmotive, die Alex sich merken muss, prägt er sich zwar ein, aber danach kann er sie nicht mehr auswendig aufzählen. Wenn die Bilder zwischen anderen Abbildungen versteckt sind, erkennt er sie allerdings. Außerdem ist er sehr träge im Verarbeiten von Informationen und kann sich nur schwer von einem Thema lösen und zum nächsten übergehen (verminderte Flexibilität im Denken). Aufmerksamkeit und Konzentration sind ernstlich gestört. So ergibt sich die Diagnose: Vaskuläre Demenz.

Fazit

Alex leidet an Vaskulärer Demenz. Dies ist eine Form von Demenz, die insbesondere durch den schlechten Zustand der Hirngefäße verursacht wird. Die Vorzeichen dieser Krankheit werden bei Alex sichtbar im erhöhten Cholesterinspiegel, der Hypertonie (Bluthochdruck), dem Übergewicht und dem erlittenen Herzinfarkt. Das Gefäßsystem ist bei Alex gefährdet und damit auch die Versorgung eines so verletzlichen Organs wie das Gehirn. Im Denken, Fühlen und Wollen entsteht bei Alex Trägheit. Das Gedächtnis ist zunächst nicht betroffen. Es geht vor allem um Probleme mit dem «Heraufholen» von Begriffen. Am Ende sehen wir einen inaktiven Mann, der sehr langsam geworden ist und durch nichts mehr mobilisiert werden kann.

Charakteristische Symptome einer Vaskulären Demenz

Die sechs Kernsymptome einer Vaskulären Demenz lassen sich in unserem Beispiel sehr gut erkennen:
- Störungen in der Psychomotorik und Körpermotorik (Verarmung der Gesichtsmimik, Steifheit, schlurfender Gang, keine gute Artikulation beim Sprechen),
- Störungen der Aufmerksamkeit und Konzentration,
- Gedächtnisprobleme, bei denen es weniger um das Einprägen geht als vielmehr um das Nicht-mehr-heraufholen-Können von Erinnerungen. Es gelingt Alex, Erinnerungen in sich aufsteigen zu lassen, wenn ihm die richtigen Schlüsselwörter und Hinweise gegeben werden. Bei der Vaskulären Demenz werden die Erinnerungen zwar eingeprägt – man könnte sagen, der Film wird gedreht. Das Problem ist aber das Heraufholen der Erinnerungen – der Film lässt sich nur schwer finden. Ein Patient mit der Alzheimer-Krankheit dagegen ist nicht mehr in der Lage, sich eine Erinnerung einzuprägen, das heißt überhaupt einen Film anzufertigen.
- Es herrscht ein gutes Krankheitsbewusstsein,
- Harninkontinenz,
- kein allmählicher, sondern sich in sprunghaften Verschlechterungen vollziehender Verlauf.

Ein Patient mit Vaskulärer Demenz verfügt häufig über ein relativ gutes Bewusstsein seiner Krankheit. Die Lebenserwartung nach Stellung der Diagnose beträgt ungefähr sieben Jahre. Um von Vaskulärer Demenz sprechen zu können, muss sich in der Vergangenheit ein Schlaganfall ereignet haben oder es müssen bei der MRT (siehe Seite 17) Abweichungen im Bereich der weißen Substanz beziehungsweise kleine Infarkte in der weißen Substanz erkennbar sein (graue Substanz besteht aus Nervenzellen, weiße Substanz aus Nervenbahnen).

Die Ursache

Die Ursache der Vaskulären Demenz sind schlechte (Gehirn-)Gefäße. Alex hat ein vaskuläres Risikoprofil, das sich durch einen zu hohen Blutdruck, einen zu hohen Cholesterinspiegel, Übergewicht, eine transitorische ischämische Attacke (abgekürzt TIA, eine Durchblutungsstörung des Gehirns, welche neurologische Ausfallerscheinungen hervorruft, die sich innerhalb von 24 Stunden vollständig zurückbilden), einen Schlaganfall (Apoplex, ein Verschluss eines Hirngefäßes mit der Folge des Ausfalls von Sprache und Motorik) oder einen Herzinfarkt in der Vorgeschichte äußert. Diese vaskulären Risiken bergen eine hohe Wahrscheinlichkeit von Gefäßschäden. Bei Schäden an den großen Hirngefäßen kann dies zu motorischen Ausfällen im Gehirn führen, zum Beispiel einer halbseitigen Lähmung (Hemiparese). Bei Alex handelt es sich am Anfang um eine sogenannte Mikroangiopathie, eine Erkrankung der kleinen Blutgefäße, bei der Beschädigungen in den Wandungen der kleinen Blutgefäße auftreten, wodurch die Sauerstoffversorgung der dahinterliegenden Gehirnzellen gefährdet ist, was wiederum zur Folge hat, dass Gewebebereiche absterben. Es ist diese Erkrankung der kleinen Blutgefäße, die dazu führt, dass motorische Trägheit, Änderungen in der Psychomotorik (Verarmung der Mimik), schlechte Artikulation und wechselnde Aufmerksamkeits- und Konzentrationsprobleme auftreten.

Lewy-Body-Demenz

Frau Janny de Rooy, 67 Jahre, wohnt alleine in einem Einfamilienhaus in einem kleinen Dorf. Ihr Hausarzt bat mich, sie wegen der visuellen Halluzinationen zu besuchen, unter denen sie leidet. Frau de Rooy sieht ihren Ehemann und ihren Hund auf dem Sofa sitzen. Beide sind jedoch schon vor Jahren gestorben.

Der Hausarzt hat bereits Haldol®, ein Antipsychotikum, verschrieben. Dieses Mittel brachte jedoch keinen Erfolg. Im Gegenteil, Frau de Rooys Gehvermögen hat sich so stark verschlechtert, dass der Hausarzt das Mittel sofort wieder abgesetzt hat.

Der Besuch

Trotz der telefonischen Terminvereinbarung und des Briefes, der meinen Besuch angekündigt hat, ist Frau de Rooy völlig überrascht, als ich klingle. Sie entschuldigt sich und erzählt, dass sie öfter Termine vergisst. Aber selbstverständlich bin ich willkommen. Ob ich eine Tasse Tee möchte?

«Gerne», sage ich. Wie es sich gehört, warte ich im Wohnzimmer, doch nach zehn Minuten stehe ich schließlich auf, um in die Küche zu gehen und nachzusehen, wo sie bleibt. Sie steht verzweifelt bei der Anrichte, eine leere Tasse Tee auf dem Tablett, während der Wasserkessel auf dem Gasherd laut pfeift.

«Kann ich Ihnen helfen?», frage ich sie.

«Gerne», sagt sie. «In letzter Zeit verliere ich manchmal einfach den Überblick.»

«Dort können Sie sich nicht hinsetzen, dort sitzt der Hund!»

Gemeinsam gehen wir zurück ins Wohnzimmer. Gerade als ich mich auf das Sofa setzen will, ruft sie in Panik aus: «Nein, nicht dort, dort können Sie sich nicht hinsetzen, dort sitzt der Hund!»

Ich schaue mich erstaunt um, doch ich sehe nichts. Ich versichere ihr, dass sie sich täuschen muss. Ganz vorsichtig bewege ich meinen Arm über die Sitzfläche, um ihr auf diese Weise deutlich zu machen, dass kein Hund auf dem Sofa sitzt.

«Sie sehen ihn offenbar nicht, aber ich; die beiden sitzen dort und starren mich an und sagen den ganzen Tag nichts», entgegnet Frau de Rooy verärgert.

«Sie?»

«Ja, neben dem Hund sitzt mein Mann.»

Vorsichtig nehme ich Platz.

Halluzinationen – nicht zum ersten Mal

Frau de Rooy erzählt, dass sie sehr müde und steif sei. «Vor allem in den Muskeln.»

Ich betrachte sie eingehender, und jetzt fällt mir auf, dass sie eine recht straffe Gesichtshaut hat und sich ihre Mimik während unseres Gesprächs nur wenig ändert. Sie berichtet, dass sie zusammen mit drei anderen Damen ein Blockflötenquartett bildet. «Das klappt sehr gut, und das Verrückte ist, dass ich dann überhaupt keine steifen Finger habe.» Die Halluzinationen, so erzählt sie, treten erst seit einem halben Jahr auf. Allerdings nicht zum ersten Mal. Vor zwei Jahren unterzog sie sich einer Hüftoperation. Danach war sie einige Tage lang verwirrt. Der Arzt erzählte ihr, dass sie ein Delirium gehabt habe. Wie bei einem Alkoholiker, dessen Gehirn durch den Alkohol vergiftet ist, war ihr Gehirn durch die Narkose vergiftet. Durch diese Vergiftung sah sie alle möglichen Tiere über die Zimmerdecke laufen. Später hat ihr ein Psychiater erzählt, dass sie ein sehr empfindliches Gehirn habe. Die Medikamente, die ihr der Psychiater im Krankenhaus verschrieben hatte, erzielten nicht die erhoffte Wirkung. Sie erlösten sie nicht von den Tieren, außerdem war sie sehr steif geworden und produzierte viel Speichel beim Reden. Wenn sie morgens aufwachte, war ihr ganzes Kissen nass vom Speichel.

Steife Muskeln

Bei der körperlichen Untersuchung zeigt sich, dass Frau de Rooy Probleme damit hat, eine imaginäre Linie entlangzulaufen. Beim Gehen beugt sie sich leicht nach vorn, sie vollführt kleine Tippelschritte, und die Arme bewegen sich nicht mit. Wenn ich ihre Arme passiv bewege, fühlen sie sich steif an. Deutlich lässt sich eine beginnende Parkinson-Krankheit wahrnehmen.

«Sind Ihnen diese Bilder lästig?», frage ich.

«Sie stören mich. Ich denke, dass sie echt sind. Sie sind auch immer dann da, wenn ich alleine bin. Ein Buch oder eine Zeitung lesen, das klappt nicht mehr so gut. Die Bilder lenken mich zu stark ab. Es klingt verrückt, aber manchmal versuche ich mit meinem Mann zu reden, doch er erwidert nie etwas. Und das, das ... nun ja, dieses Tier, der ..., der ...»

«Hund?»

«Ja, dieser Hund. Manchmal fallen mir die Wörter nicht ein. Der Hund darf überhaupt nicht auf dem Sofa sitzen!»

Fluktuierender Verlauf

Später rufe ich ihren Hausarzt an und schildere ihm meinen Befund. «Es ist doch verrückt», sagt der Hausarzt, «gestern war sie völlig klar. Sie hatte überhaupt keine Probleme mit Halluzinationen. Es scheint, als ob sich ihre Verfassung jeden Tag ändert.»

Fazit

Der Hausarzt veranlasst eine Untersuchung, weil Frau de Rooy in zunehmendem Maße unter visuellen Halluzinationen leidet. Die Bilder bringen sie derart durcheinander, dass sie sich nur noch schlecht konzentrieren kann. Die Diagnose lautet: Lewy-Body-Demenz. Was sie erzählt, ist so eindeutig, dass genügend Anknüpfungspunkte für diese Diagnose vorliegen.

Charakteristische Symptome der Lewy-Body-Demenz[15]

Die Geschichte von Frau de Rooy zeigt drei Kernsymptome der Lewy-Body-Demenz:

- Die Patientin wird vom Hausarzt überwiesen, weil sie über visuelle *Halluzinationen* klagt. Diese bestehen aus lebensechten Bildern von Bekannten. Dennoch ist sie trotz der Halluzinationen durchaus in der Lage, die Haustür zu öffnen und ein Gespräch zu führen. Die Wahrnehmung ist bei ihr zwar gestört, doch sie ist noch gut in der Lage, ihre Gedanken und Gefühle auszudrücken. Die Psychose hat also noch nicht ihr gesamtes Denken ergriffen.
- Das Bild ist stark wechselnd. Frau de Rooy hat klare und weniger klare Tage. Wir sprechen hier von einem fluktuierenden Bewusstsein, das heißt einem Bewusstsein, *das im Zeitverlauf wechselt.*
- Frau de Rooy hat eine reduzierte Mimik. Ihre Gesichtshaut ist straff. Sie tippelt mit kleinen Schritten und nach vorn gebeugt. Ihre Arme bewegen sich nicht mit und fühlen sich beim passiven Bewegen steif an. Sie findet, dass ihre Muskeln steif sind, und sie leidet unter Müdigkeit. Es bestehen Aufmerksamkeits- und Konzentrationsstörungen. Alle diese Symptome können auf eine beginnende Parkinson-Erkrankung hindeuten.

Die Diagnose wird von folgenden Symptomen untermauert:

- eine schlechte Reaktion auf Antipsychotika wie Haldol® und Risperdal®,[16]
- Störungen beim Planen und Ausführen von Handlungen (wie zum Beispiel Teekochen),
- Fallneigung und Gleichgewichtsstörungen,
- Vergesslichkeit.

Delirium und Lewy-Body-Demenz

Frau de Rooy litt vor zwei Jahren, als sie an der Hüfte operiert worden war, an einem Delirium. *Delirium* ist ein lateinisches Wort und stammt von dem Verb «de-lirare» ab, das heißt eigentlich «aus der Furche geraten». Ein Delirium entsteht, wenn Giftstoffe durch Fieber, eine Infektion oder Sauerstoffmangel das Gehirn in seiner Funktion beeinträchtigen. Das Bewusstsein des Patienten ist nicht mehr klar. Es kommt zu Aufmerksamkeits- und Konzentrationsstörungen, wodurch er sich weniger einprägen und deshalb auch weniger merken kann.

Frau de Rooy leidet unter Halluzinationen und macht einen verwirrten Eindruck. Die Symptome eines Deliriums stimmen größtenteils mit den Symptomen der Lewy-Body-Demenz überein. Man geht davon aus, dass bei beiden Krankheitsbildern ein Mangel an dem Neurotransmitter Acetylcholin vorliegt. Aus diesem Grund reagieren Patienten mit Delirium und Lewy-Body-Demenz gleichermaßen gut auf Mittel wie Reminyl® und Exelon®. Dies sind Medikamente, die das Enzym Acetylcholin-Esterase hemmen, wodurch der Acetylcholin-Mangel reduziert wird.

Besonders charakteristisch für die Krankheit sind die visuellen Halluzinationen. Frau de Rooy leidet besonders dann unter diesen Bildern, wenn sie allein ist. Nun ist es so, dass jeder Mensch in gewissem Grade anfällig für Halluzinationen ist. Forschungen haben ergeben, dass taube und blinde Menschen eher von (visuellen oder auditiven) Halluzinationen heimgesucht werden. Gut funktionierende Sinnesorgane sorgen dafür, dass wir uns in der Welt, die uns umgibt, verankern können. Bei nicht einwandfrei funktionierenden Augen, Ohren oder anderen Sinnesorganen entsteht bei jedem Menschen eine verstärkte Sensibilität für innere Bilder. Die Therapie für Frau de Rooy besteht deshalb in einer guten Ablenkung und einer Aktivierung in Gestalt einer Tagesbetreuung, dazu nachts ein kleines Lämpchen und eventuell ein leise eingestelltes Radio.

Zusammenfassung: Die vier Formen der Demenz

Nun gilt es, sich klarzumachen, dass die vier beschriebenen Formen der Demenz in Wirklichkeit niemals so rein auftreten. Meistens handelt es sich um eine Mischform, beispielsweise um eine Kombination von Alzheimer-Krankheit und Vaskulärer Demenz.[17]
Im Folgenden geben wir eine kurze stichwortartige Beschreibung aller vier Demenztypen:

Der Mensch mit Alzheimer-Demenz

Eine fitte Frau von ungefähr 75 Jahren, in guter körperlicher Verfassung in Bezug auf Herz und Gefäße. Sie ist eine ausdauernde Spaziergängerin und geht zweimal in der Woche schwimmen. Die Krankheit begann eigentlich schleichend: Zuerst kommen die Gedächtnisprobleme und danach die Orientierungsschwierigkeiten. Das Erlernen neuer Dinge wie zum Beispiel der Umgang mit einem modernen Flachbildschirm gelingt nicht mehr. Häufig hat sie ihren Schlüssel oder ihre Tasche verlegt.
Es besteht kein Bewusstsein und keine Erkenntnis der Krankheit. Dies führt manchmal zu Misstrauen und Argwohn. Die Krankheit verläuft langsam, die Krankheitsdauer kann durchaus 15 Jahre betragen.

Der Mensch mit Frontotemporaler Demenz

Es handelt sich um einen jüngeren Senior von 60 Jahren, der mit seiner Frau seit sechs Monaten eine Paartherapie besucht. An seinem Arbeitsplatz hat er Auseinandersetzungen mit seinem Chef. In seinen sozialen Kontakten hat er die Steuerungsfähigkeit völlig verloren. Manchmal fehlen ihm sämtliche Hemmungen, er schätzt seine soziale Situation völlig falsch ein und kann dadurch in Gesellschaft taktlos, grob oder beleidigend auftreten. Seine Frau schämt sich für ihn, und die Menschen gehen ihm aus dem Weg. Er selbst scheint den sozialen Wirbel überhaupt nicht mitzubekommen. Er verfügt nicht über Selbstkritik, man könnte im emotionalen Bereich eher von Gleichgültigkeit sprechen. Später kommt es zu Gedächtnisproblemen, einer Verarmung der Sprache und zu Orientierungsstörungen. Die Empathie, das Einfühlungsvermögen in andere, fehlt. Das Navigationssystem für das (soziale) Fühlen ist gestört.

Der Mensch mit Vaskulärer Demenz

Ein gesetzter 70-jähriger Mann mit einem zu hohen Blutdruck und einem zu hohen Cholesteringehalt im Blut, dessen Denken, Fühlen und Wollen träge ist. Die Mimik ist verarmt, er ist apathisch, bewegt sich wenig, spricht leise, ist schnell müde und unternimmt nur wenig aus eigenem Antrieb. Sein Denken hat wenig Flexibilität. Alles muss genau im richtigen Moment geschehen. Es besteht ein deutliches Krankheitsbewusstsein, der Betroffene erlebt seine Krankheit bewusst mit, was viel Trauer und Gram bei ihm erzeugt. Es bestehen Gedächtnisprobleme, die nicht mit der Einprägung, sondern mit der Aktualisierung des Eingeprägten zusammenhängen (sobald ein entsprechender Hinweis gegeben wird, gelingt es ihm, die Erinnerung heraufzuholen).
Auffällig ist der träge, schlurfende, vornübergebeugte Gang des Patienten. Es scheint, als klebten seine Füße am Boden fest. Diese Steifheit ist stärker in den Beinen konzentriert als in den Armen. Es bestehen Gleichgewichtsstörungen.
Hierbei handelt es sich weniger um einen Ausfall der kognitiven Funktionen (Gedächtnis, Sprache, Orientierung usw.), sondern eher um einen trägen bis sehr trägen Verlauf dieser Funktionen. Die Instrumente des Willens – Motorik, Muskelgeschmeidigkeit, Hervorholen von Erinnerungen – sind beeinträchtigt.

Der Mensch mit Lewy-Body-Demenz

Sie ist eine 70-jährige gepflegte Dame, die unter visuellen Halluzinationen leidet. Tagsüber halten sich diese in Grenzen, doch abends, wenn sie ein Buch lesen will, tanzen zwölf kleine Männchen um sie herum. Tagsüber kann sie darüber lachen, aber abends wird sie wütend. Sie klagt über Steifheit in den Beinen beim Gehen, dennoch geht sie jeden Tag noch eine Stunde spazieren. Ein anderes Problem ist, dass sie regelmäßig stürzt. Ihr Gedächtnis wirkt gestört, doch das hängt eher mit ihrer schlechten Aufmerksamkeit und Konzentrationsfähigkeit zusammen. Aufgaben, bei denen es auf wache Aufmerksamkeit und Konzentration ankommt, wie zum Beispiel Kochen und Lesen, bewältigt sie nicht mehr so gut. Als der Hausarzt ihr ein Antipsychotikum verschrieb, nahm die Steifheit zu, und die Halluzinationen verschwanden nicht. Diese Halluzinationen quälten sie auch nach einer Operation vor einem Jahr. Der Chirurg sprach damals von einem deliranten Syndrom und einem sensiblen Gehirn.

Zusammenfassung: Die vier Formen der Demenz

In diesem Kapitel haben wir die vier wichtigsten Formen der Demenz kennengelernt. Um die Diagnose «Demenz» stellen zu können, wird neben einer körperlichen Untersuchung und einem Gespräch mit der wichtigsten betreuenden Person auch eine neuropsychologische Untersuchung durchgeführt. Diese besteht aus einer Reihe von Tests, die unterschiedliche Gebiete des Denkens betreffen. Im nächsten Kapitel werde ich einige dieser Tests vorstellen.

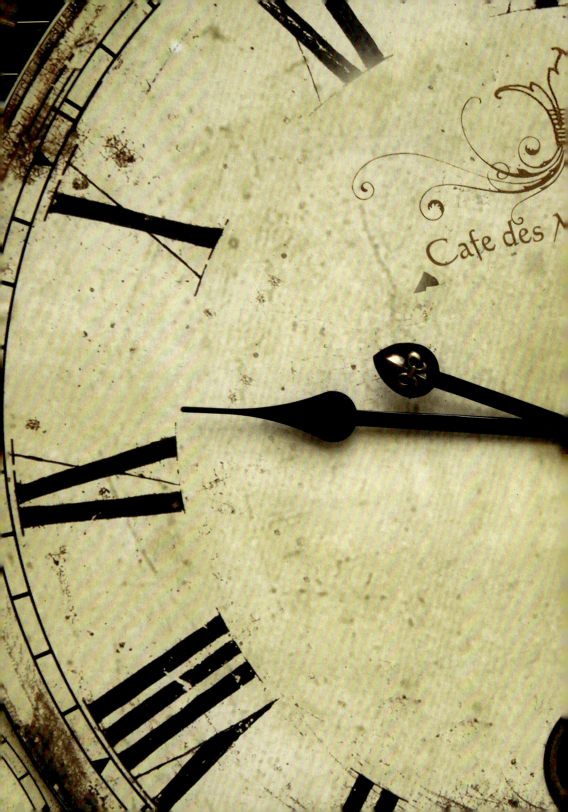

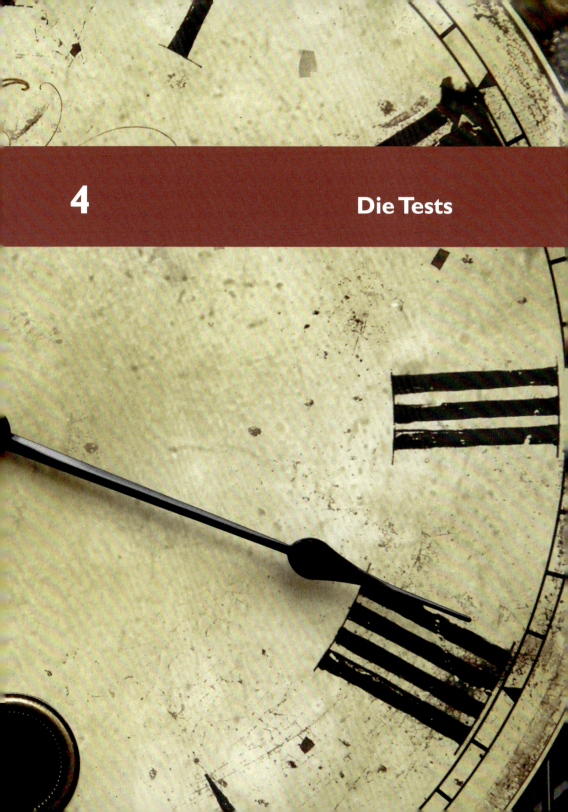

4 Die Tests

In diesem Kapitel bespreche ich einige Tests, die bei der fachärztlichen Untersuchung angewandt werden. Es handelt sich um

- den Uhren-Zeichen-Test,
- den Mini-Mental-Status-Test (MMST) und
- den Frontal-Assessment-Battery-Test (FAB).

Diese drei Tests sind im Anhang des Buches abgedruckt (siehe Seite 257 ff.).
Meistens ist es die Familie, die Alarm schlägt. Oma ist beispielsweise vergesslich, und sie bekommt das Kochen und Waschen nicht mehr auf die Reihe. Diese Informationen werden von der Familie berichtet, doch als Behandelnder möchte man sich gern selbst ein Urteil bilden. Ein fester Bestandteil der Tests ist die Beobachtung des Patienten.

Beobachtung

Wenn ich der Patientin gegenübertrete, bilde ich mir zuallererst einen Eindruck von ihrer körperlichen Gestalt – macht sie einen gesunden oder kranken Eindruck, wirkt sie zu alt oder zu jung für ihr Alter?
Danach prüfe ich die Art und Weise, wie sie sich pflegt und kleidet. Wie gut kommt sie alleine klar beim Ausziehen und Aufhängen ihres Mantels? Kann sie es selbst oder braucht sie Hilfe?
Wenn ich sie anspreche, kann es sein, dass sie das sogenannte «head turn sign» zeigt: Die Patientin blickt nach einer Frage sofort auf ihren Partner oder das sie begleitende Familienmitglied. Dieses «head turn sign» ist ein Zeichen von Unsicherheit und zugleich eine Bitte um Hilfe.

Körperliche Untersuchung

Die nun folgende körperliche Untersuchung wird nicht nur durchgeführt, um die physische Kondition der Patientin zu beurteilen und möglichen Abweichungen auf die Spur zu kommen (Schilddrüse, Herz-und Gefäßsystem sowie neurologische Prüfung), sondern auch, um ein Bild von ihrer praktischen Handlungsfähigkeit zu gewinnen. Gelingt es ihr beispielsweise, sich selbstständig an- und auszukleiden?

Bei der körperlichen Untersuchung müssen auch die Sinnesorgane berücksichtigt werden. Funktionieren sie schlecht, werden die Tests auch schlechte Resultate erbringen.

Neben der Beobachtung und der körperlichen Untersuchung gibt es eine Reihe von Tests, durch welche sich der Therapeut einen Gesamteindruck von den kognitiven Fähigkeiten verschaffen kann. Dieses Kapitel soll dem Leser eine erste Orientierung vermitteln, welche Tests vom Arzt und Neuropsychologen bei der Prüfung, ob eine Demenz vorliegt, angewandt werden. Die Diagnose «Demenz» beruht niemals ausschließlich auf den Ergebnissen dieser Tests. Neben ihrer Durchführung sind die Fremdanamnese (das Gespräch des Untersuchenden mit der wichtigsten betreuenden Person innerhalb der Familie des Patienten) und die beschriebene körperliche Untersuchung zwei weitere Pfeiler, auf welchen die Diagnose der Demenz ruht.

Der Uhren-Zeichen-Test

Herr Flach hatte mich schon fast überzeugt, dass mit seinen geistigen Fähigkeiten alles in bester Ordnung sei. Er hatte mir soeben die einfachsten Grundprinzipien der Kartografie erklärt. Ich konnte seinen Ausführungen nur mit Mühe folgen und dachte, während Herr Flach seine komplizierten Erklärungen fortsetzte: Wenn dieser Mann dement ist, dann bin ich es selber auch. Bis ich ihn bat, noch einen kurzen Test durchzuführen: den Uhren-Zeichen-Test.

Dieser Test prüft das räumliche Vorstellungsvermögen der Testperson. Man bittet den Patienten, eine Uhr mit Ziffern und Zeigern zu zeichnen. Diese Uhr soll 10 Minuten nach 11 anzeigen. Eine Uhr ist etwas sehr Kompliziertes. Zum einen handelt es sich nicht um ein Dezimalsystem, sondern um ein duodezimales System mit 60 Einheiten. Es werden 12 Stunden auf dem Zifferblatt abgebildet, jede Stunde setzt sich aus 60 Minuten zusammen, jede Minute aus 60 Sekunden. Außerdem gibt es noch den kleinen Zeiger, der die

Stunden, und den großen Zeiger, der die Minuten zählt. Mit einer guten Uhr-Zeichnung können 14 Punkte erworben werden. Diese 14 Punkte sind in vier Kategorien aufgeteilt:

- Kontur (die Form der Uhr): zwei Punkte,
- Ziffern: fünf Punkte,
- Zeiger: fünf Punkte,
- alles Weitere: zwei Punkte.

Bei diesen sogenannten Clustern ist der Cluster «Zeiger» entscheidend für die Diagnose «Demenz». Dieser Cluster hat eine Sensitivität von 59,3 % und eine Spezifität von 75,6 %.[18]

Ich war also davon überzeugt, dass dieser Test mein Gefühl, es sei alles in Ordnung, bestätigen würde. Unbeschreiblich war jedoch mein Erstaunen, als dieser verbal hochbegabte Mann plötzlich durch die Ziffern und Zeiger der Uhr ins Schleudern geriet. Die Kontur gelang ihm noch, aber die Ziffern der Uhr landeten außerhalb des Umrisses auf der Seite des Blattes. Die Zeiger wurden gar nicht gezeichnet, nicht einmal nach meiner Frage, ob bei der Uhr nicht etwas fehle.

Bei der genaueren (neuropsychologischen) Untersuchung, einer Reihe von Gedächtnistests und der Befragung des Partners (Fremdanamnese) stellten sich neben den visuell-räumlichen Problemen (dem Zeichnen der Uhr) auch Orientierungsprobleme heraus. Danach konnte die Diagnose «Demenz vom Typ Alzheimer» gestellt werden.

Der Mini-Mental-Status-Test (MMST)

Mit diesem Test werden sechs kognitive Bereiche geprüft:
- Orientierung (Orientierung in Zeit und Raum),
- Registrierung (drei Wörter hören und nachsprechen),
- Aufmerksamkeit (von 100 schrittweise immer 7 abziehen, und zwar fünf Mal: 93, 86, 79, 72, 65),
- Gedächtnis (die drei nachgesprochenen Wörter aus dem Gedächtnis aufrufen),

- Sprache (benennen, begreifen, lesen, schreiben),
- Konstruktion (Nachzeichnen eines Kubus. Achtung: Dabei handelt es sich um die visuell-räumliche Informationsverarbeitung. Etwas aus dem Gedächtnis zu zeichnen – zum Beispiel eine Uhr – ist dagegen eine Visuokonstruktion).

Mit diesem Test lassen sich normalerweise insgesamt 30 (bei manchen Versionen auch 29) Punkte erreichen. Die kritische Grenze für die Frage, ob eine Demenz vorliegt oder nicht, bewegt sich – abhängig vom Bildungsgrad des Betroffenen – zwischen 24 und 27 Punkten.

Mit dem MMST wird nicht getestet, ob angelernte Handlungen noch ausgeführt werden können. Manchmal gibt uns das An- und Auskleiden Informationen darüber. Die meisten Informationen erhalten wir aber durch die Fremdanamnese der Familie. Diese kann uns erzählen, ob das Kaffeekochen, das Zubereiten der Mahlzeiten oder die Bedienung des Fernsehgerätes noch möglich sind. Die ausführenden Funktionen (exekutive Funktionen) betreffen das Ingangsetzen, Ausführen und Beendenkönnen einer Handlung. Wir sprechen hier von der «Regisseurfunktion». Diese Regisseurfunktion und die Abstraktionsfähigkeit sind im (prä-)frontalen Bereich des Gehirns angesiedelt, und wir testen sie durch den sogenannten FAB (Frontal-Assessment-Battery-Test).

Der Frontal-Assessment-Battery-Test (FAB)

Bei diesem kurzen Test wird der Klient beispielsweise gebeten, nach einem Klopfen des Untersuchenden zweimal zu klopfen und beim zweimaligen Klopfen durch den Untersuchenden einmal zu klopfen. Ist die Regisseurfunktion gestört, wird die Testperson die Neigung nicht unterdrücken können, den Untersuchenden nachzuahmen und die Zahl seiner Schläge zu übernehmen.

Die Abstraktionsfähigkeit wird getestet, indem beispielsweise gefragt wird, was ein gemeinsames Merkmal eines Apfels und einer Birne ist. Beide gehören zur Kategorie «Obst» und nicht, wie die Antwort häufig lautet: «Beide schmecken lecker.»

Die geschilderten Tests geben dem Therapeuten die Möglichkeit, sich schnell einen umfassenden Überblick über die kognitiven Fähigkeiten des Klienten zu verschaffen. Die Tests sollen nicht die neuropsychologische Untersuchung durch den Psychologen ersetzen.

Die Durchführung einer Reihe von Tests, die die unterschiedlichen Bereiche des Denkens beurteilen, kann uns helfen, die Diagnose «Demenz» zu stellen. Doch wo liegt eigentlich die Ursache der Demenz und insbesondere der Alzheimer-Krankheit?

Wenn wir das Gehirn eines Menschen, der an der Alzheimer-Krankheit leidet, untersuchen, werden wir höchstwahrscheinlich auf Gefäßdegenerationen und Eiweißablagerungen stoßen. Es handelt sich um Eiweißablagerungen in der Zelle (Tau-Eiweiß) und außerhalb von ihr (Beta-Amyloid), die dazu führen, dass Nervenzellen absterben. Es bleibt die Frage, ob diese Eiweißablagerungen Folge oder Ursache der Krankheit sind. Im nächsten Kapitel wollen wir darauf näher eingehen.

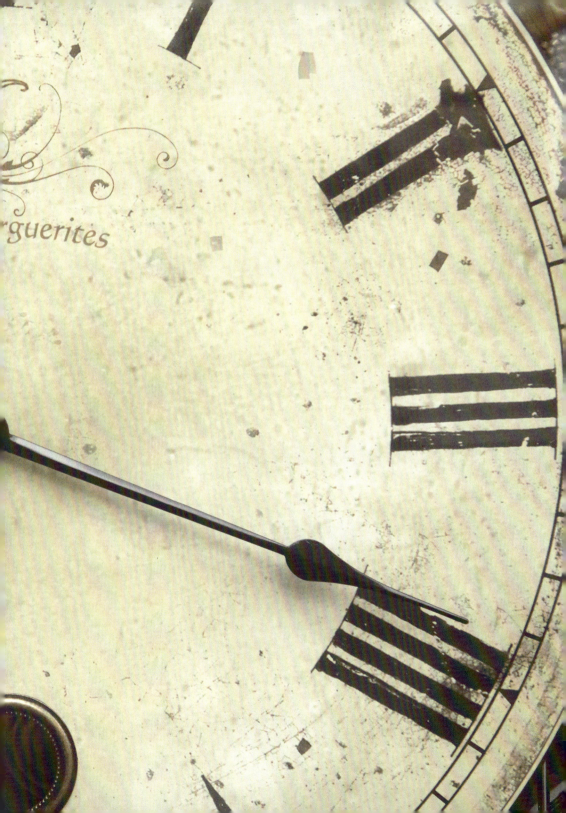

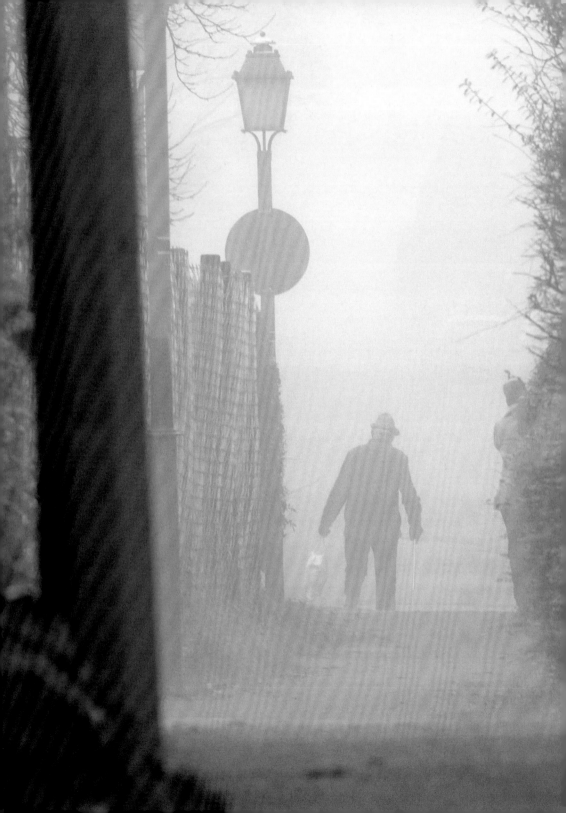

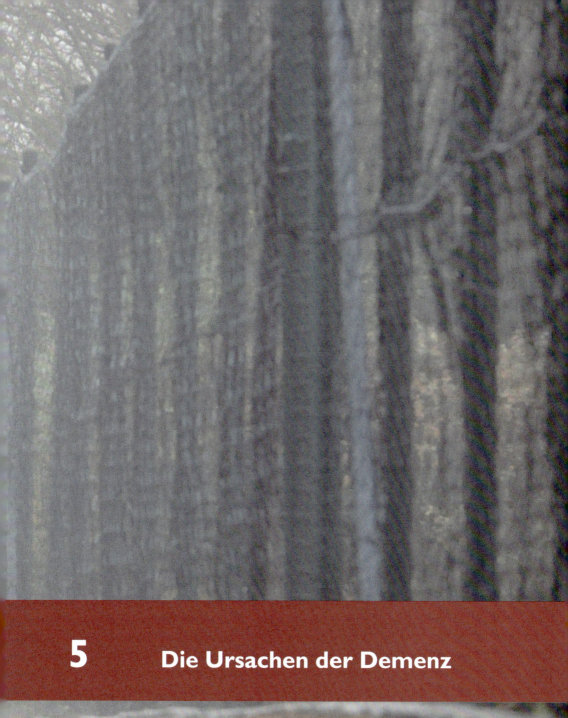

5 Die Ursachen der Demenz

Das Gehirn: ein Organ mit wenig Vitalität

Die wichtigste Ursache der Demenz ist das Lebensalter. Je älter ein Mensch wird, umso höher die Gefahr, an Demenz zu erkranken. Die Zahl der Personen mit Demenz in Deutschland beläuft sich auf ca. 1,3 Millionen (Stand Herbst 2011).
Bei der Gruppe älterer Menschen von 55 bis 59 Jahren besteht ein Risiko von 0,4 %, an Demenz zu erkranken, bei der Bevölkerungsgruppe von 65 bis 69 sind es bereits 1,4 %, in der Gruppe von 70 bis 80 Jahren sind es 3,2 bis 9 %. Bei Menschen über 90 Jahren liegt die Wahrscheinlichkeit bei rund 33 %. Zwischen dem 70. und dem 89. Lebensjahr verdoppelt sich die Wahrscheinlichkeit, an Demenz zu erkranken, alle fünf Jahre.[19] Alter und Demenz stehen also in einem Zusammenhang. Darum konzentriert sich die Demenzforschung auf die (frühzeitige) Alterung des Gehirns.

Wir wissen, dass das Gehirn bei der Geburt noch ganz und gar in Entwicklung ist. Der Hippocampus, vor allem aber auch die (Prä-)Frontal- und Temporallappen sind noch nicht ausgewachsen und müssen sich noch weiter entwickeln. Die Entwicklung beispielsweise des frontalen Teils des Gehirns ist erst um das 21. Lebensjahr herum abgeschlossen. Das Gehirn ist ein «offenes» Organ, das durch die Reize, die aus der Umgebung und unserem Körper in es eindringen, modelliert und gestaltet wird. Es sind die Tastempfindungen von außen, die das Gehirn zum Denken vorbereiten. Das kleine Kind erkundet mit seinen Händen die Welt. Es betastet einen Ball und erfährt diesen als rund. Danach lernt es, dieser Tasterfahrung den Begriff «rund» zuzuordnen. Der nächste Schritt besteht darin, dass wir diese körperliche Erfahrung in unserem Denken als Metapher benutzen. So können wir, nachdem ein Missverständnis aufgeklärt wurde, sagen, dass jetzt alles wieder «rund» ist.

Zuerst kommt also das Tasten (Motorik), dann das Benennen (Sprache) und dann erst das Denken, das Selbstbewusstsein.

Bewusstsein stützt sich auf Abbauprozesse, deswegen geht es immer auf Kosten der Vitalität des Gehirnorgans. Das Gehirn besitzt daher auch keine nennenswerte eigene Energieversorgung. Was die Energie betrifft, «schmarotzt» es gewissermaßen bei der Leber, die fertig zubereitete Glukose liefert. Wir wissen alle, was passiert, wenn wir zu wenig essen und dann eine leichte Unterzuckerung (das heißt zu wenig Glukose im Blut) erleben. Schwindelgefühle stellen sich ein, wir beginnen zu schwitzen, es wird uns schwummrig im Kopf, und das Denken verläuft nicht mehr in ordentlichen Bahnen. Gerade ein so wenig vitales Organ wie das Gehirn braucht ein Blutgefäßsystem, das seine Aufgabe gut erfüllt, sodass Glukose und Sauerstoff alle Bereiche gut erreichen können.

Zu einer beschleunigten Alterung des Gehirns kommt es, wenn die versorgenden Gefäße sich allmählich verengen und zusetzen – wodurch die Ernährung der Gehirnzellen und die Zufuhr von Sauerstoff nicht mehr ausreichend gewährleistet sind – oder wenn sich nicht richtig abgebaute Eiweiße innerhalb und außerhalb der Gehirnzellen ablagern. In beiden Fällen tritt ein Verlust von Gehirngewebe auf.

Alterung des Gefäßsystems: Arteriosklerose

Durch die Anhäufung von Cholesterin in der Innenwand der Arterien entstehen sogenannte Plaques, die zu Verengungen und manchmal auch zum Verschluss dieser Blutgefäße führen können. Gleichzeitig bewirken sie, dass die Gefäßwand an Elastizität verliert. Wie bereits geschildert, verursachen gerade diese in schlechter Verfassung befindlichen Gefäße Durchblutungsstörungen im Gehirn und können auf diese Weise eine Vaskuläre Demenz auslösen. Die Risikofaktoren bei der Vaskulären Demenz sind dieselben wie bei den Herz- und Gefäßkrankheiten, nämlich ein zu hoher Cholesterinspiegel, zu hoher Blutdruck, Übergewicht, zu wenig Bewegung, Diabetes und Rauchen.

Alterung des Hirngewebes: Beta-Amyloid

Im Gehirn geht es nicht um eine Anhäufung von Fettstoffen, sondern von Eiweißen. Das Amyloid-Precursor-Protein (APP, auch als Amyloid-Vorläufer-Protein bezeichnet) ist ein Eiweiß, das halb in der Zelle steckt und halb aus ihr herausragt. Ein Merkmal eines lebenden Organismus ist, dass Eiweiße, Kohlenhydrate und Fette innerhalb und außerhalb der Zelle immer wieder ersetzt werden. Dazu werden die Eiweiße, um gut abtransportiert werden zu können, sozusagen in Stücke geschnitten. In manchen Fällen wird das APP jedoch in falsche Stücke portioniert, wodurch das Eiweiß Beta-Amyloid entsteht. Dieses Eiweiß ist unlöslich, es lässt sich nicht abtransportieren und setzt sich außerhalb der Gehirnzellen als Plaque ab.

Alterung des Hirngewebes: Tau-Eiweiß

In jeder Gehirnzelle befinden sich sogenannte Mikrotubuli. Diese fungieren als eine Art stabiles internes Zellskelett. Zugleich sorgen sie für den Transport von Zellbaustoffen und die Kommunikation der Gehirnzellen untereinander.

Das Tau-Eiweiß ist von wesentlicher Bedeutung für den Bau der Mikrotubuli. Von diesem Tau-Eiweiß existieren sechs unterschiedliche Formen. Bei der Alzheimer-Krankheit sehen wir, dass alle sechs Tau-Eiweiß-Isoformen (iso = gleich) phosphoryliert sind, das heißt, an das Tau-Eiweiß hat sich eine Phosphorgruppe gebunden. Durch diese zusätzliche Ankoppelung einer Phosphorgruppe entstehen abnorm gefaltete Tau-Eiweiße, die sich absetzen und «Bündel» («tangles») in der Zelle bilden.

Diese Tangles und Plaques sollen nun das Absterben von Gehirnzellen verursachen und dadurch die Alzheimer-Krankheit auslösen. Diese These muss allerdings relativiert werden, weil eine andere wissenschaftliche Strömung behauptet, dass Tangles und Plaques gerade nicht die Ursache, sondern vielmehr die Folge der Alzheimer-Krankheit sind.

Wie auch immer, die beiden Eiweiße Beta-Amyloid-Protein und Tau-Eiweiß stehen dermaßen im Mittelpunkt des Interesses der Wissenschaftler, dass diese, je nach der These über die Entstehung der Krankheit, die sie vertreten, als «Baptisten» oder «Tauisten» bezeichnet werden.

Alois Alzheimer und die Entdeckung der Alzheimer-Krankheit

Im Jahr 1901 wird in die Frankfurter Nervenklinik eine 51-jährige Patientin, Auguste Deter, eingeliefert. Der behandelnde Psychiater Alois Alzheimer sieht eine Frau, die verwirrt, vergesslich, argwöhnisch und desorientiert in

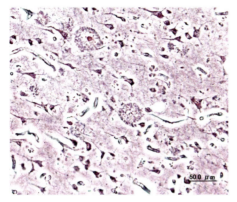

Plaques in der Hirnrinde eines Patienten mit beginnender Alzheimer-Krankheit.

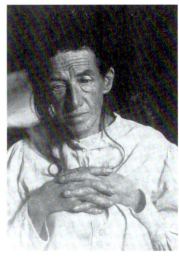

Die erste Alzheimer-Patientin: Auguste Deter.

Bezug auf Ort und Zeit ist.[20] Außerdem hat Auguste Deter Wortfindungsprobleme. So spricht sie beispielsweise von einem «Milchgießer», wenn sie eine Blechtasse meint.

Alois Alzheimer war mit der sogenannten *Dementia senilis* bereits vertraut. Es handelt sich dabei um das Kindisch- und Vergesslichwerden im hohen Alter. In der damaligen Zeit um die vorletzte Jahrhundertwende gab es unterschiedliche Erklärungen für die *Dementia senilis,* so unter anderem die «vaskuläre Hypothese», die die Ursache bei nicht mehr ausreichend durchgängigen Gehirngefäßen suchte. Andere wiederum sahen die Ursache der *Dementia senilis* in einem beschleunigten Alterungsprozess des Gehirns. Doch diese frühe Form der Demenz, wie sie bei Auguste Deter auftrat, war in der damaligen Zeit kaum bekannt.[21]

Im Jahr 1906 stirbt Auguste Deter. Bei der Autopsie ihres Gehirns findet Alois Alzheimer zu seiner Überraschung:[22]
- Knäuel oder Bündel *(Tangles)* von Neurofibrillen *innerhalb* der Nervenzellen,
- pathologische Eiweißablagerungen *(Plaques) außerhalb* der Nervenzellen,
- Arteriosklerose der großen Gehirngefäße.

Alzheimer war jedoch nicht der Erste, der diese Eiweißablagerungen beschrieb und darüber publizierte. Paul Blocq und Georges Marinesco hatten bereits 1892 ihre Erkenntnisse über die Plaques und die neurofibrilläre Degeneration veröffentlicht.[23]

Die beschriebenen Entdeckungen führten Alzheimer zu folgenden Fragen:
- Wie viele Bündel und Plaques müssen im Gehirn vorhanden sein und wo müssen sie vorhanden sein, bis von einem pathologischen Krankheitsbild, also dem, was heute allgemein als Alzheimer-Krankheit bezeichnet wird, gesprochen werden kann?[24]
- Gibt es eine zwingende Beziehung zwischen dem Vorhandensein solcher Bündel und Plaques und der Alzheimer-Krankheit?

Die erste Frage wurde von zwei deutschen Pathologen und Anatomen, Heiko und Eva Braak, beantwortet. Die sogenannte «Nonnenstudie» von David Snowdon geht der zweiten Frage nach.

Die Forschungen von Heiko und Eva Braak

Heiko und Eva Braak publizierten 1991 die Ergebnisse einer Studie, in welcher sie 887 Gehirne verstorbener Personen im Alter von 20 bis 104 Jahren anatomisch überprüft hatten.[25]

Sie versuchten die Alzheimer-Krankheit in sechs Stadien einzuteilen, die eine zunehmende Beeinträchtigung des Gehirns durch Plaques und Tangles zeigen. Der Prozess beginnt bei der Schädelbasis (beziehungsweise der entorhinalen Rinde) und setzt sich danach schrittweise in die höher gelegenen Gehirnteile fort.

Sie nahmen die folgende Einstufung vor:

- *Stadium 1 und 2:* Plaques und Tangles in der entorhinalen Rinde. Dies ist der Teil der Gehirnrinde, der bei der Schädelbasis beginnt. Die entorhinale Rinde spielt eine wichtige Rolle für das Gedächtnis.

- *Stadium 3 und 4:* Plaques und Tangles in der entorhinalen Rinde und im Hippocampus. Der Name des Hippocampus geht auf seine Gestalt zurück, die einem Seepferdchen ähnelt. Der Hippocampus spielt eine wesentliche Rolle beim Übertragen von Inhalten des Kurzzeitgedächtnisses in das Langzeitgedächtnis (sogenannte Einprägung).

- **Stadium 5 und 6:** Plaques und Tangles in der entorhinalen Rinde, im Hippocampus und dem Neokortex (*neo* = neu; *cortex* = Rinde). Der Neokortex spielt eine Rolle bei der Bewusstwerdung von Erinnerungen, die im (Langzeit-)Gedächtnis aufbewahrt werden. Des Weiteren ist der Neokortex an der Abwägung, Verarbeitung und adäquaten Reaktion auf eingehende Sinneseindrücke beteiligt. Er bestimmt unter anderem auch unser Sozialverhalten.

Die Forscher waren überrascht, dass bereits bei 20-Jährigen Plaques im Gehirn gefunden werden konnten. Sie vermuteten, dass es ungefähr in der Pubertät zu den ersten Eiweißablagerungen kommt und die Alzheimer-Krankheit etwa 50 Jahre braucht, bis sie als Krankheit sichtbar wird.

Eine zweite überraschende Erkenntnis bestand darin, dass 40 % der Gehirne der 96- bis 100-Jährigen lediglich das Stadium 0 bis 1 aufwiesen. Manche Menschen verfügen also offenbar über einen natürlichen Schutz, der sie davor bewahrt, die Alzheimer-Krankheit zu bekommen.

Die sogenannte Nonnenstudie

Bedeuten die Forschungen von Heiko und Eva Braak nun, dass bei einem Gehirn mit Beeinträchtigungen im Stadium 6 eine Wahrscheinlichkeit von 100 % besteht, an Demenz zu erkranken? Möglicherweise kann die sogenannte Nonnenstudie eine Antwort auf diese Frage liefern.[26]

Im Jahr 1987 startete der Epidemiologe David Snowdon eine Pilotstudie mit 678 Nonnen im Alter von 75 bis 106 Jahren zur Erforschung der Ursachen der Alzheimer-Krankheit. Diese Nonnen gehörten alle zur «Kongregation der armen Schulschwestern von Unserer Lieben Frau». Im Jahr 1991 wurde die Studie in Richtung eines multidisziplinären wissenschaftlichen beziehungsweise medizinischen Forschungsprojekts ausgeweitet. Multidisziplinär deswegen, weil zu dem Epidemiologen Dr. Snowdon auch Vertreter anderer Berufsgruppen wie Linguisten, eine Ernährungswissenschaftlerin, ein Neurologe und ein Pathologe/Anatom hinzukamen.

Das Besondere an dieser Studie liegt in der Tatsache, dass sich alle Frauen, die an ihr teilnahmen, bereit erklärten, nach ihrem Tod ihr Gehirn für Forschungszwecke zur Verfügung zu stellen. Während ihres Lebens wurden die

Nonnen regelmäßig getestet. So konnte überprüft werden, ob die diagnostizierte Demenz und deren Schweregrad mit den neuropathologischen Erkenntnissen bei der Sektion des Gehirns nach dem Tod übereinstimmte.

Aus der Nonnenstudie geht hervor, dass die unterschiedlichen Stadien, die Heiko und Eva Braak definierten, einen prognostischen Wert in Bezug auf die Alzheimer-Krankheit haben. Je stärker das Gehirn in Mitleidenschaft gezogen ist, umso größer ist die Gefahr, an Alzheimer zu erkranken.

Die Obduktion von Gehirnen, die
- Stadium 2 aufwiesen, ergab eine Wahrscheinlichkeit von 22 % für Menschen mit entsprechend verändertem Gehirn, an Demenz zu erkranken,
- Stadium 4 aufwiesen, ergab eine Wahrscheinlichkeit von 43 % für Menschen mit entsprechend verändertem Gehirn, an Demenz zu erkranken,
- Stadium 6 aufwiesen, ergab eine Wahrscheinlichkeit von 70 % für Menschen mit entsprechend verändertem Gehirn, an Demenz zu erkranken.

Die angeführten Zahlen lehren uns, dass eine nicht-demente Nonne dennoch über ein ernstlich in Mitleidenschaft gezogenes Gehirn verfügt haben kann, wie die Obduktion nach ihrem Tod belegt. Was wir bei der Obduktion sehen, deckt sich also nicht mit dem, was wir am lebenden Menschen wahrnehmen. Die Antwort auf unsere zweite Frage fällt in diesem Falle negativ aus.

Zusammengefasst: Es gibt Menschen, bei denen im gesamten Gehirn Tangles und Plaques gefunden werden können, dennoch kann bei ihnen keine Demenz festgestellt werden (bei 30 % der Menschen im Stadium 6 nach Heiko und Eva Braak ist dies der Fall). Gerade diese 30 % wären eine besonders interessante Gruppe für weitergehende Studien. Denn wie ist es möglich, dass Menschen, bei denen sich bei der Obduktion herausstellte, dass sie alle Bedingungen für das Auftreten einer Demenz erfüllen, dennoch gesund geblieben sind?

Allgemeiner formuliert könnte die Frage so gestellt werden: Gibt es Faktoren, die vor Demenz schützen?

Betrachten wir zunächst eine Reihe epidemiologischer Resultate, die die Nonnenstudie erbrachte:

- Es besteht ein Zusammenhang zwischen dem Ausbildungsniveau der Nonnen und der Anfälligkeit für die Alzheimer-Krankheit. Nonnen mit einer niedrigen Bildungsstufe bekamen die Krankheit eher.
- Enthält die Vorgeschichte der untersuchten Nonnen eine früher durchgemachte Depression, so ist die Wahrscheinlichkeit, an Alzheimer zu erkranken, 1,8 mal so groß.
- Sprachliche Gewandtheit und vor allem das Verfügen über eine hohe «Ideendichte» schützen vor der Alzheimer-Krankheit.
- Das Erreichen guter oder hervorragender Schulnoten verringert die Gefahr, an Alzheimer zu erkranken, nicht.
- Ereignen sich kleinere Infarkte im Gehirn, so erhöht sich die Wahrscheinlichkeit, an Alzheimer zu erkranken, um den Faktor 8.

Demenz ist offensichtlich keine reine Angelegenheit der Alterung und der Vererbung. Es spielen durchaus auch andere Faktoren eine Rolle, wie zum Beispiel Bildungs- und Ausbildungsgrad, Anfälligkeit für Depressionen, bildhafter Sprachgebrauch. Es mag überraschen, doch es scheint so zu sein, dass die Erziehung, die Entwicklung in den frühen Lebensjahren mitbestimmend ist für die Entstehung einer Demenz im höheren Alter.

Betrachten wir einmal einen der «Schutzfaktoren» gegen Demenz, nämlich die Häufigkeit bildhafter Vorstellungen.

Sprachliche Gewandtheit und bildhafte Vorstellungen

Susan Kemper, die als Linguistin zum Forschungsteam gehörte, befasste sich mit dem Sprachgebrauch der Nonnen.

Jede Nonne, die als Novizin eintreten wollte, war verpflichtet, eine kurze Biografie niederzuschreiben. Es gab also von jeder Nonne einzigartiges schriftliches Material aus ihren jungen Jahren. Aus diesem Material konnte erschlossen werden, wie bildhaft oder mit welcher grammatischen Komplexität die Betreffende sich ausdrücken konnte. Hier einige Beispiele:

«Ich wurde am 24. Mai 1913 in Eau Claire, Wisconsin, geboren und in der St.-James-Kirche getauft.» (Schwester Helen)

«Es mag eine halbe Stunde vor Mitternacht gewesen sein, als ich in der Nacht vom 28. auf den 29. Februar des Schaltjahres 1912 als drittes Kind meiner Mutter – einer geborenen Hoffman – und meines Vaters, Otto Schmitt, zu leben und zu sterben begann.» (Schwester Emma)

Wir sehen hier deutlich die Unterschiede zwischen Schwester Helen und Schwester Emma. Schwester Helen schreibt knapp und nüchtern, Schwester Emma versucht durch die Verwendung von Nebensätzen ein lebendiges Bild zu skizzieren. Betrachten Sie einmal die folgenden Passagen, verfasst, nachdem beide gebeten wurden, etwas über ihre Erwartungen zu schreiben:

«Musik zu unterrichten ist mir die liebste von allen Beschäftigungen.» (Schwester Helen)

«Sehnsüchtig wandre ich nun durchs ›Seufzergässchen‹, aber nur noch drei Wochen lang, dann trete ich in die Fußstapfen meines Bräutigams, ihm verbunden durch die heiligen Gelübde von Armut, Keuschheit und Gehorsam.» (Schwester Emma)

Als nun die kognitiven Tests (MMST) und die Menge an bildhaften Vorstellungen pro 100 Wörter miteinander verglichen wurden, zeigte sich ein deutlicher Zusammenhang: Je mehr bildhafte Vorstellungen pro Wortmenge bereits im jungen Lebensalter, also zur Zeit der Niederschrift der biografischen Abrisse, benutzt wurden, umso besser fielen die kognitiven Tests im höheren Alter aus. David Snowdon schreibt hierüber Folgendes: «Auf irgendeine Weise ließ sich also aus einem nur eine Seite umfassenden Schriftstück mit ziemlich großer Sicherheit voraussagen, wer achtundfünfzig Jahre, nachdem die Feder übers Papier geeilt war, geistige Leistungseinbußen zu beklagen haben würde und wer nicht.»[27]

Von den Nonnen, bei denen sich eine Alzheimer-Krankheit entwickelt hatte, wiesen 90 % eine geringe Ideendichte in ihrem Lebenslauf auf, während bei den gesunden Nonnen der Wert bei 13 % lag.[28]

Dies würde bedeuten, dass sich die Alzheimer-Krankheit bereits in jungen Jahren prognostizieren lässt und möglicherweise bereits als Veranlagung vorhanden ist. Eine Erklärung ist jedoch nicht ganz einfach. Denn die Frage lautet dann: Führt die latente Anwesenheit der Alzheimer-Krankheit zu einer geringeren Menge an bildhaften Vorstellungen, oder wirkt die Entwicklung einer ausgeprägten sprachlichen Gewandtheit mit vielen bildhaften Vorstellungen schützend in Bezug auf diese Krankheit?

Zusammenfassung

Die Ursache der Alzheimer-Krankheit liegt, glaubt man den «Baptisten» und «Tauisten», in der falschen Zerteilung und Anhäufung von Beta-Amyloid beziehungsweise Tau-Eiweiß im Gehirn. Heiko und Eva Braak haben 887 Gehirnpräparate von Verstorbenen im Alter von 20 bis 104 Jahren untersucht und anhand des Ausmaßes der Eiweißablagerungen (Plaques und Neurofibrillenbündel) sowie der Verbreitung dieser Eiweißablagerungen im Gehirn sechs Stadien beschrieben. Sie vermuten, dass die ersten Eiweißablagerungen bereits um das 20. Lebensjahr auftreten und dass die Alzheimer-Krankheit etwa 50 Jahre braucht, bis sie klinisch manifest wird.

Daraus ergibt sich die Frage, ob das Ausmaß und die Verbreitung der Eiweißablagerungen im Gehirn einen prognostischen Wert im Rahmen der Frage besitzen, ob der Betreffende an Alzheimer erkranken wird. Dies muss verneint werden. Stadium 6, in dem die Tangles und Plaques über das gesamte Gehirn verteilt sind, bedeutet lediglich einen prognostischen Wert von 70 % in Bezug auf eine Alzheimer-Anfälligkeit. Die sogenannte Nonnenstudie von David Snowdon zeigt, dass 30 % der untersuchten Nonnen nach ihrem Tod Stadium 5 und 6 aufwiesen, obwohl sie während ihres Lebens keine ernsten kognitiven Probleme gehabt hatten.[29] Gibt es also Faktoren, die vor der Alzheimer-Krankheit schützen?

Die Linguistin Susan Kemper, die ebenfalls an der Nonnenstudie mitwirkte, konnte zeigen, dass Nonnen, die sich schriftlich besonders differenziert ausdrückten (Maßstab: die Anzahl der bildhaften Vorstellungen pro 100 Wörter), eine geringere Wahrscheinlichkeit aufwiesen, an Demenz zu erkranken.

Wir wissen nun ungefähr, was sich im Gehirn abspielt; aber haben wir auch eine therapeutische Antwort darauf? Wie steht es mit der Behandlung der Demenz?

Im nächsten Kapitel gehe ich auf die schulmedizinischen Möglichkeiten ein. Leider sind diese therapeutischen Möglichkeiten begrenzt, wenngleich von verschiedenen Wissenschaftlern mit Hochdruck an neuen therapeutischen Verfahren gearbeitet wird.

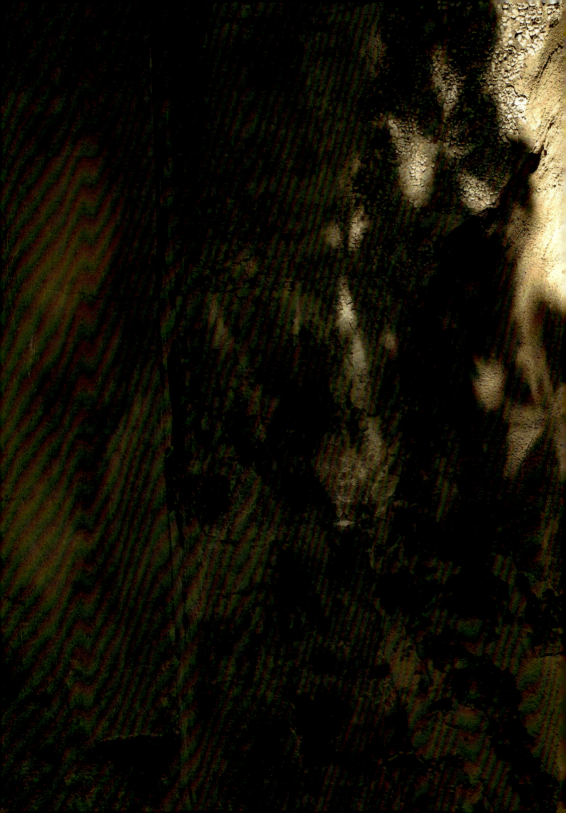

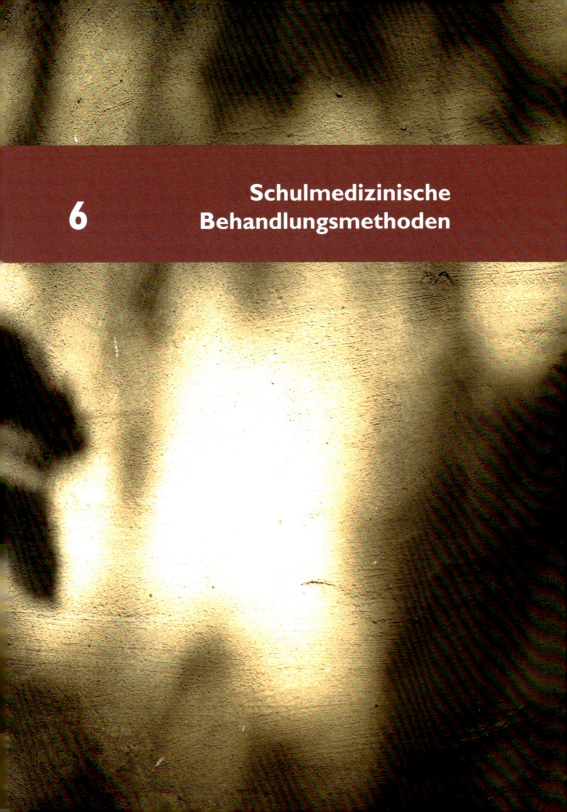

6 Schulmedizinische Behandlungsmethoden

Den Behandlungsplan erstellt Alzheimer selbst. Er verordnet Auguste D. die Anwendung von Bädern. Über den therapeutischen Wert warmer und lauer Bäder, die sich über viele Stunden, ja Tage ausdehnen und die Aufregungszustände der Kranken lindern, hatte er ausgiebig wissenschaftlich gearbeitet. Ein berühmter Kollege, der später einmal sein Chef werden sollte, der Direktor der Psychiatrischen Klinik in Heidelberg, Emil Kraepelin, ist ebenfalls ein Verfechter der Balneologie und Klimatologie ...»[30]

Wir haben Auguste Deter als die Frau kennengelernt, die von Alois Alzheimer im Alter von 51 Jahren in die Klinik aufgenommen wurde wegen Eifersuchts-Wahnvorstellungen und gestörter kognitiver Funktionen wie Gedächtnis, Orientierung und Sprache. Das obige Zitat zeigt, wie Alzheimer sie durch hydrotherapeutische Maßnahmen behandelte.

Wie zur Zeit Alzheimers sind auch heute die Behandlungsmöglichkeiten begrenzt. Die Ursache der Alzheimer-Krankheit ist noch immer nicht ausreichend bekannt, und die meisten (medikamentösen) Therapien zielen auf eine Beeinflussung des zu hohen Blutdrucks sowie einen Ausgleich des Mangels an dem Neurotransmitter Acetylcholin ab.

Gängige Behandlungsmethoden

Die gängigen Medikamente, die die Demenzkrankheit verzögern oder verhindern sollen, können in folgende Typen eingeteilt werden:
- Antihypertensiva (Mittel, die den Blutdruck normalisieren),
- Medikamente mit präventiver Wirkung,
- Acetylcholin-Esterase-Hemmer (Mittel, die den Mangel an Acetylcholin im Gehirn ausgleichen),
- Rezeptorenblocker.

Antihypertensiva

Die einwandfreie Funktion des Gehirns als Organ hängt vom gesunden Gehirngewebe und einem gesunden Gefäßsystem ab. «Man ist so alt wie seine Arterien», sagte Dr. Thomas Sydenham im 17. Jahrhundert, womit er damals bereits auf die Wichtigkeit eines guten Gefäßsystems für das Gehirn hinwies. Das Gehirn hat einen ungeheuren Sauerstoffbedarf, und es ist in Bezug auf seine Energieversorgung von den fertig zubereiteten Produkten der Leber abhängig. Zum heutigen Zeitpunkt ist die optimale Sorge für das Gefäßsystem die wichtigste Waffe zur Verhinderung von Demenz. Obduktionen von Gehirnen verstorbener Personen, die an der Alzheimer-Krankheit litten, ergaben, dass neben einer Häufung von Beta-Amyloid und Tau-Eiweiß oft auch eine Gefäßproblematik mit im Spiel war.[31] Den günstigsten Effekt zeigten Antihypertensiva (Mittel gegen zu hohen Blutdruck). Es stellte sich heraus, dass sich das Auftreten von Demenz bei Menschen mit einem zu hohen Blutdruck um 50 % vermindert, wenn sie ein Mittel gegen Bluthochdruck nahmen (Nitrendipin). Die Normalisierung des Blutdrucks bei älteren Menschen ist momentan das wichtigste Mittel, um die Anzahl von Neuerkrankungen an Demenz zu vermindern.

«Unserer Erfahrung nach können Bluthochdruck-Patienten mit einer MMST-Punktzahl zwischen 24 und 30 Punkten (beginnende Demenz) von einer blutdrucksenkenden Behandlung profitieren, durch welche ein (weitergehender) kognitiver Rückgang vermieden werden kann. Die präventive Wirkung zeigt sich vor allem bei älteren Menschen mit einem systolischen Blutdruck von über 140 mmHg. Bei Punktzahlen unter 24 wird eine Blutdruckssenkung wenig oder nichts zur Vermeidung eines weiteren kognitiven Abbaus beitragen, obgleich Antihypertensiva die fortschreitenden kardiovaskulären Folgen noch hemmen können.»[32]

Medikamente mit präventiver Wirkung

Medikamente, die präventiv wirken können, sind Antioxidantien und Ginkgo-biloba-Präparate. Ein Antioxidans wie Vitamin E verlangsamt die Alterung des Gehirngewebes. Ginkgo biloba, der japanische Lebensbaum, verbessert die Strömungsqualität des Blutes im Gehirn, wodurch weniger Gehirngewebe abstirbt. Das Mittel ist zwar zur Behandlung der sogenannten Schaufensterkrankheit (Claudicatio intermittens) zugelassen, jedoch nicht für die der Alzheimer-Krankheit.

Überraschenderweise hat der Einsatz eines Cholesterinhemmers – bei einem zu hohen Cholesteringehalt des Blutes – keinerlei Einfluss auf die Entstehung der Alzheimer-Krankheit.

Acetylcholin-Esterase-Hemmer

Eine dritte Gruppe von Medikamenten stellen die sogenannten Acetylcholin-Esterase-Hemmer dar. Sie gleichen in dem an Demenz erkrankten Gehirn den Mangel an dem Botenstoff Acetylcholin aus.

Der Verlust der kognitiven Funktionen wie Gedächtnis, Sprache und Orientierung wird der sogenannten cholinergen Hypothese zufolge durch einen Mangel an acetylcholinerger Transmission (das heißt eine gestörte Acetylcholinübertragung) im Gehirn verursacht. Wir müssen uns jedoch klarmachen, dass die Gedächtnisprobleme sekundär sind. Acetylcholin ist ein Botenstoff, der vor allem die Aufmerksamkeit und Konzentration aktiviert und auf diese Weise sekundär zur Verbesserung des Gedächtnisses führt. Medikamente wie Rivastigmin (Exelon®), Donepezil (Aricept®) und Galantamin (Reminyl®) sorgen dafür, dass die Konzentration von Acetylcholin als Botenstoff im Gehirn zunimmt. Diese Medikamente bewirken keine Heilung, aber sie verzögern den Verlust der kognitiven Funktionen ein wenig. Der natürliche zeitliche Verlauf der Demenz ändert sich dadurch jedoch nicht.

Rezeptorenblocker

Ein anderes symptomatisches Heilmittel ist Memantin (Ebixa®, Axura®). Dieses Medikament ist ein N-Methyl-D-Aspartat-(NMDA)-Rezeptorblocker. Es sorgt dafür, dass kein Glutamat den NMDA-Rezeptor erreichen und aktivieren kann. Glutamat ist ein Neurotransmitter, der bei Lernprozessen und dem Gedächtnis eine Rolle spielt. Bei der Alzheimer-Krankheit und der Vaskulären Demenz kommt es zu einer Überstimulierung der Nervenzellen durch den Neurotransmitter Glutamat. Dadurch strömt zu viel giftiges Kalzium in die Zelle ein, was zum Zelltod führt. Das Medikament schützt das Alzheimer-Gehirn und vor allem den Hippocampus vor einem Übermaß an Reizen, wodurch die Schädigung der Gehirnzellen begrenzt wird.

Nach diesem kurzen Überblick über die gängigen Behandlungsmöglichkeiten stellt sich als Nächstes die Frage, wo genau im Körper sich die sogenannte *Einprägung* vollzieht. Die Suche nach dem Ort der Einprägung beginnt bei einem jungen Kanadier, der in die Medizingeschichte als H.M. eingegangen ist. Um die Krankengeschichte dieses Mannes besser zu verstehen, möchte ich zuerst erklären, was die Begriffe «direktes Gedächtnis», «indirektes Gedächtnis» und «Amnesie» bedeuten.

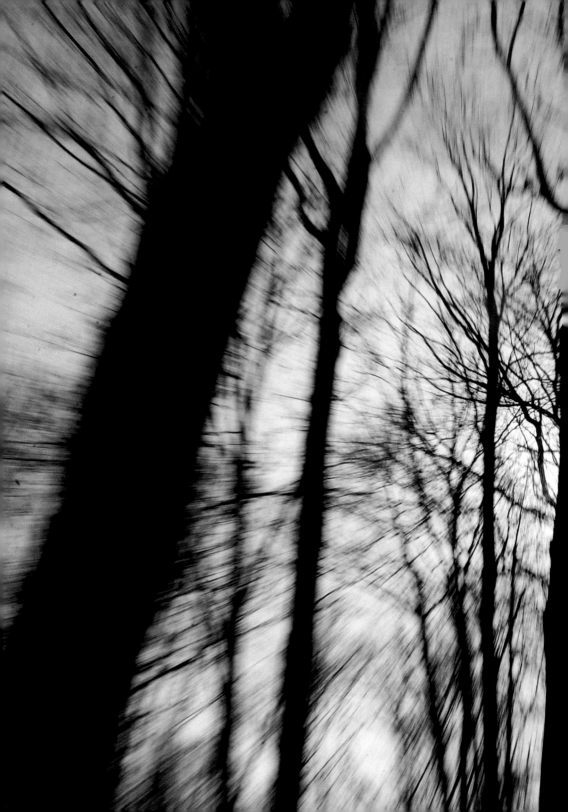

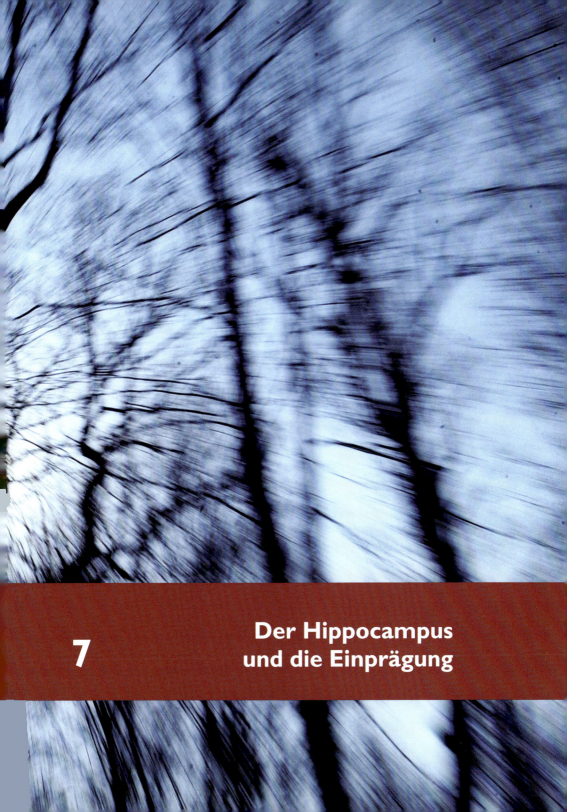

7 Der Hippocampus und die Einprägung

Das direkte und das indirekte Gedächtnis

Wenn wir vom Gedächtnis sprechen, so meinen wir meistens das direkte oder explizite Gedächtnis. Es handelt sich dabei um Tatsachen und Ereignisse, die in unserer Erinnerung bewahrt wurden und bewusst wieder aufgerufen werden können.

Dieses bewusste oder direkt zugängliche Gedächtnis besteht aus einem biografischen und einen semantischen Gedächtnis. Das biografische Gedächtnis umfasst Tatsachen und Ereignisse, die mit uns selbst zusammenhängen: den Geburtstag, den wir gestern gefeiert haben, die erste Begegnung mit der Liebe unseres Lebens. Das semantische Gedächtnis hingegen betrifft Tatsachen, Regeln und Informationen, die der Welt, die uns umgibt, angehören, wie die Fähigkeit, einen Kaffeeautomaten oder den Computer zu bedienen oder sich einen PIN-Code zu merken. Wenn wir älter werden, schwindet das semantische Gedächtnis rascher und früher als das biografische Gedächtnis.

Der niederländische Psychogerontologe Huub Buijssen spricht in seinem Buch *Demenz und Alzheimer verstehen* von dem «abbröckelnden Gedächtnis».[33] Er vergleicht das Gedächtnis – wobei er vor allem das autobiografische Gedächtnis meint – mit einem Tagebuch, in welchem jeden Tag eine neue Seite hinzukommt. Bei einem Menschen mit Demenz werden jedoch keine neuen Seiten mehr verfasst, sondern immer mehr Seiten aus dem Buch des Gedächtnisses herausgerissen, wobei die zuletzt geschriebenen Seiten zuerst verschwinden. Auf diese Weise bewegt sich der Demenzkranke immer weiter zurück in der Zeit.

Neben unseren direkt aufrufbaren Erinnerungen haben wir auch noch ein indirektes oder implizites (unbewusstes) Gedächtnis. Viele Handlungen wie zum Beispiel Fahrrad fahren, auf einer Tastatur tippen oder Auto fahren vollziehen wir, ohne dabei lange nachzudenken, unbewusst. Es sind vor allem Fähigkeiten, die auf motorischem Gebiet liegen. Ein außergewöhnliches Beispiel für ein nicht mehr funktionierendes direktes Gedächtnis bei gleichzeitiger Funktionstüchtigkeit des indirekten beziehungsweise impliziten Gedächtnisses gibt uns Frau M.:

Frau M. ist eine 72-jährige Dame, die seit drei Jahren an der Alzheimer-Krankheit leidet. Sie ist nicht mehr in der Lage, neue Ereignisse als Erinnerung zu speichern. Den Stationsarzt, der sie jeden Morgen besucht, erkennt sie nicht, und er muss sich ihr jeden Tag aufs Neue vorstellen. Eines Tages beschließt der Arzt – durchaus gemein – einen Reißnagel zwischen zwei seiner Finger zu klemmen. In dem Moment, als Frau M. ihm die Hand schüttelt, entfährt ihr ein Schmerzensschrei, und sie zieht rasch ihre Hand zurück. Aufgebracht blickt sie den Stationsarzt an, wobei sie ihre Hand fest gegen die Brust drückt.

Am nächsten Morgen, als der Stationsarzt Frau M. besucht, erkennt sie ihn nicht. Der Arzt will ihr wie sonst auch die Hand schütteln. Doch plötzlich weigert sich Frau M. mit ängstlichem Gesichtsausdruck, ohne sagen zu können, warum.

Wir sehen hier, wie Frau M. eine unangenehme Erfahrung macht. Diese unangenehme Erfahrung kann sie nicht mehr im expliziten, aber immer noch in ihrem impliziten Gedächtnis speichern.

Zusammenfassend können wir vom indirekten, unbewussten Gedächtnis und vom direkten, bewussten Gedächtnis sprechen. Das bewusste Gedächtnis lässt sich in ein autobiografisches und ein semantisches Gedächtnis aufgliedern. Der Unterschied zwischen diesen beiden Gedächtnisformen ist wichtig, weil das direkte Gedächtnis in den meisten Fällen anfälliger ist und eher beschädigt wird als das indirekte Gedächtnis, das bei Demenz häufig noch bis zuletzt relativ gut weiterfunktioniert. Es ist sogar so, dass Demenzkranke noch in der Lage sind, neue Fähigkeiten in ihr indirektes Gedächtnis aufzunehmen. Der Demenzkranke, der *bewusst* nicht mehr lernen kann, wie er von seiner Abteilung zum Gemeinschaftsraum gelangt, hat nach einiger Zeit durch motorische Übung diesen Weg in sein indirektes Gedächtnis aufgenommen (siehe auch Kapitel 8, «Die drei Ebenen des Gedächtnisses», Seite 87 ff.).

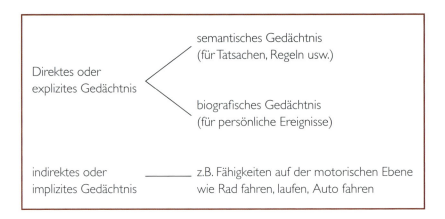

Amnesie

Wenn wir uns an nichts mehr erinnern, sprechen wir von Amnesie. Bei der Amnesie kann eine retrograde und eine anterograde Form unterschieden werden. Bei einer retrograden Amnesie besteht die Unfähigkeit, sich an vergangene Zeiträume zu erinnern, die anterograde Amnesie ist dagegen durch die Unfähigkeit gekennzeichnet, sich ein neues Ereignis einprägen zu können und es danach als Erinnerung festzuhalten.

Die Geschichte des H.M.

Welche Struktur, welches Organ ist eigentlich für die «Einprägung», also das Transferieren von Tatsachen und Ereignissen aus dem Kurzzeitgedächtnis in das Langzeitgedächtnis, verantwortlich? Wir beginnen unsere Suche bei einem kleinen Jungen, der als «H.M.» in die Medizingeschichte eingegangen ist.[34]

Im Alter von 9 Jahren wird H.M. beim Spielen auf der Straße von einem Radfahrer angefahren. Er schlägt heftig mit dem Kopf auf dem Boden auf und ist ungefähr 5 Minuten bewusstlos. Nach dem Sturz ist außer einer Prellung oberhalb des linken Auges nichts zu erkennen, es scheint weiter nichts vorzuliegen. Im Alter von 10 Jahren jedoch bekommt H.M. während einer Autofahrt mit seinen Eltern seinen ersten epileptischen Anfall. Diese kleinen Anfälle dauern ungefähr 40 Sekunden, wobei der Junge die Augen schließt, den Mund öffnet und Arme und Beine verschränkt. Er berichtet, dass er während dieser Anfälle «halb» mitbekommt, was gesprochen wird. Im Alter von 16 Jahren erleidet er einen massiven sogenannten Grand-mal-Anfall. Dies ist ein epileptischer Anfall, bei dem Zuckungen auftreten. Der Junge wird bewusstlos, verliert Urin und beißt sich heftig auf die Zunge. Nach diesem Anfall ist er längere Zeit benommen und nur schlecht ansprechbar.

H.M., der mit Mühe einen mittleren Schulabschluss schafft, arbeitet danach in einer Fabrik. Die Anfälle treten jedoch immer häufiger auf und verlaufen immer schwerer. Medikamente helfen nicht, und irgendwann ist er gezwungen, seine Arbeit aufzugeben. Am 1. September 1953 wird H.M., jetzt 29 Jahre alt, operiert. Beide Temporallappen werden entfernt. Das heißt, es werden an beiden Schläfen Öffnungen zum Gehirn hergestellt und jeweils ungefähr 8 cm des Schläfenlappens entfernt. Die Genesung verläuft günstig. Die Anfälle lassen an Häufigkeit und Schwere nach, doch die Operation hat dazu geführt, dass H.M. nun an einer anterograden Amnesie leidet. Er prägt sich nichts mehr ein und kann sich darum nichts mehr merken.

Am 26. April 1955 findet eine Untersuchung seines Gedächtnisses statt, bei der sich herausstellt, dass neben der Einprägungsstörung auch ein Zeitraum von 3 Jahren vor der Operation aus seinem Gedächtnis verschwunden ist. Neben der anterograden Amnesie liegt also auch eine retrograde Amnesie vor, die einen Zeitraum von 3 Jahren umfasst. Persönlichkeit und Intelligenz sind nicht in Mitleidenschaft gezogen, und die frühen Erinnerungen, mit Ausnahme der erwähnten 3 Jahre, sind vollständig intakt geblieben.

Die sogenannte Affenstudie

Die Geschichte des H.M. lehrt uns, dass das Einprägungsorgan irgendwo in den Schläfenlappen des Gehirns liegen muss. Larry Squire, Professor an der Universität von San Diego in Kalifornien, befasst sich mit Gedächtnisforschung. Nach seiner Überzeugung deutet vieles darauf hin, dass der Hippocampus im Temporallappen der Sitz des Einprägungsorgans ist. Squire entfernte bei 8 Java-Affen (Macaca fascicularis) auf beiden Seiten den Hippocampus. Danach versuchte er einer Gruppe von Affen, unter denen auch die 8 operierten Tiere waren, etwas beizubringen. Er versteckte eine Rosine unter einer Tasse. Den Affen wurde beigebracht, die Tasse umzudrehen und die Rosine zu essen. Dann wurde ein neuer Gegenstand hinzugefügt, beispielsweise eine kleine Schüssel, unter welche die Rosine gelegt wurde. Die Affen mussten jetzt lernen, dass die Rosine immer unter dem jeweils neu hinzugekommenen Gegenstand lag. Sie mussten also den alten Gegenstand von dem neuen unterscheiden. Nachdem die Rosine unter der kleinen Schüssel hervorgeholt und aufgegessen war, wurde zum Beispiel eine Konservenbüchse über die Rosine gestülpt. Die Rosine lag jetzt also nicht mehr unter der Schüssel, sondern unter dem neu hinzugekommen Gegenstand – der Konservenbüchse. Die operierten Affen – also die Tiere ohne Hippocampus – waren nicht in der Lage, dies zu lernen. Die Schlussfolgerung lautet: Der Hippocampus ist ein wesentliches Organ bei der Einprägung neuer Informationen.

Die Frage, die sich als Nächstes stellt, lautet: Bleibt eine einmal gespeicherte Information auch im Hippocampus, oder wird sie irgendwann in andere Teile des Gehirns transferiert?

Auch das hat Squire untersucht. 11 Affen und 7 Kontrollaffen wurden darin trainiert, sich eine Reihe von Gegenständen zu merken. Bei den 11 Affen wurde jeweils 2 Wochen, 4 Wochen, 8 Wochen und 16 Wochen nach dem Training auf beiden Seiten der Hippocampus entfernt. 2 Wochen nach der Operation wurde geprüft, ob die operierten Affen noch in der Lage waren, die Gegenstände zu erkennen. Die Affen, die 16 Wochen, 12 Wochen und 8 Wochen vor der Operation trainiert worden waren, konnten die Gegenstände noch erkennen; die Affen jedoch, die 2 beziehungsweise 4 Wochen vor der Operation trainiert worden waren, schnitten beim Erkennen der Gegenstände deutlich schlechter ab.[35]

Beide Experimente (die wohlgemerkt bei Affen und nicht bei Menschen durchgeführt wurden) weisen deutlich in die Richtung, dass der Hippocampus als Einprägungsorgan zu gelten hat. Die Informationen verbleiben dort ungefähr 2 bis 4 Wochen und werden danach in andere Gehirnbereiche verlagert.[36]

Der Hippocampus während der Embryonalentwicklung

Wollen wir den Hippocampus (der Name bedeutet «Seepferdchen» und geht auf die charakteristische Form dieses Gehirnteils zurück) etwas besser kennenlernen, so müssen wir in der Zeit zurückgehen und einmal betrachten, wie sich der Hippocampus in der Embryonalzeit entwickelt und seinen Namen erhalten hat.

Der Hippocampus während der Embryonalentwicklung

Embryologie ist etwas anderes als Anatomie. In der Anatomie geht es um die räumlichen Verhältnisse: Wie ist die Lage der Organe in Bezug zueinander? In der Embryologie haben wir es außer mit dem Raum auch mit der Zeit zu tun. Wir studieren die Dynamik der Entstehung eines Organs in Zeit und Raum. Einige Aspekte der im Folgenden dargestellten embryologischen Tatsachen werden im Kapitel über die Hypophyse und Epiphyse nochmals aufgegriffen werden.

Betrachten wir einen vier Wochen alten Embryo, so erkennen wir drei Gehirnbläschen (siehe die Abbildung), aus denen sich das spätere Nervensystem entwickelt:

- das Prosencephalon (Vorderhirn),
- das Mesencephalon (Mittelhirn),
- das Rhombencephalon (Rautenhirn).

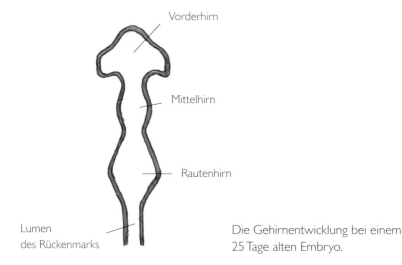

Die Gehirnentwicklung bei einem 25 Tage alten Embryo.

Wir beschränken uns auf das Vorderhirn. Aus dieser vorderen Hirnblase entstehen das Telencephalon (Großhirn) und das Diencephalon (Zwischenhirn). Aus dem Zwischenhirn entwickeln sich der Thalamus (*thalamos* = Kammer, weil dieser weiße Kern an der dritten Hirnkammer liegt), der Hypothalamus (*hypo* = unter, denn er liegt unter dem Thalamus), die Hypophyse und die

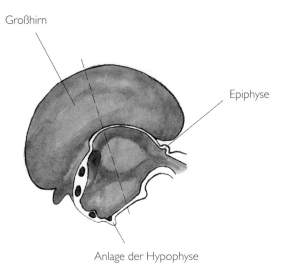

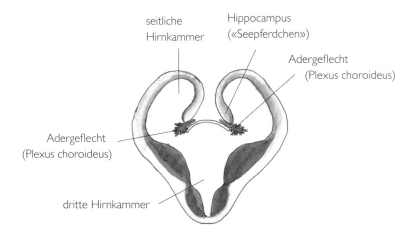

Abbildung oben: Gehirn eines Embryos in der 8. Woche.
Das Großhirn (Telencephalon) entwickelt sich.
Darunter ein Querschnitt (entsprechend der gestrichelten Linie in der oberen Zeichnung): Wir sehen, wie der Hippocampus (das «Seepferdchen») am gefäßreichen Adergeflecht (dem Plexus choroideus) anliegt.

Epiphyse als wichtigste Organe. Das Großhirn wächst nun an der Außenseite enorm, sodass es sich wie eine Mütze nach oben und hinten über das Zwischen- und Mittelhirn legt. Diese sich nach hinten auswachsende Mütze besteht aus zwei Hälften, in deren Mitte die beiden Wände der linken und rechten Gehirnhälfte liegen. Der hinterste Teil der beiden innersten Wände verdickt sich dort, wo die Wand das Dach der dritten Kammer berührt. Diese beginnende Verdickung bildet die Anlage des Hippocampus (siehe Abbildung Seite 78).

Die innige Beziehung zwischen Hippocampus und Plexus choroideus

Der Hippocampus liegt dicht an einem Adergeflecht, dem Plexus choroideus. Dieser ist für die Produktion der Gehirnflüssigkeit verantwortlich. Hier berühren sich Blut und Gehirngewebe. Die innige Beziehung zwischen Blut und Gehirn bleibt auch in der weiteren Entwicklung des Hippocampus erhalten.

Bei dieser weiteren Entwicklung des Hippocampus kommt es aufgrund des Wachstums anderer, darunter liegender Gehirnteile zunehmend zu Raummangel, und so wird die Hippocampus-Formation zusammen mit dem Plexus choroideus S-förmig in die seitliche Hirnkammer hineingedrückt. Die nachfolgenden Abbildungen (siehe unten und auf der nächsten Seite) verdeutlichen, wie diese S-förmige Einstülpung des Hippocampus in die seitliche Hirnkammer zustande kommt. Die Geste ist deutlich: Der Hippocampus rollt sich wie ein S – ein «Seepferdchen» – am Plexus choroideus entlang zusammen, in die Höhle der Gehirnkammer hinein.

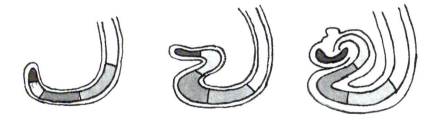

Das Einrollen des Hippocampus.

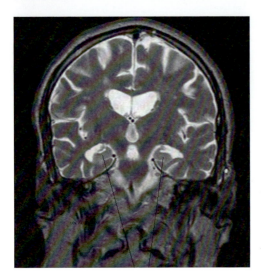

Mittels MRT angefertigter Frontalschnitt durch den Hippocampus bei einem erwachsenen Menschen. Etwas oberhalb der eingezeichneten Striche sehen wir jeweils einen etwas diffusen «Bausch»: das Adergeflecht (Plexus choroideus).

Hohlraumbildung und Seele

Im menschlichen Körper gibt es Orte, wo mehr die Vitalität, das Leben überwiegt, und solche, wo mehr die Seele das Sagen hat. So ist beispielsweise die Leber ein Ort, wo die Lebenskräfte überwiegen. Würde man von ihr ein Stück abschneiden, würde sich neues Gewebe bilden.

Doch überall dort, wo es zu Hohlraumbildung und Einstülpung kommt, beobachten wir eine erhöhte Aktivität und Anwesenheit des sogenannten Seelenleibs (darüber später mehr, Seite 128 ff.). In der Embryologie sehen wir zum Beispiel, wie die Lunge aus einer Ausstülpung des Urdarms entsteht. Die Lunge ist das Organ, das sich erst nach der Geburt entfaltet und Sauerstoff in sich aufsaugt. Dies ist auch der Moment, in dem sich die Seele des Kindes mit dem Körper verbindet. Wir sehen, wie sich die Nebenhöhlen – als Lufthöhlen – um die Sinnesorgane herum bilden. Die Nebenhöhlen entstehen erst im Laufe des Lebens, und ihre Entwicklung vollzieht sich parallel zur Inkarnation der Seele. Die Stirnhöhlen haben ihre volle Entwicklung erst um das 21. Jahr herum erreicht. Die Nebenhöhlen sind gewissermaßen Stationen, von denen aus sich die Seele auf den Weg zur Wahrnehmung macht.

Zurück zum Hippocampus. Der Hippocampus rollt sich ein, er stülpt sich in die laterale (seitliche) Hirnkammer hinein. Diese Geste lässt eine starke Verbundenheit der Seele mit dem Hippocampus erkennen. Zugleich legt er sich eng an den Plexus choroideus. Man könnte sagen: Die Seele schmiegt sich an das brausende Leben an. Könnte es sein, dass diese Begegnung zwischen Seele und Leben von wesentlicher Bedeutung für die Einprägung ist? Wir werden später sehen, dass diese innige Beziehung zwischen Blut und Nerv beziehungsweise zwischen Leben und Seele auch bei der Epiphyse existiert.

Wir haben nun den Hippocampus als ein Organ kennengelernt, das eine Rolle beim Gedächtnis, und zwar insbesondere bei der Einprägung von Ereignissen und dem darauf folgenden Bewahren dieser Ereignisse spielt; diese Aufbewahrung im Gedächtnis des Hippocampus dauert ungefähr 2 bis 4 Wochen. Nach dieser Zeit verlagert sich die Erinnerung in andere Gehirnbereiche.

Wie Stress und Traumata den Hippocampus schrumpfen lassen

Der Hippocampus hat eine Doppelfunktion, denn er spielt nicht nur bei der Einprägung eine Rolle, sondern auch bei der Stressregulierung. Wenn Stress entsteht, wird zuallererst das sympathische Nervensystem aktiviert. Das sympathische Nervensystem ist ein Teil des autonomen (selbstständig arbeitenden) Nervensystems. Letzteres steuert die glatte (unbewusste) Muskulatur, den Herzmuskel, die Drüsen und inneren Organe. Das sympathische Nervensystem stimuliert das Nebennierenmark zur Ausschüttung von (Nor-)Adrenalin. (Nor-)Adrenalin regt dann verschiedene Organe an, unter anderem Herz und Lunge, mit der Folge, dass man oberflächlicher und schneller zu atmen beginnt, das Herz rascher schlägt, der Blutdruck steigt und die Muskelspannung zunimmt. Dies wird auch als Fight-or-flight-Reaktion bezeichnet. Nach einigen Minuten kommt eine zweite Stressreaktion in Gang. Durch den Stress wird der Hypothalamus zur Sekretion des Corticotropin-releasing Hormons (CRH) stimuliert.

Dieses CRH gelangt zur Hypophyse und sorgt dort dafür, dass das adrenocorticotrope Hormon (ACTH) freigesetzt wird. Dies hat die Freisetzung von Glucocorticoiden aus der Nebennierenrinde zur Folge. Diese Glucocorticoide wiederum bewirken, dass zusätzlicher Zucker (Glukose) hergestellt wird, und hemmen das Immunsystem.

Wir haben auf der einen Seite also die schnelle sympathische Stressreaktion, bedingt durch Adrenalin, und eine allmählich in Gang kommende zweite Stressreaktion, die vom Hypothalamus (CRH) initiiert wird. Diese langsame Stressreaktion ist – wenn sie lange anhält – eine Gefahr für den Hippocampus. Die Erhöhung des Glucocorticoidspiegels im Blut bis zu einem Faktor von 100 hat ein verstärktes Absterben von Zellen im Hippocampus zur Folge. Der Hippocampus kann, wenn er diese Erhöhung des Glucocorticoidspiegels im Blut wahrnimmt, den Hypothalamus in seiner CRH-Produktion hemmen. Dauert die langsame Stressreaktion jedoch zu lange, sterben viele Hippocampuszellen ab. Dadurch nimmt das Volumen dieses Organs stark ab, es verliert schließlich seine Fähigkeit, stressreduzierend zu wirken. Auf diese Weise beißt sich der Stress gewissermaßen in den eigenen Schwanz.

Der Hippocampus zeigt also eine Doppelnatur: einerseits als Instrument des Denkens, das in aller Ruhe die Ereignisse in das «Buch des Gedächtnisses» einschreibt, andererseits als Organ, das bei Stress, Angst und Spannung für Ruhe im Gefühlsleben sorgen muss, damit es seine Aufgabe als Einpräger von Ereignissen wieder erfüllen kann.

Aufgrund dieser Charakterisierung des Hippocampus lässt sich nun verstehen, was Forschungen ergeben haben, dass nämlich Frauen, die in ihrer Jugend sexuell missbraucht wurden und an einer Posttraumatischen Belastungsstörung (PTBS) leiden, ein um 19 % kleineres Hippocampusvolumen haben als Frauen ohne eine solche Vorgeschichte.[37] Aufgrund von anhaltendem Stress in ihrer Jugend schrumpft der Hippocampus, und es werden beide Funktionen dieses Organs in Mitleidenschaft gezogen: die Einprägung und die stressreduzierende Funktion. Wir haben es dann mit verletzlichen Menschen zu tun, bei denen die Informationsverarbeitungskette von Wahrnehmen, Aufbewahren und Erinnern nicht mehr normal abläuft und außerdem die Stress- und Angstregulierung beeinträchtigt ist. Die Folge ist dann ein aus den Fugen geratenes emotionales System mit Symptomen wie Konzentrations- und Aufmerksamkeitsverlust, Wiederaufleben alter Gefühle sowie Albträumen.

Das Korsakow-Syndrom

Menschen, die am sogenannten Korsakow-Syndrom leiden, lehren uns, dass der Hippocampus nicht der einzige Ort im Gehirn ist, wo die Einprägung stattfindet. Das Korsakow-Syndrom hat seinen Namen von dem russischen

Psychiater Sergej Korsakow (1854–1900), der in einer Folge von sechs Artikeln die Symptome dieser Krankheit beschrieb. Sie trat am Ende des 19. Jahrhunderts vor allem bei Alkoholikern, Menschen mit ernster Unterernährung und Frauen mit Schwangerschaftserbrechen auf. Was man damals noch nicht wusste, war, dass ein Mangel an Vitamin B_1 (Thiamin) eine große Rolle bei der Entstehung dieses Syndroms spielt. Heutzutage tritt das Korsakow-Syndrom eigentlich nur noch bei Alkoholikern auf, die aufgrund ihres hohen Alkoholkonsums schlecht essen und so durch Selbstverwahrlosung einen Thiaminmangel aufbauen. Thiamin ist in Bohnen, Erdnüssen, Vollkornbrot und Fleisch enthalten. Der Mensch benötigt davon 1,5 mg pro Tag. Glücklicherweise haben wir in der Leber einen Vorrat, der ungefähr anderthalb Monate vorhält. Typisch für das Korsakow-Syndrom sind Gedächtnisverlust, Verhaltensveränderungen, das Erzählen von Fantasiegeschichten (sogenannte Konfabulationen), um Erinnerungslücken zu verdecken, sowie Gleichgewichtsstörungen beim Laufen (Ataxie). Die Krankheit beginnt in 50 % der Fälle mit einer sogenannten Wernicke-Encephalopathie (Encephalopathie = Gehirnleiden). Diese Encephalopathie entsteht durch den Thiaminmangel, in dessen Folge es zu Blutungen im Zwischenhirn (Diencephalon) kommt. Wir beobachten dann Störungen der Augenbewegungen, Verwirrtheit, Geh- und Verhaltensstörungen. Auch Gedächtnisprobleme sind dann wahrscheinlich bereits vorhanden, doch sie fallen nicht auf, weil die Verwirrtheit im Vordergrund steht.

Die Therapie besteht in der Gabe von Thiamin und einer anschließenden Glukose-Infusion. Allmählich normalisieren sich die Augenbewegungen und die gestörte Motorik. Doch die Gedächtnisprobleme bleiben bestehen. Diese betreffen vor allem die Einprägung. Es handelt sich also um eine anterograde Amnesie. Das implizite Gedächtnis hingegen ist weiterhin intakt.

Das Korsakow-Syndrom darf nicht als Demenz bezeichnet werden, weil nach der Schädigung des Gehirns keine weitere Verschlechterung mehr stattfindet. Demenz hingegen ist eine Krankheit, die sich im Laufe der Zeit verschlimmert. Das Korsakow-Syndrom ist durch eine akute Schädigung des Gehirns entstanden, meistens infolge einer Blutung im Zwischenhirn, wonach nur noch eine bedingte Heilung möglich ist. Durch diese Blutung im Zwischenhirn[38] (meistens im Thalamus) entsteht eine Einprägungsstörung. Dabei fällt auf, dass der Hippocampus nicht betroffen ist, sondern dass die Schädigung sich auf einer tiefer liegenden Ebene im Zwischenhirn befindet. Wir sehen, wie sich neben dem Hippocampus nun auch das Zwischenhirn als Einprägungsorgan profiliert.

Dieses Kapitel handelt von dem Ort, wo wir unsere *neuen* Erfahrungen und frisch erlebten Ereignisse einprägen. Die Frage ist nun, wo die Erinnerungen *danach* gespeichert werden. Wenn wir radioaktive Glukose in den menschlichen Körper einbringen, können wir die Gehirnaktionen vollständig verfolgen. Erteilen wir einer Testperson den Auftrag, eine Erinnerung, die drei Jahre zurückliegt, ins Bewusstsein zu rufen, können wir sehen, wie bestimmte Bereiche des Gehirns aktiv werden; sie leuchten auf, weil dort radioaktive Glukose verbraucht wird. Es wäre also nur logisch, daraus die Folgerung zu ziehen, dass unsere Erinnerungen im Gehirn gespeichert werden. Doch dies gilt nur mit erheblichen Einschränkungen.

Zunächst müssen auch die Tatsachen und Erfahrungen von Menschen berücksichtigt werden, die eine sogenannte Nahtoderfahrung (NDE) erlebt haben. Wir werden gleich sehen, dass Bewusstsein und Erinnerungen auch unabhängig vom vorübergehend nicht funktionsfähigen Gehirn möglich sind. Daneben gibt es die Erfahrungen von Menschen, die eine Organtransplantation durchgemacht haben. Sie erleben nach solchen Transplantationen Erinnerungen, die nicht die ihrigen sind, dazu auch zunächst unerklärliche Gewohnheitsänderungen.

Die Erfahrungen dieser Menschen zeigen, dass *der gesamte Körper* einen Ort bildet, wo Erinnerungen gespeichert werden können.

Doch wie steht es dann mit der «Glukoseaktivität» im Gehirn? Wie lässt sich diese erklären? Mit Sicherheit ist das Gehirn der Ort schlechthin, wo wir uns unseres Denkens, Fühlens und Wollens bewusst werden. Wenn also eine Erinnerung heraufgeholt wird – ganz gleich, wo im Körper sie gespeichert wurde – und wir uns ihrer bewusst werden, so ist damit eine sichtbare Aktivität im Gehirn mit der Folge eines höheren Verbrauchs von (radioaktiver) Glukose verbunden.

Um deutlich zu machen, inwiefern der gesamte Körper an der Tätigkeit des Erinnerns beteiligt ist, werde ich im nächsten Kapitel die drei Ebenen des Gedächtnisses besprechen, die sich beim kleinen Kind zeitlich nacheinander entwickeln. Es handelt sich um das lokale, unbewusste Gedächtnis, das an die Gliedmaßen gebunden ist, das rhythmische Gedächtnis, das mit der Atmung in Zusammenhang steht, und das abstrakte Gedächtnis, das mit dem Gehirn verbunden ist.

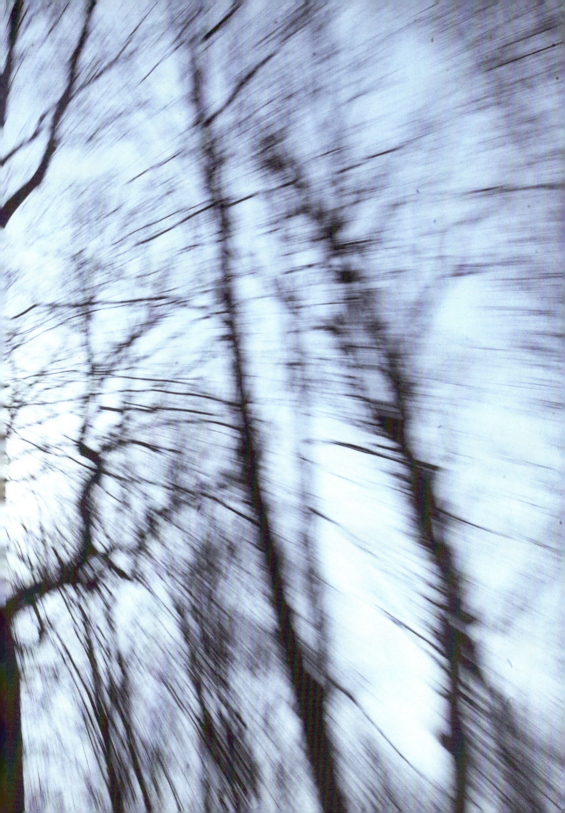

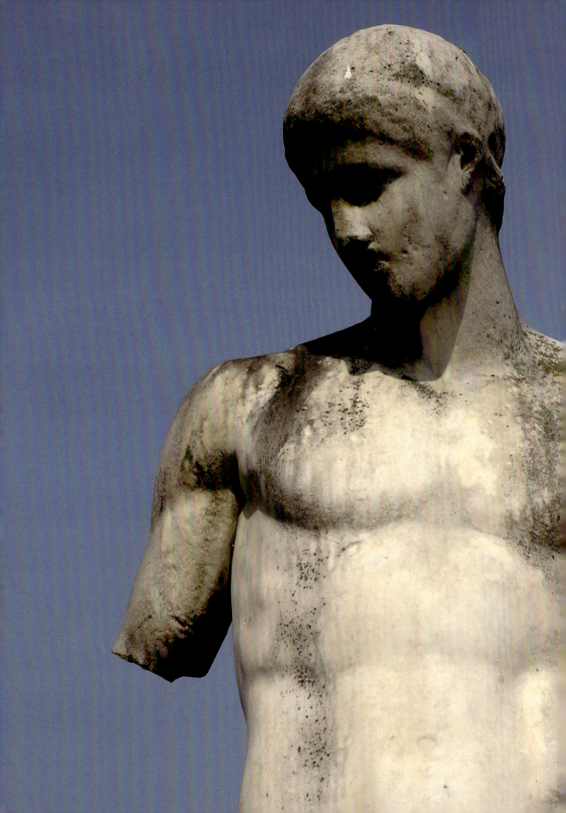

8 Die drei Ebenen des Gedächtnisses

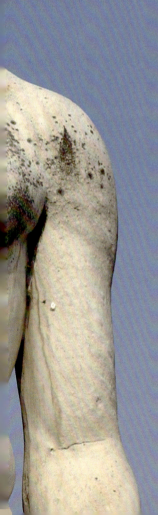

Jeder Mensch verfügt über drei Gedächtnisebenen, die sich nacheinander entwickeln. Sobald wir laufen können, entwickelt sich das *lokale* Gedächtnis. Wenn wir sprechen lernen, entsteht das *rhythmische* Gedächtnis. Danach wird das *abstrakte* Gedächtnis ausgebildet, das die Basis unseres Denkens bildet. Beim demenzkranken Menschen schwinden diese Gedächtnisschichten in umgekehrter Reihenfolge. Funktioniert eine von ihnen nicht mehr, können wir dennoch auf dem Weg über eine der «primitiveren» Schichten mit dem Betroffenen kommunizieren.

So wie sich beim Kind das lokale Gedächtnis (plus/minus 1 bis 3 Jahre), das rhythmische Gedächtnis (plus/minus 3 bis 5 Jahre) und das abstrakte Gedächtnis (um das 7. Jahr) zeitlich nacheinander entwickeln, haben sich die drei Gedächtnisebenen in der Menschheitsentwicklung sukzessiv ausgebildet.
Das **lokale Gedächtnis** ist an die Motorik gebunden und bedarf der Gliedmaßen, um sich zu aktivieren. Es kam zu Beginn der ägyptisch-chaldäischen Kulturperiode zur Entwicklung. Ein gutes Beispiel ist der Traum Jakobs aus Genesis 28,18: Jakob träumt, dass er eine Leiter erblickt, auf welcher Engel auf- und absteigen. Gott verspricht Jakob in diesem Traum eine große Nachkommenschaft und versichert ihn seiner ständigen Begleitung. Nach dem Erwachen richtet Jakob einen Stein auf, den er mit Öl übergießt. Der Stein wird zum Merkzeichen, der bei jedem, der an ihm vorübergeht, die Erinnerung an Jakobs Traum wachruft. Vergleichbare Beispiele sind die Menhire in Cornwall und in der Bretagne oder die römischen Triumphbogen.
Das **rhythmische Gedächtnis** ist an die Atmung gebunden und bedarf der Sprache und des Sprechens zur Aktivierung. Am Beispiel des blinden Sängers Homer, der zu Beginn der griechisch-römischen Kulturperiode (ca. 800 v.Chr. bis ca. 1400 n.Chr.) lebte, sehen wir, dass dieses rhythmische Gedächtnis imstande war, große Textmengen aufzubewahren. Homer war fähig, umfangreiche Versepen wie die *Ilias* und die *Odyssee* auswendig zu rezitieren. Noch im 19. Jahrhundert gab es in Finnland Runensänger, die das umfangreiche Nationalepos *Kalevala* auswendig vortrugen. Dabei setzten sie sich paarweise auf den Boden, reichten sich die Hände und bewegten sich beim Rezitieren mit dem Oberkörper rhythmisch hin und her.

Bereits in der römischen Kultur bildet sich das selbstständige, **abstrakte Gedächtnis**. Dieses Gedächtnis ist unabhängig von Motorik und Atmung. In ihm sind Zeit und Raum überwunden. Es ist ein Teil der Fähigkeit, abstrakt zu denken. Die früheren Gedächtnisschichten werden, jetzt auf höherer Ebene, integriert, wie das Beispiel der römischen Redner zeigt: Diese waren imstande, sich große Textmengen zu merken, indem sie sie aufteilten und in unterschiedlichen Räumen eines imaginären Gebäudes platzierten (die sogenannte «Locusmethode»). Beim Vortragen ihrer Rede durchschritten sie die imaginären Räume der Reihe nach und riefen am jeweiligen Ort das dazugehörige Textstück ab – eine Art motorisches Bewegen auf höherer Ebene.

Das lokale Gedächtnis

Früher übernachteten wir mit unseren Kindern manchmal bei Opa und Oma. Der Ältere der beiden, der noch nicht sprechen konnte, freute sich immer sehr auf dieses Ereignis. Sobald wir in das Haus von Opa und Oma kamen, rannte er mit seinen kleinen Beinen die zwei Treppen zum Dachboden hinauf, um dort aus einem Schrank das Kinderspielzeug zum Vorschein zu bringen.

Das lokale Gedächtnis ist ein primitives Gedächtnis, das von der Umgebung aktiviert wird und unsere Gliedmaßen wie von selbst in Bewegung zu bringen vermag – so zum Beispiel, um zwei Etagen höher das Spielzeug aus dem Schrank zu holen. Dieses Gedächtnis entwickelt sich beim kleinen Kind zuallererst, sogar noch vor der Sprachentwicklung. Es besitzt keine Kontinuität, und es ist unbewusst: Daheim hat das Kind das Spielzeug auf dem Dachboden bereits wieder vergessen. Wie das nächste Beispiel verdeutlicht, ist bei Menschen mit einer intellektuellen Behinderung das lokale Gedächtnis häufig das wichtigste Navigationssystem.

Hans ist ein 50-jähriger depressiver Mann. Er war das dritte Kind in einer Familie mit vier Kindern. Schon bald nach der Geburt zeigte es sich, dass Hans in seiner Entwicklung zurückblieb. Weil er nicht selbstständig wohnen konnte, blieb er zu Hause bei Vater und Mutter. Als er 18 Jahre alt war, besuchte er eine Beschützende Werkstätte, wo er Zahnbürsten am Fließband verpackte. Den Weg zu seinem Arbeitsplatz, fünf Straßen weiter, konnte er problemlos finden. Außerdem konnte er selbstständig zum Supermarkt, zur Bibliothek und zum Kaufhaus gehen. Als seine Eltern altershalber in ein Pflegeheim umziehen mussten, schien ein betreutes Wohnen für Hans die richtige Lösung zu sein. Sein Gedächtnis war ja scheinbar in Ordnung, denn er fand immer den Weg nach Hause ...

Schon bald nach dem Umzug musste Hans jedoch einige Male von Passanten zu seiner neuen Wohnung gebracht werden, nachdem er verängstigt und weinend in einem Hauseingang gefunden worden war. Er wusste den Weg nicht mehr. Hans zog sich in sein Zimmer zurück, wurde ängstlich und depressiv und begann wieder in die Hose zu machen. Weil er auch nicht mehr essen wollte, wurde fachliche Hilfe angefordert. Schließlich wurde Hans in eine Einrichtung für geistig Behinderte aufgenommen. Tests ergaben, dass sein intellektuelles Handicap gravierender war als zunächst vermutet. Die Entscheidung für eine betreute Wohnform erwies sich rückblickend als falsche Maßnahme – die Folge eines Missverständnisses zwischen den Eltern und dem Sozialamt. Die Eltern hatten berichtet, dass Hans «ein gutes Gedächtnis» habe, doch dieses Gedächtnis war lediglich ein gutes *lokales* Gedächtnis und keines für Tatsachen und Ereignisse. Ein gutes lokales Gedächtnis, das sich Hans in jungen Jahren angeeignet hatte und das mit der spezifischen häuslichen Situation verknüpft war.

Das rhythmische Gedächtnis

Als ich einmal eine 84-jährige demenzkranke Frau besuchte, gelang es mir nicht, mit ihr in Kontakt zu kommen. Sie lief scheinbar ziellos durch ihr Zimmer, verschob hier und dort ein paar Tassen, zupfte an der Tischdecke herum und strich abwesend ihren Rock glatt. Schließlich gelang es mir, mich mit ihr zusammen an den Tisch zu setzen und ihre beiden Hände zu ergreifen. Doch was ich auch unternahm, ich bekam keinen Kontakt zu ihr, es war, als lebten wir in zwei unterschiedlichen Welten. Bis ich das alte Kirchengesangbuch ergriff, das auf einer Ecke des Tisches lag. Ich schlug es auf und begann leise das Lied «An den Wolken entlang rauscht ein lieblicher Name» zu singen. Plötzlich hörte ich, wie die alte Frau mit zitternder Stimme mitsang. Rhythmisch hin und her wiegend sangen wir daraufhin einen Vers nach dem anderen, sie aus dem Gedächtnis, ich indem ich in das Buch spickte ...

Bei dieser schwer dementen Frau konnte ich mich nicht auf das tatsachenbezogene abstrakte Gedächtnis berufen, in welchem unsere Biografie, die Basis unseres Ich-Erlebens, gespeichert ist. Es war nicht möglich, mit Sätzen wie «Wer sind Sie, und woher kommen Sie?» eine Brücke zu bauen. Dies gelang erst durch das sogenannte rhythmische Gedächtnis. Dabei handelt es sich um eine Gedächtnisform, die sich der Sprache bedient. Das Kind entwickelt dieses Gedächtnis durch das Singen von Liedern, das Aufsagen von Reimen und das Wiederholen des Einmaleins. Fragen Sie mal ein siebenjähriges Kind, wie viel vier mal sieben ist – und Sie werden sehen, wie es sich sofort auf den Rhythmus der Siebener-Reihe besinnt: 1 x 7 ist 7, 2 x 7 ist 14, 3 x 7 ist 21 ... das Kind gelangt zu einer Antwort, indem es die Reihe rhythmisch aufsagt.

Das rhythmische Gedächtnis hat eine enorme Kapazität, von welcher gerade ein demenzkranker Mensch Gebrauch machen kann. Außerdem bietet es Menschen, die mit Dementen umgehen, eine Möglichkeit, durch Lieder und Reime von früher in die Welt des Dementen einzutreten und so mit ihm zu kommunizieren.

Eine Dame mit beginnenden Gedächtnisproblemen konnte sich die Namen ihrer Enkelkinder nicht mehr merken. Weil sie deswegen sehr bekümmert war, suchten wir gemeinsam nach einer Lösung. Und wir fanden eine! Wir dachten uns ein Lied aus, bei dem die Namen der vier Enkelkinder zu der Melodie von «Alle Vögel sind schon da» gesungen werden. Im Auto, auf dem Weg zu ihrer Tochter, singt sie jetzt immer dieses Lied – mit Erfolg.

Das abstrakte Gedächtnis

Das abstrakte Gedächtnis entwickelt sich als letztes, beginnend ungefähr um das 3. Lebensjahr, ab dem Moment, in dem ein selbstbewusstes Ich anwesend ist. Sein wichtigstes Instrument ist die Sprache. Um abstrakt denken zu können, ist es notwendig, das Bildgedächtnis der Kinderzeit hinter sich zu lassen. Dies geschieht ungefähr um das 7. Lebensjahr, und es ist ein wichtiger Schritt in der Entwicklung: Bleibt das Kind in den Details des konkreten Bildes stecken, ist kein abstraktes Denken möglich. Denn beim abstrakten Denken geht es darum, Begriffe und Ideen auszubilden.

Ein Begriff stellt eine Uridee dar, die sich in vielen Erscheinungsformen manifestieren kann. Nehmen Sie beispielsweise den Begriff «Stuhl». Wenn ein fünfjähriges Kind von einem Stuhl spricht, so meint es diesen einen roten Stuhl mit den Schmetterlingen darauf. Zwei Jahre später muss dieses Kind jedoch in der Lage sein, den «Begriff Stuhl» zu bilden: ein Gegenstand mit vier Beinen, einer horizontalen Sitzfläche und einer vertikalen Lehne, der in unseren Gedanken verschiedenste Formen annehmen kann. Das siebenjährige Kind muss also das detaillierte Bild loslassen können und verstehen, dass sich all die unterschiedlichen Formen, die es in einem Zimmer sieht, mit einem Wort erfassen lassen: Stuhl. Dadurch ist das Kind in der Lage, in der chaotischen Welt der Bilder eine neue, «sprachliche» Ordnung zu schaffen.

Als Beispiel einer begrifflichen Vorstellung nehmen wir das Wort «einfädeln». In der Fahrstunde lernen wir, wie wir uns mit unserem Fahrzeug auf der Autobahn einfädeln müssen. Der Fahrlehrer macht uns klar, wie wir die Schnelligkeit des blauen Renault hinter uns und des roten Peugeot vor uns gut einschätzen, dann unsere eigene Geschwindigkeit erhöhen und uns schließlich in die Lücke zwischen den beiden Fahrzeugen einfädeln. Diese konkrete Situation müssen wir danach in eine allgemeine Vorstellung übersetzen, die wir in unterschiedlichsten Situationen anwenden können. Würden wir zu stark an konkreten Bildern, an den Details haften, würden wir niemals Autofahren lernen. Wir würden dann mit dem Einfädeln immer so lange warten, bis wir einen blauen Renault und einen roten Peugeot sehen würden – aber gerade diese Details müssen vergessen werden. Konzeptuelles Denken ist das Wiedererkennen eines charakteristischen Musters, das in unterschiedlichen Situationen Gültigkeit hat. So kann der Mensch mit seiner Umgebung kommunizieren und sich sozial verhalten.[39]

«Warum jetzt anders?»

Wenn ein Kind den Schritt vom Bilddenken zum begrifflichen und konzeptuellen Denken nicht vollzieht, handelt es sich um eine Entwicklungsstörung. Dies ist beispielsweise beim Autismus der Fall. Wir sehen, dass das autistische Kind den Schritt vom Bild- zum Begriff-Denken nicht leisten kann, dadurch in den Einzelheiten stecken bleibt und sich nicht von dem Gegenstand oder der Situation zu lösen vermag. Der Demenzkranke beschreitet den umgekehrten

Weg: Irgendwann geht bei ihm das Denken in Begriffen und Konzepten verloren, und er fällt in das Bilddenken seiner Kinderzeit zurück. Der Demenzkranke verliert auf diese Weise den Überblick, er droht sich in Details zu verlieren. In beiden Fällen bedeutet das die Unfähigkeit zu kommunizieren und ein soziales Verhalten zu zeigen.

Das nachfolgende Beispiel verdeutlicht, dass der Patient der *Form*, in welcher ein Gespräch verläuft, einen höheren Wert beimisst als seinem Inhalt.

Ein 50-jähriger Krankenpfleger in der Psychiatrie erlitt an seinem Arbeitsplatz einen epileptischen Anfall. Der Neurochirurg fand einen Tumor im rechten Frontallappen des Gehirns und operierte ihn. Nach der Entfernung des Tumors klagte der Krankenpfleger über Müdigkeit und Antriebslosigkeit. Seine Frau fand, dass er sich sehr verändert hatte. Er war egoistisch, stark auf sich bezogen und faul geworden. Auch konnte er in Gesellschaft grob und ausfallend sein. Er zeigte einen Mangel an Einfühlungsvermögen gegenüber den Menschen seiner Umgebung.

Das Ehepaar kam zu mir, um in zwei Gesprächseinheiten über die Möglichkeit einer Scheidung zu sprechen; das erste Gespräch fand ohne die Kinder statt, beim zweiten waren sie dabei. Beim ersten Gespräch schlug ich vor, uns gemeinsam an den Tisch zu setzen. Es kam zu einem guten Gedankenaustausch, bei welchem deutlich wurde, dass der Mann auf der Suche nach einem anderen Ort für sich war, zum Beispiel eine Form betreuten Wohnens. Bei der zweiten Sitzung – jetzt waren auch die drei Kinder anwesend – schlug ich vor, aufgrund der räumlichen Enge nicht um den Tisch zu sitzen, sondern das Gespräch im Vorzimmer abzuhalten. Da versteifte sich der Mann plötzlich, blickte mich empört an und sagte: «Aber warum denn jetzt anders als beim letzten Mal, da saßen wir doch auch an diesem Tisch mit den hohen Stühlen, und das Gespräch verlief doch prima! Warum jetzt plötzlich anders? Was wollen Sie, verdammt noch mal!»

Genauso wie es beim Einfädeln in den fließenden Verkehr nicht auf den roten Peugeot oder den blauen Renault ankommt, geht es bei einem Gespräch natürlich nicht um die Art der Stühle, auf denen wir sitzen. Ein gutes Gespräch erfordert einen Partner, der bereit ist, intensiv zuzuhören, den Austausch von Argumenten und – manchmal – eine Entscheidungsfindung. Für uns ist das evident, für den beschriebenen Mann mit seiner erworbenen Gehirnverletzung jedoch nicht. Er bekam Angst, weil er sich an den Bildern festhalten wollte, die zum ersten Gespräch gehörten. Diese Bilder waren für ihn wesentlicher als der Inhalt des Gesprächs. Durch den Wechsel des Ortes, wo das Gespräch stattfinden sollte, fühlte er sich bedroht.

Der Demenzkranke kehrt zu früheren Gedächtnisschichten zurück

Wie wir gesehen haben, beginnt die Entwicklung des Gedächtnisses mit dem an die Umgebung gebundenen, primitiven lokalen Gedächtnis. Durch die Sprache entsteht das traumhafte, rhythmische Gedächtnis. Danach, im abstrakten Gedächtnis, können Erinnerungen unabhängig von Zeit und Raum hervorgerufen werden. Dieses Gedächtnis mit unseren persönlichen Erinnerungen bildet die Basis unseres Ich-Gefühls. Das abstrakte Gedächtnis ist in erster Linie bildhaft, doch im Laufe der Zeit lernt das Kind, das Gedächtnis für Bilder und Details loszulassen. So entsteht die Möglichkeit, Begriffe zu bilden. Gelingt es nicht, das Bildgedächtnis loszulassen, oder wird man als Folge des Demenzprozesses darauf zurückgeworfen, bleibt der Betroffene in Details stecken, und die Welt wird unübersichtlich und beängstigend. Dasselbe geschieht, wenn das konzeptuelle Denken aus irgendeinem Grund verloren geht.

> Therapeuten, die mit Demenzkranken arbeiten, können sie leichter verstehen und die Kommunikationsmöglichkeiten verbessern, wenn sie versuchen, in Gedanken ebenfalls diesen Schritt in der Gedächtnisfolge zurück zu vollziehen. Schreitet die Demenz fort, ist es gut zu wissen, dass der Demenzkranke in der Wirkweise seines Gedächtnisses den Weg zurück noch ein Stück weiter geht: zuerst zum rhythmischen Gedächtnis und schließlich zum lokalen Gedächtnis.

Die Gedächtnisformen

Das lokale Gedächtnis
- entsteht beim Kind *vor* der Sprachentwicklung,
- ist unbewusst,
- wird von einer – dem Menschen bekannten – Örtlichkeit aktiviert,
- ist an die Motorik gebunden.

Das rhythmische Gedächtnis
- entsteht, wenn die Sprachentwicklung einsetzt,
- ist halb bewusst, traumhaft,
- wird aktiviert, wenn eine rhythmische Aktivität entwickelt wird (Singen, Reime).

Das abstrakte Gedächtnis
- entsteht, sobald wir von einem konsistenten Selbst und einer beginnenden Sprachentwicklung sprechen können (ungefähr um das 3. Lebensjahr),
- wird von uns bewusst aufgerufen,
- zeigt Kontinuität,
- bildet die Grundlage unseres Ich-Erlebens.

Wir sehen, dass das Gedächtnis in erster Linie ein *Körpergedächtnis* ist. Das lokale Gedächtnis beispielsweise ist mit der motorischen Entwicklung des Kindes verknüpft. Es entwickelt sich, bevor das Gehirn voll ausgebildet ist und bevor das Kind sprechen kann, und es wird durch eine Örtlichkeit aktiviert, die eine bestimmte Bedeutung hat. Bei der Entwicklung des lokalen Gedächtnisses spielt das Gehirn als Speicher keine Rolle. Doch wo sonst werden die Änderungen gespeichert?

Im nächsten Kapitel wird die Funktion des Gehirns als einziger Ort, wo Bewusstsein und Gedächtnis lokalisiert sind, zur Diskussion gestellt. Ich werde auf Berichte von Nahtoderfahrungen und Erfahrungen von Menschen nach Organtransplantationen eingehen. Diese Erfahrungen stützen die Auffassung, dass das Gedächtnis nicht gehirngebunden, sondern körpergebunden ist.

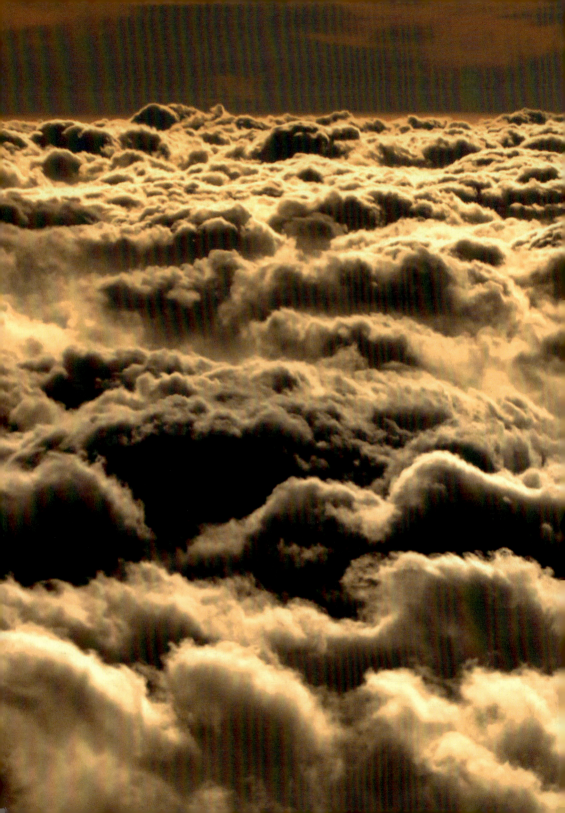

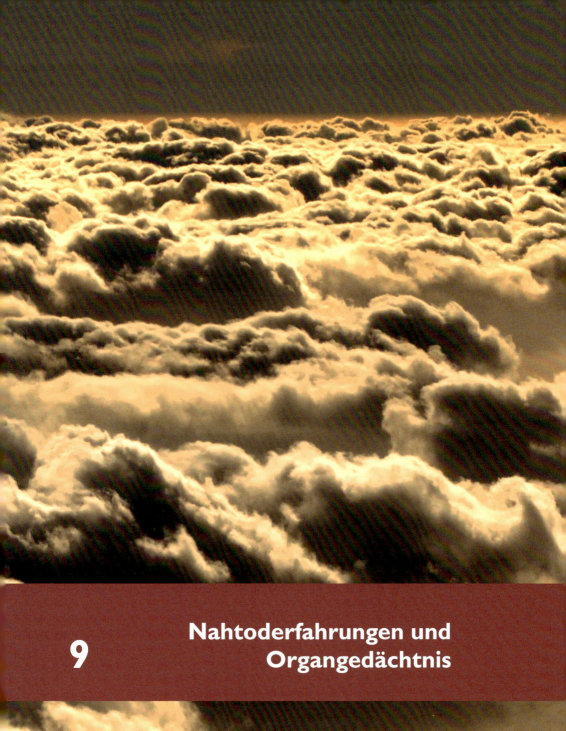

9 Nahtoderfahrungen und Organgedächtnis

Nahtoderfahrung

Da war eine Bewegung nach oben, zu einem sehr warmen Licht, das so viel Liebe ausstrahlte, dass ich mich nur danach sehnte, darin aufgenommen zu werden. Der Friede und die Harmonie, die ich dabei in mir fühlen konnte, kann ich nicht mit Worten beschreiben. In diesem Moment wusste ich auch, dass ich ein Teil davon war. Gleichzeitig hatte ich eine Rückschau auf mein Leben, ich überschaute es, und ich urteilte selbst darüber, während mich das Licht in warmer Akzeptanz überspülte. Ich wusste einwandfrei, wann ich nicht ehrlich gewesen war und versagt hatte oder wann ich Menschen Schmerz zugefügt hatte. Ich fühlte in diesem Moment ihren Schmerz und ihren Kummer, aber ich fühlte auch, was mir angetan worden war.

Das hier wiedergegebene Erlebnis gehört zu einer von Machteld Blickman geschilderten Nahtoderfahrung (NDE beziehungsweise NTE).[40]

Klinisch tot, und dennoch Erinnerungen ...

Der Kardiologe Pim van Lommel publizierte im Dezember 2001 einen Artikel in der Fachzeitschrift *The Lancet* über «Nahtoderfahrungen bei Überlebenden nach Herzstillstand».[41] In diesem Artikel beschrieb er, dass 62 (das sind 18 %) von 344 untersuchten Patienten, die nach einem Herzstillstand erfolgreich reanimiert worden waren, eine Erinnerung an die Zeit hatten, die der Wiederbelebung vorausging und in der sie sich in einem tiefen Koma befanden. Diese 344 Menschen waren während ihrer Reanimation klinisch tot.

Unter «klinisch tot» versteht man eine Bewusstlosigkeit, die durch Sauerstoffmangel im Gehirn infolge eines Herzstillstandes hervorgerufen wird. Es hatten also 18 % der Menschen, die klinisch tot waren und deren Gehirne nicht arbeiteten, dennoch eine Erinnerung an diese Zeit, sie hatten eine sogenannte Nahtoderfahrung.

Definition einer Nahtoderfahrung

Eine Nahtoderfahrung ist eine Erinnerung an eine Gesamtheit von Eindrücken, die in einem außergewöhnlichen Bewusstseinszustand erlebt werden. Diese Erinnerungen können Folgendes beinhalten:
- die Erfahrung, sich außerhalb des eigenen Körpers zu befinden,
- man sieht sein gesamtes Leben als eine Art Panorama vor sich,
- man erlebt Begegnungen mit anderen Menschen wie zum Beispiel verstorbenen Familienmitgliedern,
- man hat ein sogenanntes Tunnelerlebnis,
- man erfährt selbst das Leid, das man anderen durch seine Gedanken, Gefühle und Handlungen zugefügt hat,
- man empfindet ein allumfassendes Gefühl der Liebe.

In einem Vortrag vom 10. Februar 1924 beschreibt Rudolf Steiner in fast wortgleichen Formulierungen die eingangs wiedergegebene Erfahrung, die Machteld Blickman machte.[42] Nach dem Tod sehen wir alles, was wir auf der Erde erlebt haben, wie ein großes Erinnerungstableau vor uns. Durch unsere Erinnerungen erleben wir uns als ein Ich. Diese Erinnerungen sind es, die jetzt so vor uns stehen und uns umgeben. Doch nach ein paar Tagen verdämmert dieses Tableau, um danach ganz zu verschwinden. Der Mensch hat in diesem Moment eine Empfindung, als würde er zerstreut. Das ist ein schmerzhaftes und ohnmächtiges Gefühl, denn wir verlieren den Kern unseres irdischen Ich-Erlebens, unsere Erinnerungen.

Nach dem Verschwinden des sogenannten Lebenspanoramas kommt, völlig überraschend, eine ganz neue Biografie auf uns zu. Man könnte sie als «Gegenbiografie» bezeichnen. Denn was uns da entgegenkommt, sind die Gedanken und Gefühle anderer, *die durch unser Handeln im Leben verursacht wurden*. Wir erleben jetzt ihren Schmerz, ihre Wut, ihre Ohnmacht – aber auch ihre Freude –, die durch unsere Taten, Gefühle und Gedanken ausgelöst wurden. Der Mensch, seiner eigenen Biografie gleichsam entkleidet, steht gewissermaßen nackt, wie dement, ohne Erinnerungen, in der geistigen Welt. Genau in diesem Moment nähert sich uns diese *Gegenbiografie* aus dem Weltengedächtnis heraus. Der Mensch muss sich einerseits froh fühlen, weil ihm dieses neue Gedächtnis wiederum Identität verleiht; andererseits empfindet er auch Widerstand gegen diese Biografie. Und zwar deshalb, weil diese Biografie aus dem besteht, was andere durch seine Gedanken, Gefühle und Handlungen erfahren haben. Um den Widerstand gegen diese Gegenbiografie zu überwinden, ist es nach Rudolf Steiner hilfreich, wenn wir uns bereits während des Lebens bewusst machen, dass wir alle diese Erfahrung nach unserem Tod machen werden. Diese Gegenbiografie ist eine Notwendigkeit, denn durch das Leid und den Schmerz anderer, die wir jetzt verspüren, wird unser Wille geweckt, in einem neuen Leben einen Ausgleich herbeizuführen.

Bedeutet «klinisch tot», dass das Bewusstsein zu existieren aufhört?

Die Nahtoderfahrung steht in diametralem Widerspruch zu unserer heutigen Definition des Todes. Ein Mensch mit einer NDE ist klinisch tot, das heißt, aufgrund eines Herzstillstandes kommt es zu Sauerstoffmangel, wodurch das Gehirn seine Arbeit einstellt. Dennoch berichten die Überlebenden, dass sie während dieser Phase Erinnerungen machten und ein Bewusstsein hatten. Dieses Bewusstsein ist ein größeres, umfassenderes Bewusstsein als unser beschränktes Gehirnbewusstsein. Denn es enthält nun nicht nur die Erinnerungen aus unserem «Privatgedächtnis», sondern auch die Erinnerungen, die aus dem Weltengedächtnis (der Gegenbiografie) stammen. Nach heutiger Auffassung sind Bewusstsein und Erinnerung an unser Gehirn gekoppelt. Arbeitet das Gehirn nicht mehr, darf es kein Bewusstsein, keine Erinnerung mehr geben.

Hirntod

Früher galt der Mensch als tot, wenn das Herz zu schlagen aufhörte. Heute gilt man gemeinhin als tot, wenn der Hirntod festgestellt wird. Dass das Herz noch schlägt, der Körper noch warm ist, spielt dabei keine Rolle. Seele und Ich sind nach dieser Auffassung in den Kopf verbannt, wodurch der Rest des Körpers entseelt und «ent-icht» ist. Dadurch werden alle Organe unterhalb des Kopfes zu austauschbaren «Ersatzteilen».

Die Nahtoderfahrung stellt dieses Todeskriterium grundsätzlich infrage; durch sie wird deutlich, dass unsere Seele, unser Bewusstsein ihre Basis nicht nur im Gehirn haben.

Pim van Lommel sagt dazu Folgendes: «Damit bringe ich die wichtigste Hypothese unseres westlichen medizinischen Denkens ins Wanken, dass nämlich Bewusstsein und Erinnerungen im Gehirn gespeichert und reproduziert werden. Es zeigt sich, dass dies offenbar nicht der Fall ist, denn Menschen, bei denen keinerlei Gehirnfunktion mehr festgestellt werden kann, die mithin klinisch tot sind, können durchaus ein Bewusstsein haben und sich sogar an Dinge erinnern. Man könnte sagen, dass bei einer NDE das normale Wachbewusstsein erlischt und unser höheres Bewusstsein zu unserem neuen Bewusstsein wird.»[43]

Damit wird die Auffassung infrage gestellt, dass das Gehirn die Quelle unserer Erinnerungen sei. Van Lommel leugnet jedoch keineswegs, dass das Gehirn der Ort ist, wo Erinnerungen zum Bewusstsein kommen. Doch wo sonst werden die Erinnerungen aufbewahrt? Möglicherweise können uns Erfahrungen von Menschen, die eine Organtransplantation hinter sich haben, Aufschluss darüber geben.

Das Organgedächtnis

In ihrem Buch *Herzensfremd. Wie ein Spenderherz mein Selbst veränderte* beschreibt die Autorin Claire Sylvia, wie ihre körperliche Leistungsfähigkeit immer mehr nachlässt. Ankleiden, Zähneputzen, Treppensteigen – all das erschöpft sie. Ihr Zustand wird immer ernster. Zu Beginn kann sie ihn noch vor ihrer Tochter und ihren Kollegen kaschieren. In der Schule, im Lehrerzimmer kramt sie mit gesenktem Kopf in ihrer Handtasche, um nicht gleichzeitig mit den anderen Lehrern den Raum verlassen zu müssen. Auf diese Weise bemerken sie ihre Kurzatmigkeit und Erschöpfung nicht.

Claire arbeitet als Dozentin für «Darstellendes Spiel» an einer High School in der Nähe von Boston, als bei ihr die Diagnose «primäre pulmonale Hypertonie» (primärer Lungenhochdruck, abgekürzt PPH) gestellt wird. Diese Krankheit beginnt mit einer Verdickung und Verengung der Lungenarterien. Die rechte Herzkammer versucht das Blut dennoch mit aller Kraft durch die engen Lungengefäße zu pressen. Dies gelingt immer weniger, und so kommt es zu einer Verdickung der rechten Herzwand und einem zu hohen Blutdruck in der rechten Herzkammer. Dadurch erhalten die Lungen wiederum zu wenig Blut. Und zu wenig Blut in den Lungen bedeutet, dass zu wenig sauerstoffreiches Blut aus den Lungen in die linke Herzkammer beziehungsweise den übrigen Körper fließt. In letzter Konsequenz führt diese Krankheit zum Tod. Nur eine Herz-Lungen-Transplantation kann die Betroffenen retten. Als Claire 48 Jahre alt ist, unterzieht sie sich einer solchen Operation.[44]

Der Traum

Claire Sylvia schildert, wie sie nach der Herz-Lungen-Transplantation Veränderungen in ihren Gewohnheiten und Charaktereigenschaften feststellt. Die erste Veränderung beginnt mit einem Traum, fünf Monate nach der Operation: Sie befindet sich auf einer Wiese, zusammen mit einem schlanken, muskulösen jungen Mann namens Tim. Sie sind miteinander befreundet und verbringen eine schöne Zeit miteinander. Dann nimmt sie Abschied von ihm. Sie entfernt sich von ihm, doch dann dreht sie sich noch einmal um, läuft zurück und küsst ihn. «Und während wir uns küssen, atme ich ihn in mich ein. Es fühlt sich an wie der tiefste Atemzug, den ich je getan habe. Und in diesem Augenblick weiß ich, dass Tim für immer bei mir bleiben wird ...»[45]

Auf der Suche nach dem Spender

Das Einzige, was Claire über den Spender ihres Organs weiß, ist, dass es sich um einen jungen achtzehnjährigen Mann aus Maine gehandelt hat. Es ist ein ungeschriebenes Gesetz, das der Patient nichts über den Organspender wissen darf. Doch Claire will unbedingt die Familie des Spenders kennenlernen. Der Traum gab ihr das Gefühl, dass bestimmte Teile von Tim, etwas von seinem Geist und seiner Persönlichkeit, in ihr weiterleben. In der Stadtbibliothek von Boston blättert sie alle Traueranzeigen aus den letzten Wochen vor der Transplantation durch. Und dann stößt sie plötzlich, schwarz auf weiß, auf den Namen, den sie geträumt hat: *Timothy Lasalle, ums Leben gekommen bei einem Motorradunfall, 18 Jahre alt.*

Am unteren Rand der Anzeige finden sich die Namen der Brüder und Schwestern sowie der Eltern. Als Claire Kontakt mit der Familie des Verstorbenen aufnimmt, entdeckt sie in einem Gespräch mit Tims Mutter, dass die neuen Gewohnheiten, die bei ihr nach der Transplantation auftraten, mit den Gewohnheiten des Spenders übereinstimmen. Nach der Operation hat sie plötzlich Appetit auf Chicken-Nuggets, Bier und grüne Paprika. Tim war niemals krank und hatte eine unbändige Energie. Claire bemerkt, dass ihre Widerstandskraft zugenommen hat und ihre Migräne verschwunden ist.

Die beschriebenen Ähnlichkeiten ihrer neuen Gewohnheiten mit denen ihres Spenders machen deutlich, dass Gedächtnis, Gewohnheiten, und Charakter nicht auf den Kopf beschränkt bleiben, sondern Bestandteil des gesamten Körpers sind.

> Die geschilderten Erfahrungen deuten darauf hin, dass wir das Herz nicht mehr auf eine reine Pumpe, die Nieren nicht auf einen Reinigungsapparat und die Lungen nicht auf einen Blasebalg reduzieren dürfen. All diese Organe sind über ihre physiologische Funktion hinaus auch beseelt und «durch-icht», und sie tragen Teile des persönlichen Gedächtnisses in sich.
>
> Dies ist eine neue Perspektive, denn nach landläufiger Auffassung wird Demenz immer als eine Krankheit des Gehirns betrachtet. Bezieht man die geschilderten Phänomene mit ein, darf vorsichtig gesagt werden, dass das Gehirn der Ort ist, wo viele unserer Erinnerungen bewusst werden, und dass die Organe die Orte sind, wo die Erinnerungen aufbewahrt werden.

Am 2. Juli 1921 hält Rudolf Steiner in Dornach einen Vortrag über «Spirituelle Erkenntnis der Organe».[46] Es ist ein besonders wichtiger Vortrag, weil Steiner dort nicht nur über das Gedächtnis spricht, sondern zugleich die Grundlage einer Organpsychiatrie legt. Er beschreibt hier das Gehirn als ein Organ, wo unser Denken, Fühlen und Wollen zum Bewusstsein kommen. Die Erinnerungen jedoch werden nicht im Gehirn aufbewahrt, sondern an der Außenseite der Organe gespiegelt: «Was ist diese Oberfläche der Organe? Diese Oberfläche der Organe ist nämlich nichts anderes als ein Spiegelungsapparat für das seelische Leben. Was wir wahrnehmen und auch was wir gedanklich verarbeiten, das spiegelt sich an der Oberfläche unserer sämtlichen inneren Organe, und diese Spiegelung bedeutet unsere Erinnerungen, unser Gedächtnis während des Lebens. Also was sich da, nachdem wir es wahrgenommen und verarbeitet haben, an der Außenfläche unseres Herzens, unserer Lunge, unserer Milz und so weiter spiegelt, was da zurückgeworfen wird, das ist dasjenige, was die Erinnerungen abgibt [...] Es schlägt gewissermaßen überall das, was wir erleben, an die Oberfläche, wird reflektiert, und das führt zu den Erinnerungen.»[47]

Allerdings, so Rudolf Steiner, sammelt jedes Organ seine spezifischen Erinnerungen. Die Lunge spiegelt mehr die abstrakten Vorstellungen, die Leber spiegelt Erinnerungen, die emotional-gefühlsmäßiger Natur sind, und das Herz spiegelt Gedanken, die mit Gewissensbissen und Reue zusammenhängen.

Im selben Vortrag beschreibt Steiner, dass die Kraft, mit welcher der Körper die Erinnerungen bildet, in das entsprechende Spiegelungsorgan eingeht.[48]

Von der Wahrnehmung zur Erinnerung

Welcher Prozess findet nun statt, wenn wir etwas wahrnehmen, uns ein Bild formen und dieses Bild dann schließlich zu einer Erinnerung wird?

▶ *Erstens: Das Bild wird zu einer Erinnerung,*
  wenn es sich in der Organoberfläche verankert.

Das Bild oder der Gedanke, die in der Folge einer Wahrnehmung entstehen, werden zu einer Erinnerung, weil das Bild sich beispielsweise auf der Lungenoberfläche «festsetzt». Erinnerungen abstrakter Natur verankern sich vor allem auf der Lungenoberfläche. Erinnerungen, die mehr gefühlsmäßig gefärbt sind, verankern sich auf der Leberoberfläche.

▶ *Zweitens: Die Kraft, mit welcher der Körper das Bild formt,*
  geht in das Organ über.

Die Kräfte, die man zur Ausbildung der Bilder braucht, werden im Innern der Lunge gespeichert und sollen dort während des Lebens auch bleiben. Diese Kräfte dürfen während des Lebens nicht frei werden. Im Leben darf es lediglich zu einer Spiegelung der Erinnerung durch die Organoberfläche kommen. Werden aufgrund einer Erkrankung des Organs nun auch diese Kräfte gewissermaßen «herausgepresst», wirken sie im Bewusstsein zwingend. So führen zu früh befreite, ausgepresste Lungenkräfte zu Zwangsgedanken und zu früh frei gewordene Leberkräfte zu Halluzinationen.

Ein Organ kann erkranken, was dazu führt, dass die Organoberfläche die Erinnerung nicht reflektiert. Dann ist das Gedächtnis vorübergehend gestört. Eine andere Möglichkeit ist die, dass das Organ die Lebenskräfte nicht mehr festzuhalten vermag. Diese Lebenskräfte werden dann in der Gestalt von Bildern frei. Es treten Halluzinationen, ein Delirium oder Zwangsvorstellungen auf. Halluzinationen oder zwanghafte Gedanken entstehen, weil die Kraft, durch welche das Bild, der Gedanke, im Inneren der Lunge gespeichert wurde, bereits während des Lebens herausgepresst wird.

Die Wahrnehmung lässt also ein Bild entstehen, über welches dann Gedanken gebildet werden. Handelt es sich um einen eher abstrakten Gedanken, so führt dies zu einer Erinnerung, die sich auf der Lungenoberfläche verankert. Die Kraft, mit der dieser Gedanke gebildet wurde, geht danach in das Lungenorgan selbst ein.

Dasselbe gilt für Leber, Nieren, Herz, Milz und andere Organe. All diese Organe sind Spiegelorgane, wo Gedanken zu Erinnerungen werden. Die Kräfte, mit denen diese Gedanken gebildet werden, verbinden sich mit den Lebenskräften der betreffenden Organe und dürfen erst nach dem Tod frei werden.

Die Organoberflächen sind also «Sammler von Erinnerungen», Erinnerungen, derer wir uns im Kopf bewusst werden. Beim Sterben werden die Erinnerungen aus den Organen frei und erscheinen als das beschriebene Lebenspanorama vor uns.

Wir begannen mit der Beschreibung der drei Ebenen des Gedächtnisses: dem lokalen, rhythmischen und abstrakten Gedächtnis.

Das lokale, unbewusste Gedächtnis ist an die Gliedmaßen, die Bewegung gebunden und entwickelt sich, noch ehe die Sprachentwicklung einsetzt.

Das rhythmische, träumende Gedächtnis entsteht, wenn sich die Sprache entwickelt.

Das abstrakte Gedächtnis kommt auf, wenn eine gewisse Bewusstseinskontinuität herrscht, wodurch von einem konsistenten Selbst gesprochen werden kann. Dieses abstrakte Gedächtnis bildet die Basis unseres Ich-Bewusstseins.

Nahtoderfahrungen und bestimmte Erfahrungen nach Organtransplantationen zeigen, dass das Gehirn nicht der einzige Ort ist, wo Bewusstsein entsteht und Erinnerungen gespeichert werden. Die geschilderten Phänomene nach einer Organtransplantation weisen deutlich darauf hin, dass Erinnerungen an die Organe gebunden sind. Die Nahtoderfahrungen machen deutlich, dass Erinnerungen auch außerhalb des Menschen im Weltengedächtnis gespeichert werden.

Die Frage, die sich nun stellt, lautet: Welche Organe sind es, die für die Einprägung der Erinnerungen in die Körperorgane und das Weltengedächtnis zuständig sind?

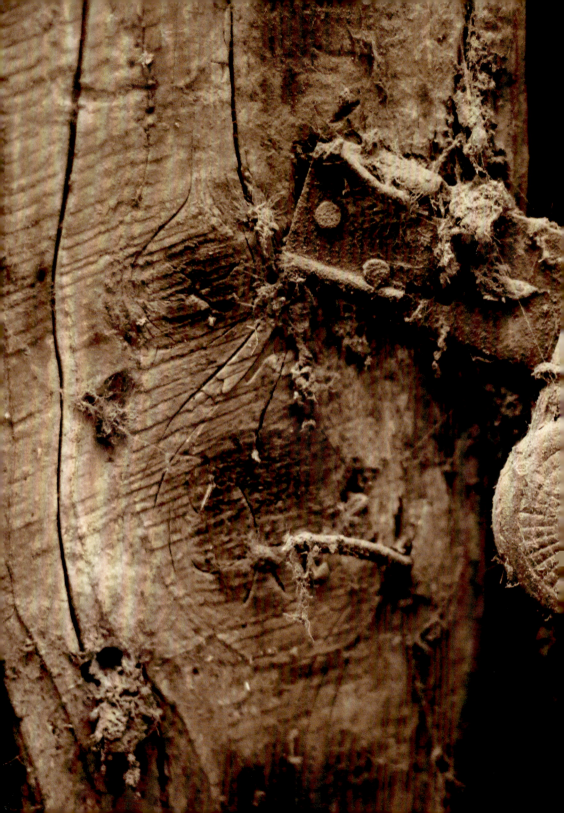

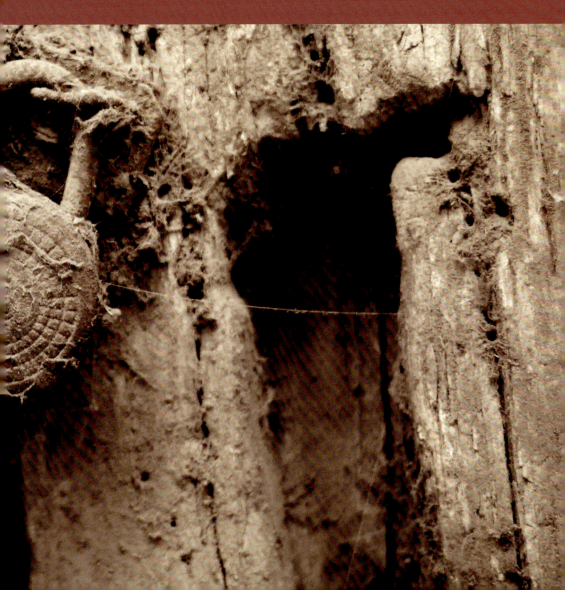

10 Hypophyse und Epiphyse

Die heutige Auffassung, dass unsere Erinnerungen nur im Gehirn gespeichert werden, ist also nicht richtig. Das Gehirn ist der Ort, wo uns Erinnerungen zum Bewusstsein kommen. Wir haben dies untermauert, indem wir auf den dreischichtigen Aufbau des Bewusstseins und des Gedächtnisses hingewiesen:
- das lokale und unbewusste Gedächtnis, das an die Motorik des noch nicht sprechenden Kindes gebunden ist. Dieses Gedächtnis wird durch bekannte Örtlichkeiten (zum Beispiel Opas Haus) aktiviert,
- das rhythmische und traumartige Gedächtnis, das an die Atmung und die Sprache gebunden ist. Dieses Gedächtnis wird durch Singen und Sprechen aktiviert,
- das abstrakte, wache Gedächtnis, das an das Gehirn gebunden ist. Dieses Gedächtnis kann jederzeit durch das Ich des Menschen aktiviert werden.

Der ganze Körper ist also am Merken und Erinnern beteiligt. Dies wird auch an den Erfahrungen deutlich, die Menschen nach einer Organtransplantation gemacht haben: Sie erleben nach dem Eingriff Erinnerungen und Gewohnheiten, die nicht zu ihnen selbst gehören. Die Nahtoderfahrung lehrt uns, dass Erinnerungen nicht nur körperlicher Natur sind, sondern auch einen kosmischen Aspekt haben (das Weltengedächtnis). Alles, was wir denken, fühlen und wollen, wird nach zwei Seiten hin festgelegt: im Körper und im Weltengedächtnis.

Doch welche Organe sind es, die als Vermittler fungieren, wenn es darum geht, Erinnerungen im Körper und im Kosmos zu verankern? Wir werden auf der einen Seite nach einem Organ suchen müssen, in welchem sich Stoffwechsel und Gehirn begegnen; wir werden gleich sehen, dass dies in der Hypophyse der Fall ist. Andererseits müssen wir nach einem Organ suchen, in welchem sich der Körper für die Welt um uns herum öffnet. Dies sind einerseits die Sinnesorgane wie Ohr, Auge und Haut, vor allem aber die Epiphyse.

Wir wollen zunächst die Embryonalentwicklung und die Funktion von Epiphyse und Hypophyse beschreiben.

Die embryonale Entwicklung von Epiphyse und Hypophyse

Um zu einem Verständnis zu gelangen, wie Epiphyse und Hypophyse miteinander zusammenhängen, ist es notwendig, bei der Embryonalentwicklung des menschlichen Körpers zu beginnen.

Der Embryo differenziert sich in drei Keimblätter:[49] das Ektoderm, das Mesoderm und das Entoderm.

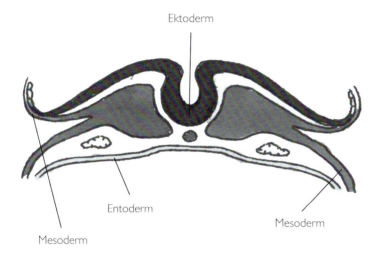

Der Embryo in einer frühen Differenzierungsphase: Das Neuralrohr ist noch nicht geschlossen, die drei Keimblätter sind noch sichtbar.

Aus dem Entoderm entsteht der Urdarm (Archenteron), der sich später unter anderem in Speiseröhre, Magen, Dünndarm, Dickdarm, Leber, Bauchspeicheldrüse und Lungen spezialisiert. Beim Entoderm handelt es sich also vor allem um die Anlage der Stoffwechselorgane. Das Mesoderm entwickelt sich zu Bindegewebe, Knorpel, Knochen, glatter und gestreifter Muskulatur, Blutgefäßen, Herz, Nieren und Milz. Aus dem Ektoderm schließlich entstehen die Haut, die Sinnesorgane, das Gehirn, wozu auch Epiphyse und Hypophyse gehören, das Rückenmark und die peripheren Nerven.

Um den 25. Tag hat das Ektoderm ein geschlossenes Neuralrohr gebildet. Aus diesem Neuralrohr entstehen zunächst drei «Bläschen»: das Prosencephalon (Vorderhirn), das Mesencephalon (Mittelhirn) und das Rhombencephalon (Rautenhirn).

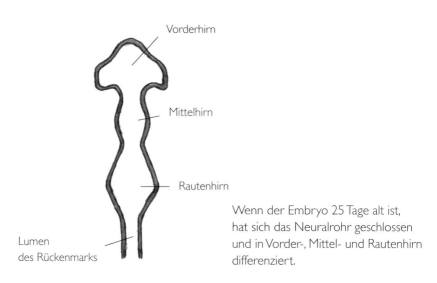

Wenn der Embryo 25 Tage alt ist, hat sich das Neuralrohr geschlossen und in Vorder-, Mittel- und Rautenhirn differenziert.

Später, in der fünften Woche, teilt sich das Vorderhirn in Großhirn und Zwischenhirn und das Rautenhirn in Hinter- und Nachhirn (verlängertes Mark). So sind jetzt also fünf «Bläschen» entstanden (siehe die obere Abbildung auf der folgenden Seite).

Für unsere Fragestellung sind Großhirn und Zwischenhirn am wichtigsten. Aus dem Großhirn entwickeln sich die linke und rechte Hirnhälfte. Wie bereits im Kapitel über den Hippocampus dargestellt wurde, geht die Entwicklung des Großhirns mit einer so massiven und voluminösen Ausdehnung einher, dass es über das Zwischen-, Mittel- und Hinterhirn hinwegwächst (siehe die Abbildungen Seite 111 unten und 113).

Die embryonale Entwicklung von Epiphyse und Hypophyse

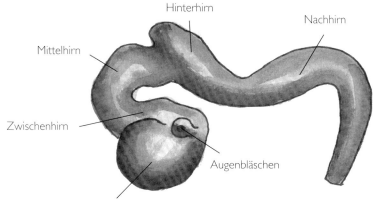

Beim 35 Tage alten Embryo sind jetzt fünf Bläschen zu erkennen. Das Großhirn breitet sich über Zwischen- und Mittelhirn aus, sodass sich die (aus dem Zwischenhirn entstandene) Epiphyse unter dem Dach des Großhirns befindet.

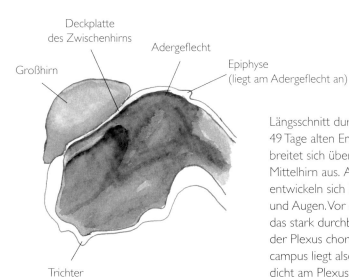

Längsschnitt durch das Gehirn eines 49 Tage alten Embryos. Das Großhirn breitet sich über das Zwischen- und Mittelhirn aus. Aus dem Zwischenhirn entwickeln sich Epiphyse, Hypophyse und Augen. Vor der Epiphyse liegt das stark durchblutete Adergeflecht, der Plexus choroideus. Wie der Hippocampus liegt also auch die Epiphyse dicht am Plexus choroideus an.

Die embryonale Anlage der Epiphyse

Die Deckplatte des Zwischenhirns, das auf der dritten Hirnkammer liegt, spezialisiert sich zuerst zu einem häutigen Netzwerk (Plexus choroideus). Dieses Netzwerk ist ein stark durchblutetes Gewebe, das für die Produktion der Gehirnflüssigkeit sorgt.

Die Gehirnflüssigkeit durchströmt die verschiedenen Gehirnkammern, bewegt sich dann nach unten, strömt am Rückenmark entlang und auf der Vorderseite des Rückenmarks wieder nach oben, wo sie schließlich unter der Schädeldecke von den Hirnhäuten absorbiert wird. Pro Tag werden 500 ml gebildet, von denen sich 35 bis 45 ml in den Hirnkammern befinden. Die Gehirnflüssigkeit sorgt dafür, dass das Gehirn einer Auftriebskraft unterliegt, die dem Gewicht der verdrängten Flüssigkeit entspricht. Aufgrund dieses Auftriebs wiegt das Gehirn statt 1500 g nur ungefähr 20 g. Das sind ungefähr 1,3 % seines gesamten Gewichts. Die Schwerkraft hat also zu 98,7 % keinen Zugriff auf unser Gehirn.

Man könnte sagen, dass das Ich des Menschen, das sich ständig mit der Schwerkraft auseinandersetzt (aufrechter Gang und Gleichgewicht), im Gehirn zu 98,7 % «freien Ausgang» bekommen hat. Statt sich mit der Schwerkraft auseinandersetzen zu müssen, kann das Ich nun dem Denken Form und Struktur geben. Schon bei der embryonalen Anlage wird dafür gesorgt, dass das Gehirn im Gehirnwasser schwebt. Auf diese Weise wird die Voraussetzung für ein Denken geschaffen, auf das die Schwerkraft, die Erde, keinen Einfluss hat.

Ein kleiner Teil des Daches des Zwischenhirns, nahe beim Mittelhirn gelegen, entwickelt sich nicht zu einem häutigen Netzwerk. Um die dritte Woche herum verdickt sich dieser Teil des Zwischenhirns in der Mitte und bildet eine sogenannte epitheliale Ausstülpung: die Epiphyse (griechisch für «Aufwuchs, aufsitzendes Gewächs»), im Deutschen als *Zirbeldrüse* bezeichnet. Diese wächst nun heran und legt sich als ein erbsengroßes Organ zum Teil über das Mittelhirn.

Das Mittelhirn verdichtet sich daraufhin, sodass zwei paarige Verdickungen unter der Epiphyse entstehen. Diese Verdickungen werden auch als *Vierhügelplatte* bezeichnet. Die beiden oberen Hügel sind die Schaltzentren des Nervus opticus (Sehnerv), die beiden unteren Hügel die des Hörnervs (Nervus acusticus, auch Nervus cochlearis). Von diesen beiden Schaltzentren aus gehen Nerven zur Hypophyse.

Die embryonale Entwicklung von Epiphyse und Hypophyse

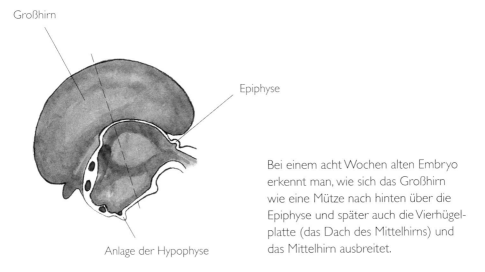

Bei einem acht Wochen alten Embryo erkennt man, wie sich das Großhirn wie eine Mütze nach hinten über die Epiphyse und später auch die Vierhügelplatte (das Dach des Mittelhirns) und das Mittelhirn ausbreitet.

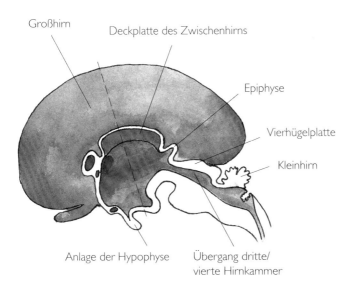

Bei einem vier Monate alten Embryo sieht man, wie sich das Großhirn immer weiter nach hinten ausbreitet. Nach der Epiphyse und der Vierhügelplatte ist nun auch das Kleinhirn fast vom Großhirn bedeckt.

Epiphyse und Hypophyse entstehen also aus ein- und derselben Region, dem Zwischenhirn – die Epiphyse auf der Oberseite, die Hypophyse auf der Unterseite. Wir werden später noch näher auf die Epiphyse eingehen.

Die embryonale Anlage der Hypophyse

Ungefähr um die dritte Woche bildet sich die erste Anlage der Hypophyse heraus. Die Hypophyse entsteht zum Teil aus dem Anfang des Urdarms (Mundbucht) und zum Teil aus dem Boden des Zwischenhirns. Die Mundbucht hat einen ektodermalen Ursprung und liegt am Vorderdarm an. Aus ihr bildet sich eine nach oben ausgerichtete Gewebsausstülpung (die sogenannte Rathke-Tasche). Diese schnürt sich von der Mundbucht ab und verbindet sich mit einem trichterartigen Auswuchs des Zwischenhirnbodens. Zusammen bilden sie so die Hypophyse. Die Hypophyse besteht also aus einem Vorderlappen, der aus der Mundbucht des Urdarms entstanden ist, und einem hinteren Lappen, der aus einem Teil des Zwischenhirns hervorgeht. Nervensystem und Stoffwechsel (Urdarm) begegnen einander in der Hypophyse.

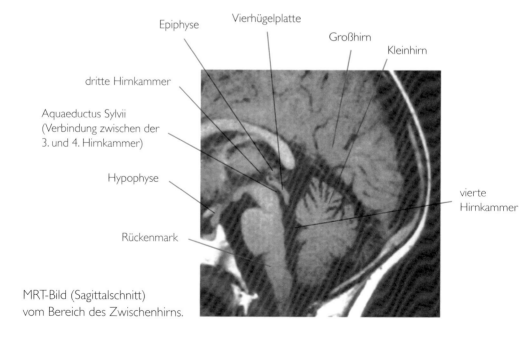

MRT-Bild (Sagittalschnitt) vom Bereich des Zwischenhirns.

Die embryonale Entwicklung von Epiphyse und Hypophyse

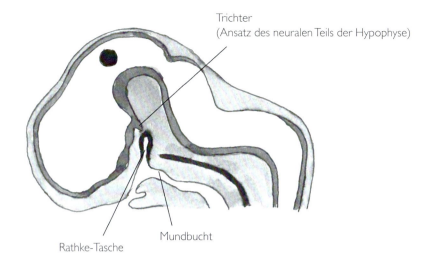

Die Entstehung der Hypophyse. Aus dem Gebiet des Urdarms stülpt sich die sogenannte Rathke-Tasche (der Stoffwechselteil der Hypophyse) nach oben und begegnet dort dem Trichter (dem Nerventeil der Hypophyse), der aus dem Zwischenhirn nach unten wächst.

Dieser kurze Abriss der Embryonalentwicklung zeigt, dass:
- die Epiphyse das einzige Stück der Deckplatte des Zwischenhirns ist, das sich nicht zu einem häutigen Adergeflecht entwickelt,
- die Epiphyse eng an dem blutreichen Adergeflecht anliegt. Gehirn und Blut berühren sich hier intensiv. Wir erkennen eine Parallele zur Entwicklung des Hippocampus, der sich ebenfalls neben dem blutreichen Adergeflecht entwickelt hat und nach seiner Einstülpung innig damit verbunden bleibt,
- Epiphyse und Hypophyse ungefähr in der dritten Woche aus demselben Gehirngebiet heraus entstehen: dem Zwischenhirn.

Nach dieser Skizze der Embryonalentwicklung wollen wir auf die Wirkung und Funktion von Hypophyse und Epiphyse eingehen. Diese beiden kleinen Organe werden deswegen so ausführlich behandelt, weil sie eine wichtige Rolle beim Zustandekommen des Körpergedächtnisses und des Weltengedächtnisses spielen.

Die Hypophyse:
Begegnung zwischen Urdarm und Nervensystem

Epiphyse und Hypophyse entstehen beide aus dem Zwischenhirn, die Epiphyse aus dem Epithel (Deckgewebe) der Deckplatte und die Hypophyse zum einen aus einem Teil des Zwischenhirnbodens und zum anderen aus einem Teil der Mundbucht des Urdarms. Die Hypophyse ist also ein besonderes Organ: Aus dem Gebiet der Mundbucht, jenem Teil, der an dem Vorderdarm anliegt, richtet sich ein Gewebestück nach oben und verbindet sich dort mit einem nach unten wachsenden Gewebestück des Zwischenhirns. Das Gewebe aus der Mundbucht wird zum Vorderlappen, das Gewebestück des Zwischenhirns zum Hinterlappen der Hypophyse. Gewebe aus dem vitalen Stoffwechselgebiet verbindet sich mit Gewebe aus dem schwach vitalen Zwischenhirngebiet. Wir sehen also, wie hier ein Stück des Urdarms eine Verbindung mit dem Nervensystem eingeht. Die Hypophyse wird auf diese Weise zu einem Organ, wo die bewusste Seele mit allen ihren Bildern und Vorstellungen (mittels des Nervensystems) den vitalen, aufbauenden Lebenskräften begegnet.

Hormone als Instrumente der Seele

Der *Hypophysenvorderlappen*, aus der Mundbucht des Urdarms stammend, produziert Hormone für

- das Wachstum (Wachstumshormon, WH),
- die Fortpflanzung (Follikel-stimulierendes Hormon FSH oder Follitropin und Luteinisierendes Hormon LH oder Lutropin),
- den Stoffwechsel (Adrenocorticotropes Hormon ACTH oder Adrenocorticotropin und Thyreoidea-stimulierendes Hormon TSH oder Thyreotropin),
- die Pigmentierung der Haut (Melanozyten-stimulierende Hormone MSH oder Melanotropine).

Der Vorderlappen produziert Hormone, die die Seele mit den Lebenskräften verbinden und so das menschliche Wachstum und die Fortpflanzung stimulieren.

Der *Hypophysenhinterlappen* – also jener Teil, der aus dem Zwischenhirn stammt – sorgt für die Ausschüttung des sogenannten Antidiuretischen Hormons (ADH oder Adiuretin). Dieses Hormon ist unter anderem für die

Rückgewinnung von Wasser aus dem in den Nieren gebildeten Primärharn verantwortlich. Pro Tag werden ungefähr 180 Liter Primärharn produziert, wovon durch das ADH 99 % wieder zurückresorbiert werden. Das ADH sorgt auf diese Weise für die Aufrechterhaltung des Drucks im Gewebe.

> **Zusammenfassung**
>
> Wir können die Hypophyse als ein Organ betrachten, das die menschlichen Lebenskräfte beeinflusst. Es bestimmt, in welchem Maße die Lebenskräfte frei werden oder aber an den Körper gebunden bleiben. Dadurch bestimmt es auch die Konstitution und das Temperament des Menschen. Mittels der Hormone der Hypophyse greift die Seele in das Leben ein.
> Die Hypophyse ist das Verbindungsorgan schlechthin zwischen der bewussten Seele mit ihren Wahrnehmungen und Vorstellungen und der unbewussten, körpergebundenen Seele.

Die Wiederentdeckung der Epiphyse durch das Hormon Melatonin

Die Epiphyse ist immer ein etwas unterschätztes Organ gewesen. Früher bezeichneten die Anatomen sie manchmal auch als den «Blinddarm des Gehirns». Inzwischen stehen die Epiphyse und das von ihr produzierte Hormon Melatonin im Zentrum des Interesses.

Aaron Lerner, ein Dermatologe der Yale University, befasste sich mit Forschungen über die Hautkrankheit Vitiligo (Weißfleckenkrankheit). Dies ist eine Krankheit, bei der Teile der Haut keine Pigmentierung mehr zeigen. Lerner hatte bereits das Melanozyten-stimulierende Hormon MSH entdeckt. Diese Hormongruppe aus dem Vorderlappen der Hypophyse sorgt dafür, dass die Haut bei Sonnenbestrahlung braun wird.

Nun war Lerner auf der Suche nach jenem Hormon, das die Haut – wie es bei der Krankheit Vitiligo der Fall ist – bleich und farblos werden lässt. Durch Zufall stieß er auf eine Studie aus dem Jahr 1917. Zwei Wissenschaftler, Carey Pratt McCord und Floyd Pierpont Allan, hatten in einen Behälter mit Kaulquappen mehrere Epiphysen von Rindern geworfen. Zu ihrem Erstaunen sahen sie, wie die Haut der Kaulquappen immer durchsichtiger wurde, wodurch der Blutkreislauf und andere Organe sichtbar wurden. Sollte hier das Hormon im Spiel sein, das auch für die Hautkrankheit Vitiligo verantwortlich ist?

Um den Wirkstoff zu erforschen, musste Lerner ihn zunächst isolieren. Nachdem er 2.500 Rinderepiphysen gefriergetrocknet, extrahiert und mithilfe eines besonderen chemischen Verfahrens (Chromatografie) in unterschiedliche Aminosäurenbestandteile aufgeteilt hatte, stellte es sich heraus, dass der Wirkstoff in einer so geringen Menge vorhanden war, dass Lerner, um wenigstens 10 g dieses Stoffes zu erhalten, noch eine weitere Million von Rinderepiphysen hätte beschaffen müssen. Da dies unmöglich war, beschloss Lerner, seine Forschungen aufzugeben. Er setzte sich noch eine Frist von vier Wochen. Wenn es ihm gelänge, die Strukturformel des unbekannten Stoffes durch logisches Denken zu entschlüsseln, würde er ihn im Laboratorium künstlich herstellen und prüfen, ob er mit dem gesuchten Hormon aus der Epiphyse identisch war. Dann würde eine viel geringere Menge als die anderenfalls erforderlichen 10 g genügen.

Lerner wusste, dass der unbekannte Stoff gewissermaßen ein «Bruder» des Serotonins sein musste. Serotonin ist ein Derivat (abgeleiteter Stoff ähnlicher Struktur) der Aminosäure Tryptophan. Lerner konstruierte also ein Derivat des Serotonins: N-Acetyl-5-Methoxytryptamin. Und er hatte Glück: Die neue Struktur stimmte mit dem unbekannten Stoff aus den Rinderepiphysen überein. Lerner gab ihm den Namen Melatonin, von *melas* (griechisch «schwarz»), weil er die Zellen bleicht, die das schwarze Pigment Melanin produzieren, und Tonin, weil er ein Abkömmling des Serotonins ist. Als Lerner den neugewonnenen Stoff Melatonin an Fröschen testete, zeigte es sich, dass Melatonin deren Haut hunderttausendmal effektiver entfärbte als Adrenalin. Wie würde sich dieser Stoff nun bei Menschen mit der Vitiligo-Krankheit auswirken? Hier erlebte Lerner eine Enttäuschung. Als er das Hormon Melatonin in einer Dosis von 200 mg seiner ersten Testperson injizierte, geschah – nichts. Bei Menschen trat, anders als bei den Fröschen, die Entfärbung der Haut nicht auf. Es stellte sich lediglich eine leichte Betäubung ein, weiter nichts.[50]

Lerner hatte mit seinen Forschungen 1953 begonnen und sie fünf Jahre lang fortgesetzt. Die intensive Suche hatte ihn zwar das Hormon Melatonin finden lassen – doch welchen Nutzen hatte die Welt davon? Der Schlüssel zur Bekämpfung der Krankheit Vitiligo war noch nicht gefunden. Dennoch sollte seine Entdeckung des Hormons Melatonin anderen Forscher von großem Nutzen sein.

Von einer ganz anderen Seite her stieß dann der Endokrinologe Russell Reiter 1964 auf dieses Hormon. Während seines Ersatzdienstes bei der US Army führte er unter der Leitung von Roger Hoffman Forschungen zur Physiologie des Winterschlafs bei Tieren durch. Die NASA wollte bemannte Raumflüge zu weit entfernten Planeten organisieren. Um die Alterung der Mannschaft während solcher Reisen über extrem lange Zeiträume zu verzögern, arbeitete man in der Army an der Frage, ob auch Menschen ähnlich wie Tiere in einen Winterschlaf versetzt werden könnten, aus dem sie zu gegebener Zeit geweckt würden. Denn während des Winterschlafs ist die Körpertemperatur niedriger und alle Prozesse im Körper verlaufen träger. Die Forscher untersuchten zuerst das Winterschlafverhalten beim Syrischen Goldhamster. Wenn die Tage kürzer und kälter werden, fällt diese Tierart nicht nur in einen Winterschlaf, sondern es schrumpfen bei den männlichen Tieren auch die Hoden. Weitere Forschungen zeigten, dass in der Epiphyse die Aktivität zunahm, wenn es dunkel wurde. Die Fragestellung lautete nun: Besteht ein Zusammenhang zwischen der Epiphyse und dem Winterschlaf und der Fortpflanzung der Hamster?

Im Verlauf der Forschungen stellte sich heraus, dass eine Gruppe von Hamstern, bei denen die Epiphyse entfernt worden war, nach einem künstlichen Winterschlaf über vier Wochen keine geschrumpften Hoden aufwies. Folglich musste die Epiphyse einen Einfluss auf die Fortpflanzungsprozesse haben. Sie reagiert auf abnehmendes Licht und das Absenken der Temperatur. Der nächste Schritt bestand nun darin, herauszufinden, welches Hormon dabei eine Rolle spielt.

Als Reiter die Fachliteratur durchsah, stieß er auf einen Artikel von Lerner, in dem dieser seine Suche nach einem Heilmittel gegen die Hautkrankheit Vitiligo schilderte. Lerner hatte, wie wir gesehen haben, seine Hoffnung auf das Melatonin gesetzt, jenes Hormon, das er in der beschriebenen Weise mühsam aus Tausenden von Rinderepiphysen zu isolieren versucht hatte. Für Reiter war Lerners Entdeckung ein entscheidender Schritt vorwärts. Sie bedeutete, dass das unbekannte Hormon gefunden worden war – es war das Melatonin!

Doch was wissen wir eigentlich über die Epiphyse? Seit 1964 hat sich Russell Reiter ununterbrochen mit Forschungen über die Epiphyse und das Melatonin beschäftigt. Es existiert sogar eine fachwissenschaftliche Zeitschrift, herausgegeben von Russell Reiter, die ganz diesem Thema gewidmet ist: das *Journal of Pineal Research*. Im Folgenden fassen wir zusammen, was Reiters Forschungen seither ergeben haben.

Die Epiphyse bei den Tieren

Bei den Tieren können Bau und Funktion der Epiphyse sehr unterschiedlich sein. So fungiert die Epiphyse beispielsweise bei Vögeln als selbstständige biologische Uhr, die die Fortpflanzung regelt und die Organrhythmen steuert. Wahrscheinlich spielt die Epiphyse auch eine Rolle beim jährlichen Vogelzug, da dieses Organ bei Vögeln besonders sensibel für das elektromagnetische Erdfeld und den Sonnenstand ist. Die Epiphyse besitzt außerdem lichtsensible Zellen. Die Melatoninproduktion wird deswegen nicht nur von dem Licht, das über die Augen einwirkt, beeinflusst, sondern auch von dem Licht, das durch den dünnen Knochen des Vogelschädels die Epiphyse erreicht.

Die Epiphyse beim Hai ist dagegen völlig anders gebaut. Aus dem Zwischenhirn wächst ein dünner Stiel heraus, an dessen Ende, dicht unter der knorpeligen Schädeldecke, die Epiphyse sitzt. Auch beim Hai verfügt die Epiphyse über lichtsensible Zellen.[51]

Die Epiphyse beim Menschen

Wie unser Abstecher in die Embryologie bereits gezeigt hat, schiebt sich beim Menschen das Großhirn über das Zwischen- und Mittelhirn. Dadurch liegt die Epiphyse nicht mehr – wie beim Hai, den Reptilien und den Vögeln – direkt unter der Schädeldecke, sondern unter dem Großhirn. Dennoch besitzt auch die menschliche Epiphyse lichtsensible Zellen.[52] Es stellt sich allerdings die Frage, ob diese lichtempfindlichen Zellen noch eine Funktion haben, da das Tageslicht die Epiphyse nicht erreichen kann.

Eine Studie von E.E. van Brunt aus dem Jahr 1964 zeigte, dass Licht, welches auf die Schläfen eines Säugetieres gerichtet wird, dennoch das Zwischenhirn erreichen kann und so möglicherweise die lichtempfindlichen Zellen der Epiphyse zu reizen vermag.[53] Der direkte Einfluss von Licht auf die Epiphyse ist jedoch nicht von großer Bedeutung. Wichtiger ist die indirekte Beeinflussung des Organs durch Lichtreize mittels der Augen. Wenn das Licht abnimmt, reagiert die Epiphyse darauf mit der Produktion des Hormons Melatonin. Melatonin kann demnach als ein Hormon betrachtet werden, welches im menschlichen Körper der «chemische Ausdruck der Dunkelheit» ist.[54]

Die Wirkungen von Melatonin

Bei einem Neugeborenen besteht noch keine Melatoninproduktion. Erst um den 3. Lebensmonat herum kommt sie in Gang.[55] Wir sehen dann, wie ein gleichmäßigerer Tag-und-Nacht-Rhythmus beim Baby entsteht. Bis zur Pubertät wird reichlich Melatonin produziert mit einem Höhepunkt ungefähr um 2 Uhr nachts. Um diese Zeit ist auch das Immunsystem am aktivsten. Nach der Pubertät sinkt der Melatoninspiegel ab.

Melatonin soll viele Körperprozesse beeinflussen. Es kann den Blutdruck und den Cholesterinspiegel im Blut senken. Melatonin ist zugleich ein starkes Antioxidans und soll darum eine krebsvorbeugende Wirkung auf die Organe des Körpers haben. Des Weiteren beeinflusst Melatonin die jahreszeitgebundene Fortpflanzung bei Tieren, und es ist der Koordinator unseres Biorhythmus.

Der Einfluss von Melatonin auf Blutdruck und Herz

Der Einfluss von Melatonin auf die jahreszeitlich bestimmte Fortpflanzung bei Hamstern wurde bereits erwähnt (siehe Seite 119). Nun soll der Einfluss von Melatonin auf den Blutdruck, das Herz, den Biorhythmus und die sexuelle Reifung bei Kindern betrachtet werden.[56]

Wir sprechen von Bluthochdruck, wenn der untere Wert über 90 mmHg und der obere Wert oberhalb von 140 mmHg liegt. In den Sechzigerjahren des letzten Jahrhunderts war bereits bekannt, dass Tiere ohne Epiphyse einen höheren Blutdruck haben als Tiere mit Epiphyse. Wenn Tieren ohne Epiphyse Melatonin verabreicht wird, sinkt der Blutdruck.[57]

Auch bei Menschen besteht eine Beziehung zwischen dem Melatoninspiegel im Blut und dem Blutdruck. Eine Studie aus dem Jahr 1980, bei der 20 Patienten mit Bluthochdruck über einen gewissen Zeitraum hinweg abwechselnd Nasentropfen mit beziehungsweise ohne Melatonin verabreicht bekamen (Doppelblindversuch, Cross-over-Studie), zeigte eine deutliche Senkung des Blutdrucks bei Patienten, welche die melatoninhaltigen Nasentropfen benutzt hatten.[58]

Daneben steht Melatonin in einer Beziehung zum Herz. Das Herz hat einen deutlichen 24-Stunden-Rhythmus. Tagsüber sind die Herzfrequenz und der Blutdruck höher, nachts niedriger. Blutdruck und Pulsschlag sind am niedrigsten, wenn die Melatoninkonzentration am höchsten ist – das heißt etwa um 2 Uhr nachts. Das Risiko eines Herzinfarkts ist ungefähr um 9 Uhr morgens am größten. Um diese Zeit sinkt der Melatoninspiegel auf seinen tiefsten Wert.[59]

In Deutschland sind melatoninhaltige Arzneimittel unabhängig von der Dosis verschreibungspflichtig. Es gibt zugelassene Arzneimittel ab einer Konzentration von 2 mg Melatonin pro Tagesdosis, beispielsweise das Medikament Circadin® zur kurzfristigen Behandlung der primären Insomnie (Schlaflosigkeit) bei Patienten ab 55 Jahren. Als Nahrungsergänzungsmittel ist Melatonin nicht zugelassen.

Die innere biologische Uhr

Nach heutigem Kenntnisstand ist die Epiphyse beim Menschen keine selbstständige biologische Uhr wie bei den Vögeln oder Haien. Unsere innere Uhr wird vielmehr durch ein Kerngebiet im Gehirn, den Nucleus suprachiasmaticus (SCN), gesteuert,[60] der über der Kreuzung (dem «chiasma») der Augennerven liegt. Die Augennerven stehen mit dem SCN in Verbindung. Der SCN als biologische Uhr regelt selbstständig Körperrhythmen, wie zum Beispiel Pulsfrequenz, Körpertemperatur, Blutdruck, Ausscheidung über die Nieren usw. Doch trotz der inneren Uhr des SCN braucht der Mensch die Epiphyse und das Hormon Melatonin, um den Körper mit all seinen vegetativen Rhythmen im 24-Stunden-Schema zu halten. Die sogenannten «Höhlenversuche» des Max-Planck-Instituts in Erding bei München, bei denen sich Menschen über längere Zeit ohne äußere Zeitgeber in dunklen Räumen aufgehalten haben, konnten dies belegen.[61]

Die Höhlenversuche

Würde man Menschen eine Woche lang – isoliert von allen äußeren Zeitgebern wie Sonne, Uhren, Radio, Fernsehen und soziale Kontakte – in einen dunklen Raum (eine Höhle) einschließen und sie dazu auffordern, einen eigenen Tag-und-Nacht-Rhythmus zu schaffen, würde sich bei diesen Testpersonen nicht ein 24-Stunden-Tag einstellen, sondern ein Tag, der ungefähr 25 Stunden umfasst. Der Tag-und-Nacht-Rhythmus dieser isolierten Menschengruppe würde sich also gegenüber dem äußeren Zeitgeber, der Sonne, verschieben.

Im menschlichen Körper laufen Tausende von vegetativen Rhythmen zeitlich synchron ab: der Cortisolspiegel, die Temperaturkurve, die Nierentätigkeit und der Natrium- und Kaliumspiegel, um nur einige zu nennen. Sie alle zeigen einen Tag-und-Nacht-Rhythmus. Es handelt sich hier um einen komplexen «Zeitleib», in welchem die verschiedenen Rhythmen gleichsam zusammenklingende Melodien – sofern sie den SCN und äußere Zeitgeber als Dirigenten haben – einer wunderbaren Sinfonie aufführen. Wenn äußere Zeitgeber fehlen, beginnen verschiedene Rhythmen ein Eigenleben zu entwickeln. So kann sich bei den Nieren beispielsweise ein Eigenrhythmus von 26,8 Stunden einstellen, der nicht mehr synchron mit dem Schlaf-Wach-Rhythmus von beispielsweise 25 Stunden läuft. Das kann Kopfschmerzen auslösen, wenn der Mensch wach ist, seine Nieren jedoch noch «schlafen».

Dieses Beispiel macht zugleich deutlich, dass wir trotz des SCN als innerer biologischer Uhr noch immer die Sonne als äußeren Zeitgeber benötigen, um unsere Körperorgane im 24-Stunden-Rhythmus zu halten. Dieses Eingliedern der unterschiedlichen Rhythmen in die Grenzen des 24-Stunden-Rhythmus ist die wichtigste Aufgabe des Epiphysen-Hormons Melatonin.[62] Denn die Produktion des Melatonins kommt erst in Gang, wenn das Licht abnimmt.

Die Epiphyse und die Geschlechtsreife beim Menschen

Wie bereits geschildert, sorgt die gesteigerte Produktion von Melatonin, wenn die Tage kürzer (lichtschwächer) werden, bei Hamstern für eine Schrumpfung der Geschlechtsorgane, und zwar um 20 % (siehe Seite 119). Die Epiphyse wird auch als Zirbeldrüse (Glandula pinealis) bezeichnet, weil sie dem Zapfen einer Zirbelkiefer ähnelt. Ein Tumor, der von den hormonproduzierenden Zellen der Epiphyse ausgeht, wird als Pinealom bezeichnet. Er bewirkt einen erhöhten Melatoningehalt im Blut, wodurch die Geschlechtsreife beim Kind verzögert einsetzt. Der Tumor kann sich auch aus dem Stützgewebe entwickeln. Er vernichtet dann die hormonproduzierenden Epiphysenzellen und bewirkt einen erniedrigten Melatoningehalt im Blut, was wiederum zu einer verfrühten sexuellen Reifung führt.[63]

Wodurch lassen sich diese Wirkungen des Melatonins erklären?

Für Melatonin gibt es Rezeptoren auf dem Hypothalamus, dem SCN und der Hypophyse, und so kann es diese Organe beeinflussen. Wenn die Tage kürzer werden, nimmt die Melatoninproduktion zu, und es bindet sich mehr Melatonin an die Hypophyse. Diese wird dadurch sensibler für die Rückkopplungswirkung von Testosteron, dem männlichen Geschlechtshormon. Die gesteigerte Empfindlichkeit für Testosteron bewirkt eine verminderte Produktion des testosteronstimulierenden Hormons der Hypophyse, was wiederum zu einer verminderten Testosteronproduktion in den Hoden führt. Die Hypophyse sorgt also für eine enge Verbindung der Seele mit dem Körper, durch welche die Pubertät ausgelöst und das Kind erst richtig zum Erdenbürger wird (Anzeichen dafür sind Stimmbruch und Geschlechtsreife). Die Epiphyse ist in der Lage, die Hypophyse durch das Melatonin zu bremsen und auf diese Weise die Pubertät zu verzögern. Epiphyse und Hypophyse agieren hier polar zueinander. Die Epiphyse hält das Kind in einem eher kosmischen Zustand, die Hypophyse macht es irdischer.

Die Beeinflussung der Melatoninkonzentration im Körper

Die Melatoninkonzentration im Körper wird unter anderem durch Licht, Jahreszeit, Lebensalter, elektromagnetische Felder und Medikamente beeinflusst.

Prozac®, ein Antidepressivum (in Deutschland unter dem Namen Fluctin® erhältlich), Aspirin® und Benzodiazepine wie Alprazolam, Oxazepam und Lorazepam senken die Melatoninkonzentration im Blut. Andere Medikamente wie zum Beispiel das Antidepressivum Parnate® (Wirkstoff: Tranylcypromin, in Deutschland als Jatrosom® N im Handel) erhöhen den Melatoninspiegel.

Nicht nur Licht, sondern auch elektromagnetische Strahlung sorgt für ein Absinken der Melatoninproduktion.[64] Jedes elektrische Gerät erzeugt ein elektromagnetisches Feld. Dieses Feld lässt sich mit einem Gaussmeter messen. Vor allem schnurlose Telefone und elektrische Heizdecken sind in dieser Hinsicht nicht ungefährlich. Man geht davon aus, dass elektromagnetische Felder unter 2–3 mG (Milligauss) unbedenklich sind. Ein schnurloses Telefon produziert ein Vielfaches von 10 mG; wenn wir es ans Ohr halten, kommt es der Epiphyse sehr nahe, wodurch diese in ihrer Aktivität und also auch in ihrer Melatoninproduktion beeinflusst wird. Eine elektrische Heizdecke erzeugt nachts, wenn die Epiphyse aktiv ist, ein elektrisches Feld, dem der gesamte Körper ausgesetzt ist. Auch dieses Feld kann eine Absenkung der nächtlichen Melatoninkonzentration verursachen.

Zusammenfassung

Wir können die Epiphyse als ein Sinnesorgan betrachten. Sie besitzt Fotorezeptoren, ist sensibel für Licht und elektromagnetische Strahlung, und sie sorgt durch das von ihr produzierte Hormon Melatonin dafür, dass die Körperrhythmen synchron zum äußeren Zeitgeber, der Sonne, verlaufen. Die Melatoninproduktion setzt etwa im 3. Monat nach der Geburt ein.[65] Häufig lassen bestimmte Medikamente die Melatoninkonzentration im Blut absinken. Die Epiphyse hat einen starken Einfluss auf die Hypophyse, weil Melatonin deren Rückkoppelungssensibilität für Testosteron steigert und dadurch die Reifung der Fortpflanzungsorgane bei Kindern bestimmt. Ein zu hoher Melatoninspiegel kann deshalb für einen verspäteten Eintritt der Pubertät verantwortlich sein.

Die Epiphyse bestimmt also – auch infolge ihres Einflusses auf die Hypophyse –, zu welchem Zeitpunkt und in welchem Maße sich die Seele voll im Irdischen inkarniert, das heißt, wann die Pubertät einsetzt. Wir sehen hier eine polare Wirkung von Epiphyse und Hypophyse, weil die Epiphyse durch ihr Hormon Melatonin auf die Hypophyse einzuwirken vermag und auf diese Weise eine weitere Inkarnation der Seele verhindert, sodass diese länger kosmisch bleibt. Dieser polaren Wirkung von Epiphyse und Hypophyse werden wir wiederbegegnen, wenn wir das Phänomen der Einprägung der Erinnerungen in das Körpergedächtnis betrachten.

Die Epiphyse ist ein Sinnesorgan, das sich für die Welt öffnet, die uns umgibt. Sie ist sensibel für das Licht um uns herum, nimmt es auf und setzt diese Wahrnehmung in die Produktion des Hormons Melatonin um. Melatonin, und damit das verinnerlichte äußere Licht, beeinflusst auf diese Weise viele unserer Körperprozesse.

Im nächsten Kapitel wird die Rolle beschrieben, die Hypophyse und Epiphyse bei der Verankerung von Erinnerungen im Welten- und Körpergedächtnis spielen. Um nachvollziehbar zu machen, wie diese Einprägung genau vor sich geht, ist es notwendig, einen Exkurs einzuschalten und zunächst eine Reihe anthroposophischer Grundbegriffe, wie zum Beispiel physischer Leib, Lebensleib (Ätherleib), Seelenleib (Astralleib) und Ich-Organisation, zu entwickeln.

11 Der Einprägungsvorgang aus anthroposophischer Sicht

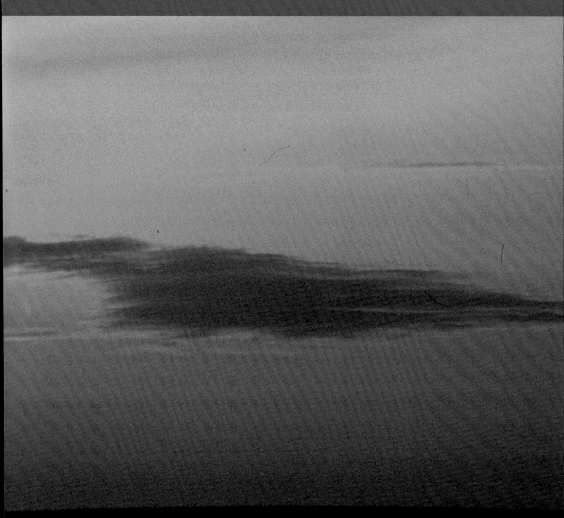

In diesem Kapitel gehen wir auf die vier Wesensglieder des Menschen ein: den physischen Körper, den Lebensleib (Ätherleib), den Seelenleib (Astralleib) und die Ich-Organisation. Mithilfe dieser Begriffe können wir dann zu einer Erklärung gelangen, auf welche Weise – mit Unterstützung von Hypophyse und Epiphyse – eine gehirngebundene Wahrnehmung zu einer körpergebundenen Erinnerung wird.

Die vier Wesensglieder des Menschen

Neben dem tastbaren physischen Körper können wir drei weitere Wesensglieder unterscheiden: den Lebensleib (Ätherleib), den Seelenleib (Astralleib) und die Ich-Organisation. Diese vier Wesensglieder stehen in einer inneren Beziehung zu den vier Naturreichen der Welt, die uns umgibt. Dabei handelt es sich um das Mineralreich, das Pflanzenreich, das Tierreich und den Menschen. Die anthroposophische Medizin wird im Krankheitsfall innerhalb dieser Naturreiche nach den entsprechenden Heilmitteln suchen, damit durch sie die Wesensglieder des Menschen in ihrer Funktion unterstützt werden.

Das Mineralreich

Das Mineralreich, das Reich der Metalle, Steine, (Halb-)Edelsteine, ist tastbar und wägbar. Es ist eine Welt, die sich ganz und gar im Raum manifestiert. Ein Stein, den wir vor einem Jahr auf die Fensterbank gelegt haben, liegt noch heute dort. Die Zeit hat auf das Mineralreich fast gar keinen Einfluss. Ein Stein kennt kein Wachstum, keine Veränderung, kein Leben.

Wie die Mineralien, die Pflanzen und Tiere hat auch der Mensch einen tastbaren, wägbaren Körper. Die physischen Körper unterscheiden sich allerdings voneinander, weil sie bei Pflanze, Tier und Mensch jeweils von höheren Ordnungsprinzipien ergriffen werden.

Das Pflanzenreich

Vollziehen wir den Schritt zum Pflanzenreich, so sehen wir, dass wiederum andere Gesetzmäßigkeiten auftreten: dass die Pflanze «sich ausdehnt» und neben ihrer Raumgestalt auch eine Zeitgestalt hervorbringt. Die Pflanze ist also nicht wie der Stein reiner Raum, sondern sie wächst und verändert ihre Form in Raum und Zeit. Dieses Wachstum ist möglich, weil die Pflanze mithilfe des Sonnenlichts aus Wasser und Kohlensäure Glukose produziert. Der Ätherleib braucht neben dem Wasser vor allem Licht. Das Sonnenlicht sammelt auf seiner Reise durch den Raum Informationen aus den verschiedenen Bereichen der Sternbilder und Planeten. Der Ätherleib der Pflanze benutzt diese Lichtinformationen, um dann der Pflanze ihre endgültige Form zu geben. Der Lebensleib ist ein «Lichtleib».

Die wachsende Pflanze überwindet die Schwerkraft, wenn das Samenkorn in der Erde zu keimen beginnt und der Keim sich aus der Erde in Richtung der Sonne emporarbeitet. Ein großer Baum überwindet die Schwerkraft, indem er viele Tonnen Wasser nach oben transportiert, wo alles schließlich in den Blättern verdunstet. Es sind die Lebenskräfte des Ätherleibs, die dieses Wachstum, diese Entfaltung und diese Metamorphose der Pflanze in Zeit und Raum bewirken. Wie die Basis des Mineralreichs die feste Materie ist, so ist die Basis des Ätherleibs das Wasser.

Das Tierreich

Charakteristisch für die Pflanze ist die sich wiederholende Oberflächenbildung – Blatt um Blatt entfaltet sie sich. Sie ist durch ihre Wurzeln an die Erde gebunden und strebt zugleich zur Sonne, wo die Sonnenwärme für die Samenbildung sorgt.

Das Tier zeigt bereits in seiner Embryonalentwicklung, dass es eine eigene Innenwelt schafft. Das anfängliche Zellknäuel dehnt sich nicht nur aus, sondern stülpt sich auch ein (Gastrulation, Hohlraumbildung). So entsteht eine Innenwelt. Das Seelenleben (der Astralleib) tritt zum Lebensleib hinzu. Diese Verinnerlichung lässt sich wie ein siebenstufiger Evolutionsplan betrachten.[66]

Um die Seele intensiver mit dem Körper zu verbinden und dadurch zu einem umfassenderen Bewusstsein zu gelangen, muss im Tierreich eine Reihe von Schritten zurückgelegt werden. In sieben Stufen wird das Nerven-Sinnes-System im Kopf konzentriert und die Außenwelt nach innen genommen. Wenn wir die zunehmende Komplexität in der Architektur des tierischen Organismus verfolgen, so fällt auf, dass das Tier sich immer stärker von seiner Umgebung emanzipiert. Was zuvor passiv der Umgebung überlassen wurde, wird jetzt verinnerlicht und verselbstständigt. Es ist, als würde die Weisheit des Makrokosmos als innere Weisheit, als ein Mikrokosmos, ins Innere hereingeholt.

Die erwähnten sieben Stufen sind folgende:
- Das *Insekt* ist ganz und gar Sinnesorgan. Das Nervensystem ist noch nicht im Kopf zentriert, und die Sinnesorgane sind über den gesamten Körper des Insekts verteilt. Es ist sehr *umgebungsoffen*. So verfügen manche Insekten zum Beispiel über Geschmackspapillen an den Beinen. Es gibt auch kein übergeordnetes Nervensystem, das die Eindrücke und Wahrnehmungen aus der Umgebung sammelt und verinnerlicht. Es gibt noch keine Innenwelt.
- Bei den *Fischen* konzentrieren sich die Sinnesorgane bereits stärker im Kopf. Zugleich sehen wir, dass das Nervensystem eine Ordnungs- und Wahrnehmungsfunktion im Kopf erhält. Dadurch können eingehende Reize von außen oder von innen wahrgenommen und geordnet werden. Das Tier schafft eine *Innenwelt*, wodurch es sich der Außenwelt bewusst wird.
- Die *Amphibien* (Lurche) vollziehen den Schritt aus dem wässrigen, träumenden Milieu hin zu einer «wachen» (Land-)Umgebung. Um dies zu ermöglichen, entwickeln sie Lungen und holen auf diese Weise die Luft ins Innere herein. Das Tier bildet einen eigenen *Luftorganismus*. Gleichzeitig mit den Lungen entwickeln sich die Gliedmaßen.
- Die *Reptilien* sind durch die Entwicklung einer hornartigen Haut gegenüber ihrer Umgebung stärker abgeschlossen und dadurch auch weniger abhängig von ihr. So können Reptilien sogar unter extremen Wüstenbedingungen überleben. Die Kiemenatmung verschwindet nun vollständig. Aufgrund der besseren Abgrenzung verfügen die Reptilien über ein stabiles inneres Milieu, das heißt einen eigenen *Wasserorganismus*.
- Die *Vögel* verfügen über einen eigenen Wärmehaushalt und sind keine Kaltblüter mehr. Nach Luft und Wasser wird jetzt die *Wärme* ins Innere hereingeholt und beherrscht.
- Die *Säugetiere* nehmen die *Fortpflanzung* nach innen und verinnerlichen sie. Dadurch emanzipieren sie sich noch stärker von ihrer Umgebung.

▶ Der *Mensch* schließlich besitzt die Fähigkeit, die Lebens- und Seelenkräfte – die von außen ins Innere hereingenommen sind – wieder von ihrer aufbauenden Funktion zu lösen und frei werden zu lassen. Der frei gewordene Ätherleib kann dadurch dem Denken dienen. Diese Denkkräfte können der Welt in der Gestalt von Kreativität wiedergeschenkt werden.

Wir sehen: Was zuerst passiv der Umgebung überlassen wurde, wird im Tierreich Schritt für Schritt nach innen genommen. Zuerst wird ein Ordnungs- und Wahrnehmungszentrum im Kopf konzentriert, wo Wahrnehmungen von außen und innen verarbeitet und bewusst gemacht werden. So entsteht eine bewusste Innenwelt durch Reize aus der Außen- und Innenwelt. Wir sehen, wie Luft, Wasser, Wärme und Fortpflanzung durch das Tier nach innen genommen, individualisiert und damit gegenüber der Umgebung emanzipiert werden. Das Tier und schließlich auch der Mensch hat auf diese Weise in sich einen Mikrokosmos ausgebildet. Diese nach innen genommene kosmische Weisheit wird auch als «Seele» bezeichnet.

Der Mensch

Wir sehen, dass das Tier seinen Instinkten folgt. Seine Freiheit ist begrenzt. Ein Rind als Wiederkäuer wird seinem Instinkt folgen, wenn es Gras frisst und als Herdentier Weiden abgrast. Und ein Löwe wird bedenkenlos ein Reh töten und es fressen, wenn er Hunger hat. Dabei wird er sich nicht von moralischen Erwägungen leiten lassen. Die Weisheit steigt bei den Tieren gewissermaßen aus den Organen auf, sie ist instinktiv. «Das Tier wird durch seine Organe belehrt, der Mensch belehrt die seinigen und beherrscht sie», sagte bereits Goethe.[67]

Auffällig ist, dass der Mensch keine starke Spezialisierung kennt, wie sie im Tierreich gang und gäbe ist. Wir sprechen von der Löwenpranke, den Adleraugen und bei Hunden von der Spürnase. Beim Menschen gibt es diese starke Spezialisierung nicht. So wird er beim Rennen auf der Flucht gegenüber einem Tiger stets den Kürzeren ziehen, in Bezug auf Kraft dem Elefanten unterlegen sein und im Schwimmen den Delfinen. Körperlich ist die Ausstattung eines Tieres hochspezialisiert. Diese Spezialisierung wird beim Menschen jedoch zurückgehalten, und diese zurückgehaltenen «Spezialisierungskräfte» stehen dann als freie Lebenskräfte für das Denken zur Verfügung. Ein Mensch hat zwar keine so prächtigen Federn wie ein Hahn, aber stattdessen schöne Gedanken. Ein Mensch besitzt die Möglichkeit, seine Triebe zu zügeln, und ist in der Lage, Zurückhaltung zu üben, Situationen zu überschauen und aus dieser Überschau heraus – relativ instinktarm – zu handeln.

Der Mensch setzt dem Instinkt das Ich entgegen. Das Ich, das aus der geistigen Welt stammt, muss jedoch die Möglichkeit erhalten, sich zu inkarnieren. Dieses Inkarnieren wird durch ein gutes Erziehungsklima ermöglicht. Wir *sind* noch nicht von Geburt an Mensch in diesem Sinne, sondern wir müssen durch Nachahmung, Erziehung und Selbsterziehung erst Mensch *werden*.

Die Prägung der Seele

Doch wie wirken die Erziehung und später das Ich des Menschen auf dessen Seele ein? Wir betrachten zunächst das Neugeborene.

Beim Neugeborenen steht alles im Zeichen des Wachstums. Ein neugeborenes Baby ist hauptsächlich mit Schlafen und Trinken beschäftigt. Alles dient dem Wachsen. Innerhalb von 5 Monaten verdoppelt sich das Geburtsgewicht des Kindes. Das ist eine enorme Leistung, denn die nächste Verdopplung nimmt schon 19 Monate in Anspruch. Die gesamten Lebenskräfte werden also durch das Wachstum in Anspruch genommen. Wenn das Kind aufwacht, sehen wir, wie sein ganzer Körper von dem Trieb, der Begierde nach Nahrung durchzogen wird. Wenn es dann an der Brust liegt, saugt es begierig die Muttermilch ein. Danach, wenn Hunger und Durst gestillt sind, tritt ein Moment des Friedens im Körper des Babys ein. Solange es von den Einflüssen des Körpers unabhängig ist, kann es sich auf dem Weg über seine Sinne der Welt öffnen. Und dann, plötzlich, können wir einen Kontakt zu ihm herstellen. Im Zustand der Sättigung ist das Kind vorübergehend von den Begierden unabhängig, es ist ein freier Seelenraum für die Begegnung entstanden. Das Kind lächelt, und wir wissen, dass es sich wohlfühlt. Die geistige Individualität zeigt sich durch den stofflichen Körper hindurch.

Der niederländische Kinderpsychiater B.C.J. Lievegoed zeigt in seinem Buch *Entwicklungsphasen des Kindes* auf, dass ein Mensch an zwei Welten teilhat: der körperlichen (vererbungsgebundenen, stofflichen) Welt und der geistig-göttlichen Welt.[68] Die Vererbungskräfte sind für den sichtbaren, stofflichen Körper verantwortlich. Aus der geistig-göttlichen Welt stammt die geistige Individualität, das Ich des Menschen. Der Ausdruck dieses Ichs in der Zeit ist die menschliche Biografie. Beide Kräfte – die der Vererbung und die der sich inkarnierenden geistigen Individualität – manifestieren sich auf der Bühne der Seele. Hier werden zuerst die Triebe, die Begierden, die aus der Sphäre des Körpers kommen, bewusst. Die Seele eines Neugeborenen wird noch ganz und gar von dieser Trieb-Seite bestimmt. Die Triebe sind notwendig, um das enorme Wachstum des Kindes zu ermöglichen. Im Laufe der Zeit jedoch treten die körpergebundenen Wachstumskräfte (Triebe) zurück. Ein Teil dieser Lebenskräfte wird frei und unter der Führung des Ichs in Denkkräfte umgewandelt. Der Körper, insbesondere das Zentralnervensystem im Kopf, wird immer mehr zum Instrument des menschlichen Ichs. In der Seele sind jetzt nicht ausschließlich die Triebe, die Begierden wirksam, sondern auch die menschliche Individualität.

Will das sich entfaltende Ich sich als Akteur auf der Seelenbühne geltend machen, so müssen vom kleinen Kind zunächst die Instrumente dafür entwickelt werden.

Erst greifen, dann begreifen

Erst wenn beim Kind die Reifung des Nervensystems eingesetzt hat und die primitiven Reflexe überwunden sind, ist es in der Lage, gezielte Bewegungen auszuführen. So entdeckt bereits der Säugling tastend und fühlend die Welt. Die Welt wird von ihm, als Bewegungswesen, verinnerlicht. Wir können die Welt erst dann wirklich *begreifen*, wenn wir sie zunächst zu *ergreifen* gelernt haben. Die motorische Entwicklung geht also dem Denken voraus, anders ausgedrückt: Eine Voraussetzung für die Entwicklung des Denkens ist die Entwicklung der Fähigkeit, zu laufen und zu sprechen.

Im Kleinkind- und Vorschulkindalter beobachten wir, wie die Motorik in der Nachahmung der Umgebung nicht nur deren Bewegungsformen, sondern auch deren Moralität, die Intentionen anderer Menschen aufnimmt. Die Bildung des Gewissens findet in wesentlichem Maße während dieser Zeit statt.

Die Sprache als Instrument des menschlichen Ichs

Sprechen ist eine höhere Form von Bewegen. Sprechend erobern wir durch die Verben die Zeit und durch die Substantive den Raum. So bewegen wir uns sprachlich ständig durch Raum und Zeit. Wir sehen, wie in der Werkstatt der Seele zuerst durch Nachahmung und später durch das Ich die Instrumente des Denkens geschaffen werden, wodurch ein Gegengewicht zum menschlichen Trieb- und Begierdenleben gebildet wird. Den Trieben, die anfangs die Seele überfluteten, stellt sich so das Ich gegenüber. Das Ich bearbeitet und veredelt die Seele. So kann sich diese, in Teilen von Trieben und Begierden befreit, auf die Nachahmung, das Lernen ausrichten. Dass Ich ist in der Lage, dem Drängen der körperlichen Triebe Ideale gegenüberzustellen. Gerade in den ersten Kinderjahren (der Phase der Nachahmung) bestimmen wir durch die Erziehung, in welchem Maße die geistige Individualität, das Ich, den Acker der Seele bearbeiten darf.

Über die Jahre hinweg setzt sich diese Umwandlung der Seele fort. Zunächst hauptsächlich unter Einfluss der Erziehung, später unter der Führung des eigenen Ichs.

Nachdem 21. Lebensjahr wandelt das Ich im Siebenjahresrhythmus nacheinander zunächst den Astralleib (21 bis 28 Jahre: Entstehung der Empfindungsseele), den Ätherleib (28 bis 35 Jahre: Entstehung der Verstandes- und Gemütsseele) und schließlich den physischen Leib (35 bis 42 Jahre: Entstehung der Bewusstseinsseele) um. Im nächsten Abschnitt wird dies genauer ausgeführt.

Die Entwicklung der Seele unter dem Einfluss von Erziehung und Kultur

Die Blütezeit der individuellen Seelenentwicklung liegt zwischen dem 21. und 42. Lebensjahr. Hier werden in etwa drei Jahrsiebten nacheinander Empfindungs-, Verstandes-/Gemütsseele und Bewusstseinsseele ausgebildet. Auch vor dem 21. Lebensjahr findet eine seelische Entwicklung statt, doch diese kommt nicht unter der direkten Führung des Ichs, sondern hauptsächlich unter dem Einfluss von Erziehung und Kultur zustande. Dabei nimmt das Kind die Welt zuerst durch Nachahmung in sich auf.

Im Kleinkind- und Kindergartenalter (0 bis 7 Jahre) steht das Erleben (Märchen, Geschichten) und nicht das Erklären, die kognitive Vermittlung von Wissen, im Vordergrund. Danach hilft die Schule dem Kind, die Welt kennenzulernen (7 bis 14 Jahre), und schließlich lernt der junge Mensch gegen Ende seiner Schulzeit, sachgemäße Urteile über Welt und Gesellschaft auszubilden (14 bis 21 Jahre). In den ersten Lebensjahren ist das Kind noch sehr empfänglich für alles, was aus seiner Umgebung auf es zukommt. Es saugt die von der jeweiligen

Kultur bestimmte Umgebung gewissermaßen nachahmend in sich auf. Diese spezifische kulturelle Erziehung ist es, an der wir beispielsweise sofort bemerken können, ob ein Mensch aus der westlichen oder der östlichen Welt stammt.

So wird eine «vorläufige Seelenstruktur» veranlagt. Diese vorläufige Seelenstruktur ist es, die dann im Lebensabschnitt zwischen 21 und 42 Jahren unter Führung des Ichs individualisiert wird.

Die Erziehung der Seele unter der Führung des Ichs: die Empfindungsseele

Unter der gestaltenden Kraft des Ichs werden in Siebenjahresperioden ab dem 21. Lebensjahr Seelenkräfte aus dem Astralleib, Ätherleib und dem physischen Leib frei. Zwischen 21 und 28 Jahren wird unter der Führung des Ichs ein Teil des Astralleibs für die Entwicklung der sogenannten Empfindungsseele vorbereitet. Der Astralleib ist der Träger unseres Bewusstseins. Er ist der Repräsentant der Planetenwelt in uns. Wir können uns den Astralleib ähnlich wie eine Lemniskate vorstellen. In den Organen unterhalb des Zwerchfells hat er vor allem eine aufbauende und erhaltende organbildende Funktion. Ein Teil dieses Astralleibs steht dem Nerven-Sinnes-System zur Verfügung. Dadurch werden wir uns unserer Begierden, Motive und Impulse, die aus unserem Inneren kommen, und der Sinneseindrücke, die von außen kommen, bewusst. Die eigentliche Funktion der Seele ist damit erreicht: die Herstellung einer Verbindung zwischen unserer Innenwelt und der Außenwelt.

Wenn wir eine Blume wahrnehmen und sie als schön oder hässlich erleben, so sagt dieses Erlebnis nichts über die Blume, aber sehr viel über uns selbst aus. Denn so erleben wir unsere Sympathien, Antipathien und Begierden. Die Möglichkeit, dies so erfahren zu können, verdanken wir der Aktivität der Empfindungsseele. Sie gibt unseren Erfahrungen einen Ort im Bewusstsein. In der Menschheitsentwicklung liegt die Blütezeit der Empfindungsseele in der altägyptisch-chaldäischen Zeit.[69]

Die Erziehung der Seele unter der Führung des Ichs: die Verstandes- und Gemütsseele

In der Zeit zwischen dem 28. und 35. Jahr wird unter der Führung des Ichs ein Teil der Lebenskräfte aus dem Nerven-Sinnes-System und dem rhythmischen System emanzipiert. Die Kräfte aus dem Nerven-Sinnes-System werden zur

Verstandesseele entwickelt, die Lebenskräfte aus dem rhythmischen System (Herz und Lungen) zur Gemütsseele umgebildet. In der Verstandesseele herrscht von Natur aus eine Spannung zwischen den ordnenden Kräften des Nervensystems und den chaotisch strömenden Lebenskräften. Diese ordnenden Kräfte des Nervensystems können dem Denken Sicherheit geben, und die Lebenskräfte aus dem mittleren Bereich können zu sozialen Kräften umgewandelt werden. In der Seele müssen die belebenden sozialen Kräfte mit den ordnenden Denkkräften vereint werden.

In der Blütezeit der Verstandesseele, der griechisch-römischen Zeit, geschah dies durch die Ausübung der Künste, wie Tanz, Musik und Malerei. Im Mittelalter vollzog sich die Entwicklung der Gemütsseele durch die Kultivierung der Ehrfurchts- und Frömmigkeitskräfte. Diese religiösen Ehrfurchtskräfte sind etwas ganz Wesentliches. Wenn sie unterentwickelt sind, ist der Mensch nicht imstande, soziale Kontakte zu knüpfen, und es kommt zur Vereinsamung. Die Seelenqualitäten, die in dieser Zeit entwickelt werden, beziehen sich auf das strukturierte Denken (Verstandesseele) und das kreative, künstlerische, religiöse Erleben und Handeln (Gemütsseele).

Wir müssen uns klarmachen, dass die erste Anlage der *kulturell* bestimmten Verstandes- und Gemütsseele zwischen dem 7. und 14. Lebensjahr in Schule und Familie stattfindet. Heute liegt der Akzent des schulischen Lernens meistens auf der Entwicklung der kognitiven Fähigkeiten der Verstandesseele. Der Entwicklung der Gemütsseele, die das Erwachen des religiösen Gefühls und der Ehrfurchtskräfte beim Kind anregt, wird weniger Aufmerksamkeit geschenkt.

Es ist besonders diese Verstandes- und Gemütsseele, die bei der Demenzkrankheit unter Druck gerät. Verschwinden die Instrumente des Denkens, kann eine gut entwickelte Gemütsseele mit ihren Frömmigkeits- und Ehrfurchtskräften dem Menschen mit Demenz helfen. Eine Verstandesseele ohne gut entwickelte Gemütsseele hingegen bringt einen trockenen Intellektualismus hervor.

Die Verstandes- und Gemütsseele wird also in der griechisch-römischen Zeit entwickelt. Homer beschreibt in seiner *Ilias* die Eroberung Trojas. Diese alte, theokratisch regierte Stadt, in welcher noch das alte mythische Bewusstsein herrscht, wird durch eine List der jüngeren Griechen erobert. Dies ist ein Bild dafür, dass hier bereits die Verstandesseele, die Fähigkeit des selbstständigen Denkens, ihre Schwingen regt.

Die Erziehung der Seele unter der Führung des Ichs: die Bewusstseinsseele

Zwischen dem 35. und 42. Lebensjahr schließlich wird die Bewusstseinsseele entwickelt. Die Formkräfte aus dem physischen Körper gelangen unter die Führung des Ichs und werden dadurch zu moralischen Kräften umgewandelt, die unseren Willen in Richtung eines sinnvollen und moralisch richtigen Handelns lenken. Dies kann der Mensch nicht ganz aus eigener Kraft, er muss dabei durch «soziale Einrichtungen» unterstützt werden.

Zusammenfassung

Erde	Steine, Mineralien	absoluter Raum, keine Entwicklung in der Zeit	physischer Körper
Wasser	Pflanzen	Entwicklung in Raum und Zeit, Wachstum	Ätherleib
Luft	Tiere	Die Seele entsteht. Sie ist die Brücke zwischen unserer Innenwelt und der Außenwelt. Es gibt Begierden, Schmerz, Gefühl, Bewegung. Das Bewusstsein entsteht	Astralleib
Wärme	Mensch	Der Mensch stellt sich der Welt mit Selbstbewusstsein gegenüber. Er bezeichnet sich als Ich. Keine Spezialisierung. Instinktarm. Moralisches Wesen, Abwägung von Gut und Böse. Kultur schaffend	Ich-Organisation

Am Kind bilden während der ersten Lebensjahre der Ätherleib, der Seelenleib und die Ich-Organisation. In dieser Phase steht die Aufgabe des «Bauens» im Vordergrund, das Bewusstsein ist nur in begrenztem Maße anwesend. Um das 6. Jahr herum wird ein Teil der Lebenskräfte aus dem Kopfbereich frei. Diese Lebenskräfte werden vom Ich dazu verwendet, das Denken auszubilden. Je älter das Kind wird, umso mehr Lebenskräfte, Seelenkräfte und Kräfte aus dem physischen Leib werden frei. Diese frei gewordenen Kräfte werden vom Ich ergriffen und zu dem gestaltet, was wir die menschliche Seele nennen.

Doch wie entsteht nun eine Erinnerung? Nach regulärer Auffassung werden Erinnerungen im Gehirn durch den Hippocampus verwaltet. Die anthroposophische Sichtweise geht davon aus, dass der gesamte Körper eine Rolle beim Gedächtnis spielt und die Erinnerungen im Körper gespeichert werden müssen. Im Folgenden wollen wir zunächst die gängige medizinische Sicht und danach die anthroposophische Sicht darstellen.

Erinnerungsbildung nach gängiger Auffassung

Wir unterscheiden zwei Arten von Gedächtnis: das Kurzzeitgedächtnis und das Langzeitgedächtnis. Das Kurzzeitgedächtnis ist ein «Arbeitsgedächtnis», in welchem eine Erinnerung einige Sekunden lang festgehalten wird. Zum Beispiel, wenn wir gerade eine Telefonnummer gehört haben, deren Ziffern uns noch im Ohr nachklingen. Wollen wir uns die Nummer jedoch wirklich merken, müssen wir uns die Ziffern einprägen. In diesem Moment kommt der Hippocampus ins Spiel, und dabei werden, nach gängiger Auffassung, die Inhalte des Kurzzeitgedächtnisses in das Langzeitgedächtnis überführt. Demenzkranke haben im Allgemeinen ein gut funktionierendes Kurzzeit- oder Arbeitsgedächtnis, weswegen Unterhaltungen und Gespräche noch möglich sind. Doch fünf Minuten später kann der Betreffende das Gespräch bereits wieder vergessen haben.

Hierzu ein konkretes Beispiel: Stellen wir uns vor, wir nehmen mit unseren Augen eine Blume wahr. Diese Sinnesreize werden in der visuellen Gehirnrinde gespeichert und für Sekundenbruchteile dort festgehalten (Sofortgedächtnis). Danach empfängt der Stirnlappen die entsprechende Information, er speichert sie für den sofortigen Zugriff und koordiniert die Verwendung der Information durch andere Gehirnbereiche (Arbeitsgedächtnis). Dies alles vollzieht sich innerhalb weniger Sekunden. So weit das Kurzzeitgedächtnis. Im Hippocampus werden danach die Inhalte des Kurzzeitgedächtnisses in das Langzeitgedächtnis überführt und daraufhin mit dem Ort verknüpft, wo die Sinnesreize zuerst ankamen, in diesem Falle mit dem visuellen Kortex.[70]

Wir sahen bereits, dass der Hippocampus in der Lage ist, solche Informationen einige Wochen lang festzuhalten. Die gängige Auffassung geht davon aus, dass das Gehirn der Ort ist, wo alle Erinnerungen verankert werden.

Erinnerungsbildung nach anthroposophischer Auffassung

Die folgenden Ausführungen über die Einprägung von Erinnerungen in das Welten- und Körpergedächtnis basieren im Wesentlichen auf den geisteswissenschaftlichen Forschungen Rudolf Steiners. Was hier nur verkürzt dargestellt werden kann, findet sich ausführlich in seinem Vortrag über «Das innere Weltsystem» des Menschen vom 23. März 1911.[71]

In seinem Buch «Wie erlangt man Erkenntnisse der höheren Welten?» beschreibt Steiner zudem einen Meditationsweg, den jeder Mensch bei voller Aufrechterhaltung seines Bewusstseins gehen kann, um zu Erkenntnissen höherer Welten zu gelangen. Mit diesen «höheren Welten» sind beispielsweise die nicht-sichtbaren geistigen Kräfte gemeint, die in Stein, Pflanze, Tier und Mensch wirksam sind. Steiner selbst ist diesen Weg gegangen und gibt im erwähnten Buch eine detaillierte Anleitung dazu, sodass jeder seine geisteswissenschaftlichen Forschungsergebnisse grundsätzlich überprüfen kann.

Das Zwischenhirn

Wir kehren zu unserem Beispiel zurück. Durch das Ich werden unsere Aufmerksamkeit und unsere Konzentration auf eine Blume gelenkt. Der Eindruck dieser Blume wird von der Seele (dem Astralleib) verarbeitet. Der Astralleib stellt das Bild der Blume in einen Kontext und kann dann ein Urteil darüber fällen. Zum Beispiel: Es handelt sich um eine schöne rote Tulpe. Doch um diese Blume als Langzeiterinnerung zu speichern, muss die zunächst flüchtige Erinnerung (Kurzzeitgedächtnis) dem Ätherleib eingeprägt werden. Bei der Einprägung spielen das Zwischenhirn und dort insbesondere die Epiphyse und die Hypophyse eine wichtige Rolle.

Wir sind dem Zwischenhirn als dem möglichen Ort der Einprägung bereits bei der Erwähnung des Korsakow-Syndroms begegnet (siehe Seite 82 f.). Dieses Syndrom entsteht durch Alkoholmissbrauch in Verbindung mit Mangelernährung, wodurch es zu einem schweren Thiaminmangel (Vitamin-B_1-Mangel) kommt.

Ein Thiaminmangel kann Blutungen im Zwischenhirn auslösen, in deren Folge eine akute Demenz auftreten kann.[72] Diese akute Demenz entsteht, weil die Fähigkeit zur Einprägung verloren geht. Neben dem Hippocampus spielt also das Zwischenhirn eine wesentliche Rolle bei der Einprägung. Dies ist keine abwegige Vorstellung. Denn wenn wir davon ausgehen, dass das Gedächtnis kein Gehirngedächtnis, sondern ein Körpergedächtnis ist, wobei die Erinnerungen an den Oberflächen der Organe gespeichert werden (siehe Seite 103 ff.), so muss es ein Verbindungsorgan zwischen Gehirn (Wahrnehmung) und Körperorganen (Stoffwechsel) geben.

Die Hypophyse ist das Organ, in welchem das Nervensystem (Zwischenhirnboden) und der vitale Stoffwechsel (Urdarm) einander begegnen (siehe Kapitel 10, Seite 114 ff.). Wenn es irgendwo im Körper eine Schaltstelle gibt, wo gehirngebundene Gedanken auf die Lebenskräfte der Organe übertragen werden können, so in der Hypophyse.

Doch zunächst muss das Gehirn für seine Funktion als Träger von Sinneseindrücken und Gedanken geeignet gemacht werden.

Das Befreien und Verselbstständigen des Lebensleibs

Auf welche Weise wird das Gehirn dazu befähigt, als Träger des (Selbst-)Bewusstseins und als Instrument des Denkens fungieren zu können?

Um Träger des Bewusstseins zu werden, muss sich ein Teil des Seelenleibes (Astralleib) vom Gehirn lösen. Wir sahen bereits, dass sich das Gehirn als Organ dafür eignet. Würde sich die Seele an anderer Stelle im Körper zu stark lösen, würde dort Schmerz entstehen. Drücken Sie einmal fest auf einen Muskel. Sie erzeugen damit vorübergehend eine blutleere Stelle und Schmerz. Schmerz ist Bewusstsein an der falschen Stelle im Körper, und dieser Schmerz ist Ausdruck des Strebens der Seele, sich wieder mit dem Lebensleib zu verbinden.

Um folglich das Gehirn zum Instrument des Denkens zu machen, muss sich ein Teil des Lebensleibs von ihm lösen. Dies geschieht in der Zeit des Zahnwechsels. Der Lebensleib ist ein *Zeitleib*. (Dies wurde bereits bei der

Betrachtung der vier Wesensglieder ausgeführt, siehe die Übersicht auf Seite 137). In dem Augenblick, in welchem sich der Lebensleib vom Gehirn löst, verselbstständigt und vom Kind bearbeitet wird, ist dieses imstande, in seinem Kopf durch Zeit und Raum zu reisen. Darüber hinaus ist das Kind nun fähig, feststehende Bilder loszulassen, und es erhält – mittels des frei gewordenen Lebensleibs – Zugang zur kosmischen Ideenwelt. Eines der Organe, die uns in Verbindung mit dieser Ideenwelt bringen, ist die Epiphyse.

Epiphyse und Hypophyse: zwei notwendige Organe zur Fixierung von Sinneseindrücken und Gedanken im Organgedächtnis

Das Herz ist das Zentrum des menschlichen Ätherleibs. Vom Herzen ausgehend werden aus dem Blut fortwährend Lebenskräfte frei. Das Blut dematerialisiert, es wird «ätherisiert».[73] Die frei gewordenen Lebenskräfte steigen vom Herz zur Epiphyse empor und umströmen sie. Die von uns aufgenommenen Sinneseindrücke und Gedanken beeinflussen diese aufsteigenden Lebenskräfte und verwandeln den aufsteigenden Strom.

In Kapitel 10 begegneten wir Epiphyse und Hypophyse als wechselseitigen Gegenspielern. Die Epiphyse ist ein Sinnesorgan, das stark auf Licht reagiert. Wenn das Licht abnimmt, übersetzt sich dies in eine erhöhte Melatoninproduktion, und dadurch kommt es zu einer erhöhten Melatoninkonzentration im Blut. Das Melatonin sorgt für einen ausgeglichenen Tag-und-Nacht-Rhythmus der einzelnen Organe. Die Epiphyse bewirkt gewissermaßen, dass unser Körper auf den kosmischen Rhythmus lauscht. Sie ist kosmisch orientiert;[74] würde sie alleine das Regiment führen, würde die Pubertät niemals eintreten (siehe Seite 123 ff.). Die Hypophyse dagegen ist nicht kosmisch, sondern auf die Erde hin orientiert. Sie regelt das Wachstum (Wachstumshormon), den Wärmehaushalt (Schilddrüsenhormon), den Wasserhaushalt (Antidiuretisches Hormon) und das Eintreten der Pubertät (Eizellen-förderndes beziehungsweise Follikel-stimulierendes Hormon). Die Hypophyse bestimmt also, in welchem Maße die Seelen- und Lebenskräfte an den irdischen Körper gebunden werden.

Auch im Gedächtnis, dem Bereich, wo die Erinnerungen festgehalten werden, sind die beiden Organe Antagonisten: die kosmische Epiphyse, die einen vom Herzen ausgehenden – durch Gedanken und Sinneseindrücke beeinflussten – *frei werdenden*, lichtstrahlenhaften, wachen Lebensstrom empfängt, und die Hypophyse, die sich mit der *Bindung* der Lebenskräfte zum Zwecke (unter anderem) des Wachstums und der Fortpflanzung beschäftigt. Die Epiphyse kann mithilfe dieser bindenden Kräfte der Hypophyse Gedanken und – an den aufsteigenden, wachen, leuchtenden Lebensstrom aus dem Herzen gebundene – Sinneseindrücke übertragen und den Lebenskräften der Organe einprägen. So entstehen organgebundene Erinnerungen.[75]

Außer im Körpergedächtnis legen wir unsere Gedanken und Vorstellungen auch im Weltengedächtnis ab. Wie bereits erwähnt, ist die Epiphyse eines der Organe, welches möglicherweise eine Rolle bei der Einprägung unserer Erinnerungen in das Weltengedächtnis spielt. Doch es gibt noch eine weitere Möglichkeit, einen Zugang zu diesem Gedächtnis zu erlangen.[76]

Das Nachbild

Im Folgenden schildern wir die sogenannte «Nachbildübung». Bei dieser Übung geht es darum – nachdem wir beispielsweise eine gewisse Zeit lang eine intensiv gelbe Farbfläche fixiert haben –, das physiologische Nachbild, die Farbe Violett, festzuhalten. Durch dieses Nachbild schaffen wir die Möglichkeit, einen Zugang zum Weltengedächtnis zu erlangen.

Stellen Sie sich vor, Sie nehmen Ihr Fahrrad und fahren in die Stadt. Dort kaufen Sie einen mit einer Leinwand bespannten Bilderrahmen. Sie beschaffen sich Filzlappen in den Farben Gelb, Rot, Violett und Blau. Dann besorgen Sie sich einen Diaprojektor. Sie schneiden aus den farbigen Lappen unterschiedliche Formen wie zum Beispiel einen roten Kreis, ein gelbes Dreieck oder ein violettes Rechteck aus. Dann stellen Sie den Projektor auf und schalten ihn ein. Stellen Sie die Leinwand sieben Meter von der Linse entfernt auf. Nun heften Sie den roten Kreis an die Leinwand, setzen sich neben den Projektor und betrachten konzentriert 20 bis 40 Sekunden die Leinwand mit dem roten Filzstück. Bitten Sie dann jemanden, den Stoff wegzunehmen. Sie werden eine wunderbar schwebende, hell aufleuchtende grüne Farbfläche wahrnehmen, die ungefähr 10 Sekunden bleibt und dann immer schwächer wird. Wenn Sie der Reihe nach zuerst hellere und dann dunklere Farben verwenden, werden Sie bemerken, dass das Nachbild umso heller wird, je dunkler die ursprüngliche Farbe ist.

Das Auge «verdaut» das Licht

Stellen Sie sich nun vor, Sie würden gezwungen, über sieben Tage hinweg 24 Stunden lang mit verbundenen Augen herumzulaufen. Danach wird Ihnen das Tuch im hellen Sonnenschein abgenommen. Es ist, als würde Ihnen jemand ins Gesicht schlagen. Das grelle Licht schmerzt Ihre Augen, und Sie schließen sie sofort. Offenbar ist Ihr Körper, das Auge, nicht mehr daran gewöhnt, das Licht zu «verdauen».

«Verdauen» bedeutet, dass dem Licht eine Kraft entgegengesetzt wird. Alles, was wir Menschen aufnehmen, muss verdaut werden. Die Außenwelt darf nicht unverdaut in uns eindringen. Auch alle anderen Sinneseindrücke werden verdaut und begegnen dabei einer Gegenkraft. Diese Gegenkraft ist der Lebensleib (Ätherleib) des Menschen. Es ist dieser Lebensleib, der die hellen Komplementärfarben erzeugt.

Mit jedem Blick, jedem Ton, strömt Geistiges in uns ein

Rudolf Steiner weist darauf hin, dass die Begegnung mit dem Wirken der aufbauenden Naturwesen (den Weltengedanken oder der Weltenseele) heute nicht mehr auf dem Weg über die Atmung stattfindet, sondern über die Sinnesorgane.[77]

In der altindischen Kultur spielte die Praxis des Yoga eine wichtige Rolle. Dabei ging es darum, durch Körperhaltung und Atmung eine so starke Kontrolle über Geist, Gefühl und Körper auszubilden, dass eine Vereinigung mit dem Göttlichen erreicht wurde. Dass in alten Zeiten die Atmung im Zentrum stand, hing damit zusammen, dass damals die Luft noch beseelt war. Mit jedem Atemzug verbanden sich die objektiven Weltengedanken, die Weltenseele, mit dem menschlichen Innern. Diese Beseelung der Luft gibt es heute nicht mehr. Die Atmung ist nicht mehr das Instrument, durch das wir im Innern zu einer Begegnung mit den Weltengedanken gelangen können, mit den objektiv-aufbauenden Kräften der Welt.

Wie können wir der Weltenseele, den aufbauenden Kräften, heute begegnen? Der Weltenseele begegnen wir durch die Sinneseindrücke, die wir aufnehmen. Dies kann, so Rudolf Steiner, als die echte «Michaelkultur»[78] bezeichnet werden: sich dessen bewusst zu sein, dass in jedem Blick, mit jedem Ton, den wir hören, das Geistige in uns einströmt und wir uns zugleich seelisch in die Welt verströmen. Gelingt dies, haben wir uns ein Bewusstsein errungen, das die Menschheit in der Zukunft brauchen wird. Dies muss das Ziel werden: *sich dessen bewusst zu werden, dass in den Sinneseindrücken die Weltenseele als objektive Tatsache in uns einströmt und dort unserem Menschenwollen begegnet.* In das konkrete Leben übersetzt bedeutet dies: Wenn ich eine rote Farbe betrachte, so strömt der Weltengedanke, der in dieser roten Farbe verborgen ist, in mich ein. Ich schließe meine Augen und erfahre das Nachbild. Dieses Nachbild und mein Festhalten dieses Nachbilds sind eine bewusste Aktivität des menschlichen Willens – das Subjektive begegnet dem Objektiven: Objektiver Weltengedanke und subjektiver Menschenwille durchdringen einander in der beschriebenen Erfahrung.

Das Weltengedächtnis

Doch wir müssen uns auch klarmachen, so Rudolf Steiner, dass dieses Nachbild, das durch die Kraft unseres Ätherleibs zustande kommt, sich auch in das Weltengedächtnis einschreibt. Diese Nachbilder betreffen nicht nur alle Sinneseindrücke, sondern auch Gefühle und Handlungen. Alle Seelenerlebnisse haben ein Nachbild, und diese Nachbilder lösen sich auf und schreiben sich in das Weltengedächtnis ein.

Ein Beispiel: Wir sind verärgert, wütend. Diese Wut erzeugt ein Nachbild im Ätherleib, welches sich auflöst und in das Weltengedächtnis einschreibt. Dies überrascht nicht – bereits im Kapitel über die Nahtoderfahrungen wurde deutlich, dass ein Mensch nach Herzstillstand, dessen Gehirn nicht mehr regulär arbeitet, sein gesamtes Leben wie ein großes Panorama vor sich sieht (siehe Seite 99). Zugleich erlebt dieser Mensch all seine guten und schlechten Taten aus der Perspektive des anderen, seines Gegenübers. Man spricht hier auch von der «Gegenbiografie». Es ist das Weltengedächtnis, das die klinisch Toten als Lebenspanorama und Gegenbiografie zurückspiegeln.

So kann deutlich werden, dass der Mensch Zugang zu zwei Gedächtnisarten hat: zum einen das an den physischen Körper gebundene Gedächtnis, in dem wir unsere Erinnerungen speichern; ferner ein zweites Gedächtnis, das Weltengedächtnis. In diesem Weltengedächtnis werden all unsere Erfahrungen, Gedanken, und Gefühle aufbewahrt. Den aktiven Zugang zu diesem Weltengedächtnis können wir durch die Erzeugung von Nachbildern üben.

Der Zugang zum Weltengedächtnis

So selbstverständlich wir aus unserem eigenen, persönlichen Gedächtnis schöpfen, so mühsam ist dies beim Weltengedächtnis. Zu jeder Wahrnehmung gehört ein Nachbild. Dieses Nachbild wird schwächer und schwächer und geht schließlich ins Weltengedächtnis über. Die Übung besteht nun darin, dieses Nachbild bewusst, willentlich festhalten zu lernen. Denn über das Nachbild stellen wir einen Zugang zum Weltengedächtnis her. Das Erzeugen eines Nachbilds von einem farbigen Stück Filz ist nicht so schwierig, schwieriger wird es jedoch, wenn es darum geht, das Nachbild eines Tisches, einer Uhr, eines Kleides festzuhalten. Solche Gegenstände nehmen wir häufig nicht mehr in allen Einzelheiten wahr. Wer kann am Ende des Tages noch eine exakte Beschreibung geben, welche Kleidung seine Frau, seine Tochter oder sein Sohn am Morgen getragen hat? Es gelingt uns häufig nicht, weil wir nicht mehr wach wahrnehmen. Wir beobachten nicht mehr so unbefangen wie ein Kind. Wenn wir etwas sehen, verknüpfen wir es sofort mit Begriffen. Dies tun wir, damit wir uns – beispielsweise – nicht in den vielen Details der bunt karierten Tischdecke verlieren, die wir betrachten. Es genügt uns zu wissen, dass es sich um eine Tischdecke handelt.

Leider führt diese Art die Dinge wahrzunehmen dazu, dass wir nicht mehr so recht zu einem Bewusstsein des Nachbilds gelangen können. Den Zugang zum Weltengedächtnis können wir verbessern, indem wir unsere Wahrnehmung von der toten Begrifflichkeit lösen. Auf diese Weise erhöhen wir die Qualität des Nachbilds, und dadurch wird auch die Kontaktaufnahme mit dem Weltengedächtnis verbessert.

> Gerade der Demenzkranke wird durch den Verlust seines Denk-Instrumentariums in andere Seelenbereiche zurückgeworfen. Beim gesunden Erwachsenen schiebt sich stets der Verstand mit seinen Begriffen vor die eigentliche Wahrnehmung. Der Demenzkranke verliert die Möglichkeit, die Welt mithilfe von Begriffen zu sehen und zu ordnen. Dadurch wird für ihn die Welt hinter den Begriffen sichtbar, und das Nachbild wird stärker. Und genau diese Wahrnehmungsqualität ist es, die, wenn sie auf die richtige Weise begleitet wird, den Demenzkranken in seiner Entwicklung weiterbringen kann. Der Einsatz künstlerischer Mittel bei Demenz kann dann besonders fruchtbar sein.

Zusammenfassung

Die dreischichtige Funktionsweise unseres Gedächtnisses, die Erfahrungen bei Organtransplantationen und die Zeugnisse von Nahtoderfahrungen weisen darauf hin, dass unser gesamter Körper an der Speicherung von Erinnerungen beteiligt ist. Hypophyse und Epiphyse sind Organe, die eine wichtige Rolle bei der Einprägung von Erinnerungen in den Körper spielen. Zugleich fügen wir unsere Erfahrungen, Willensintentionen, Gedanken und Gefühle mittels des Nachbilds dem Weltengedächtnis hinzu. Möglicherweise spielt die Epiphyse auch dabei eine Rolle.

So kommen wir zu einem anderen Menschenbild: Das Ich des Menschen ist durch das Nachbild mit dem kosmischen Gedächtnis verbunden und durch die Erinnerungen mit den Körperorganen.

Unser ganzer Körper erscheint wiederum beseelt.

Die gängige Sicht, derzufolge nur das Gehirn der Sitz unserer Persönlichkeit, unserer Biografie, unserer Seele und unseres Ichs sei, gerät ins Wanken.

Gibt es ein Menschenbild, in welchem wiederum der ganze Mensch als Wohnstätte der Seele und des Ichs betrachtet wird? Im nächsten Kapitel gehen wir auf diese Frage ein.

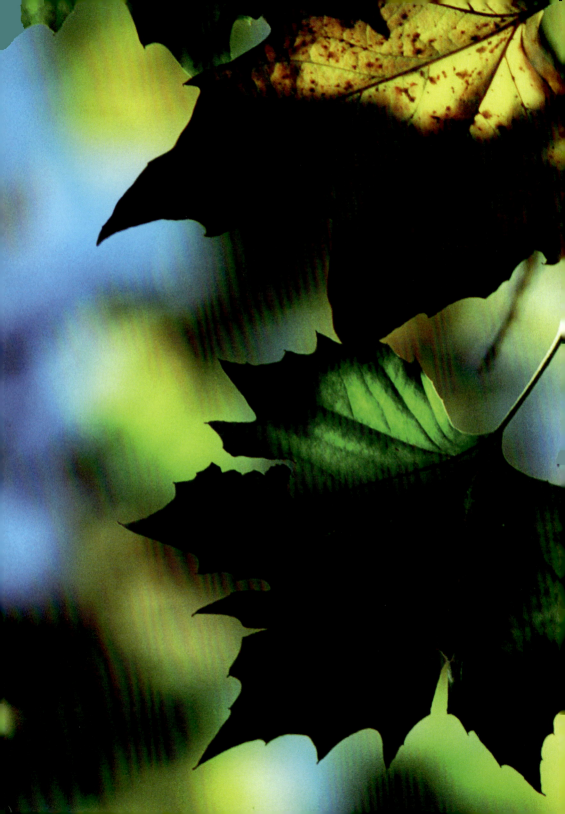

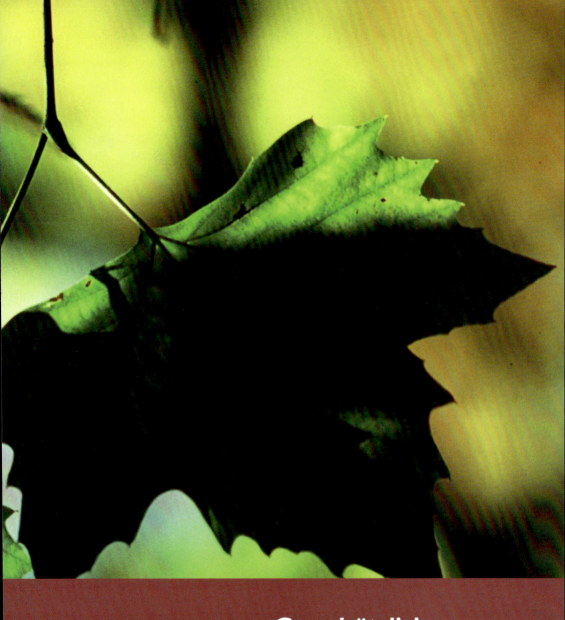

12 Grundsätzliches zur Komplementärmedizin

Unsere Erinnerungen gestalten unsere Biografie. Die Biografie ist die Basis unseres Ich-Erlebens. Unsere Erinnerungen werden nicht im Gehirn festgehalten, sondern an der Oberfläche der Körperorgane. Unser Gedächtnis ist ein Körpergedächtnis, und jedes Mal, wenn wir uns an etwas erinnern, sind unsere Organe daran beteiligt. So ist der ganze Körper beseelt. Wir lassen damit die gängige Auffassung hinter uns, dass Seele und Geist nur im Kopf zu finden seien. Dieses neue Menschenbild führt zu einer erweiterten (komplementären) Medizin mit neuen, ergänzenden Therapieansätzen auch für die Demenzkrankheit.

Ich möchte in diesem Kapitel den Versuch machen, die Ausgangspunkte der Schulmedizin und der Komplementärmedizin einander gegenüberzustellen.

Die Schulmedizin beruht auf einer anderen wissenschaftlichen Basis: Sie beginnt bei der Physis, der Materie, und versucht den Menschen aus den materiellen Vorgängen zu erklären. So kommt es zu Erklärungsmodellen von Krankheiten, bei denen Leben, Seele und Geist gewissermaßen «Nebenprodukte» der Materie sind.

Neben diesen Ansatz werde ich die anthroposophische Medizin stellen, die von Leben, Seele und Geist ausgeht und diesen die Materie unterordnet. Die anthroposophische Medizin ist eine Komplementärmedizin. Sie ist keine «bessere» Medizin, sie ist eine Ergänzung, die niemals die Schulmedizin ersetzt.

Zum Schluss noch ein Hinweis: Wenn ich über die naturwissenschaftlichen Ausgangspunkte der Schulmedizin schreibe und darauf hinweise, dass ich in deren Erklärungsmodellen Geist, Seele und Leben vermisse, so will ich damit keinesfalls sagen, dass die auf dieser Basis arbeitenden Ärzte, Krankenschwestern und Therapeuten ihren Patienten und ihrer Arbeit nicht mit Herz und Seele dienen würden. Sie verfügen in hohem Maße über solche Qualitäten und lassen sie in vollem Umfang in ihre Arbeit einfließen.

Der Kranke oder die Krankheit?

Die durchschnittliche Zeit, die ein voll ausgelasteter Hausarzt für seine Patienten zur Verfügung hat, beträgt sieben Minuten. In einer so kurzen Zeitspanne ist es unmöglich, dem Kranken wirklich zu begegnen. Notgedrungen muss sich der Hausarzt auf die Krankheit als solche beschränken. Sie lässt sich statistisch und experimentell fassen, und es gibt eine Standardbehandlung dafür. Um hingegen den Kranken wirklich kennenzulernen, wäre viel mehr Zeit nötig. Hier handelt es sich schließlich darum, *den Menschen* kennenzulernen, der erkrankt ist. Und der kranke Mensch lässt sich nicht in das Schema einer Standardbehandlung pressen.

Nehmen wir einmal an, Sie bekommen Rheuma. Die Schulmedizin wird die Ursache der Erkrankung im physischen Körper suchen und entzündungshemmende Medikamente verschreiben. Bleibt es dabei und findet keinerlei Gespräch mit Ihnen über Ihre körperliche Verfassung, Ihre Gewohnheiten, Ihre Biografie und Ihren geistigen Zustand statt, so negiert die Schulmedizin den ganzen Menschen und beschränkt sich auf den physischen Körper. Das heißt, sie negiert in diesem Moment die «Besatzung» und den Kapitän, die diesen Körper bewohnen, das Ich, den Seelenleib und den Lebensleib.

Die Komplementärmedizin wird bei einer Krankheit wie Rheuma auch die «Bewohner» des physischen Körpers in Betracht ziehen. Kann sich der Mensch beispielsweise für das, was er im täglichen Leben tut, erwärmen und begeistern? (Diese Frage betrifft das Ich; die mögliche Therapie könnte ein biografisches Gespräch sein.) Besteht ein gutes Gleichgewicht zwischen Innen- und Außenwelt, oder lebt der Betreffende zu stark in dem, was er noch erledigen muss, seinen Pflichten? (Dies betrifft die Seele; die mögliche Therapie: Mindfulness.[79]) Besteht eine gute Verfassung und Pflege des physischen Körpers (dies betrifft den Lebensleib und den physischen Leib; mögliche Therapie: die Einführung von festen Rhythmen im Tages- und Wochenverlauf, Schlafhygiene, Konditionsverbesserung, mehr Aufmerksamkeit für die Nahrung und die Umstände der Nahrungsaufnahme).

Beim anthroposophischen Ansatz wird nicht nur *bewusst* an der Krankheit gearbeitet, sondern auch auf der *unbewussten* Ebene. Die Krankheit ist hier nicht etwas, das sich «außerhalb von uns» abspielt, sondern der Komplementärmediziner betrachtet sie als etwas, das mit dem erkrankten Menschen unmittelbar zusammenhängt; dieser trägt selbst eine Verantwortung dafür. Sie sorgt für ein zusätzliches Bewusstseinsmoment, einen Ansporn für die «Besatzung», einen Anlass, sich die Frage zu stellen: Liege ich mit meinem Leben auf dem richtigen Kurs?

Die Komplementärmedizin umfasst unterschiedliche Richtungen. Im Folgenden werde ich den anthroposophischen Ansatz näher ausarbeiten.

Die «Kommunikationsstörung» zwischen konventioneller und alternativer Medizin

Ich-Organisation	Psyche
Seelenleib oder Astralleib	
Lebensleib oder Ätherleib	physischer Leib
physischer Leib	

Dieses Schema gibt die «Kommunikationsstörung» wieder, die zwischen der konventionellen Medizin und der alternativen oder Komplementärmedizin herrscht. Die Anthroposophie unterscheidet, wie wir bereits im vorigen Kapitel sahen, vier sogenannte Wesensglieder, den physischen Leib, den Lebensleib, den Seelenleib und die Ich-Organisation.

Die Schulmedizin unterscheidet Körper und Psyche, doch sie befasst sich überwiegend mit der Untersuchung des physischen Körpers auf naturwissenschaftlicher Basis.

Auf der Ebene des physischen Körpers, also bei all demjenigen, was wir in beiden Lagern bei Krankheiten und Abnormitäten sehen, fühlen und tasten, können wir uns nicht missverstehen, wir sprechen dieselbe Sprache. Doch sobald wir über den Ort diskutieren, wo die Krankheit ihren Ursprung hat, wird die Schulmedizin die Ursache im physischen Körper suchen. Die anthroposophische Medizin jedoch sucht die Ursache in den höheren Wesensgliedern.

Die konventionelle Medizin hat ihre Grundlage in den Naturwissenschaften. Charakteristisch für das naturwissenschaftliche Denken ist der analytische und reduzierende Blick. Es handelt sich um eine Wissenschaft, die das Leben, das heißt auch den Menschen, in letzter Konsequenz auf nichts anderes als die Zelle, die DNA, das Molekül reduzieren möchte. Diese Sichtweise, dass der Mensch «nichts anderes als das» («nothing but») sei, wird auch polemisch als «nothing butterism»[80] kritisiert.

Durch diesen detaillistischen, sezierenden Blick landen wir letztlich bei den Bausteinen des Lebens wie zum Beispiel der DNA, doch wir verlieren die Gesamtheit, die Form aus dem Auge. So kann ein begeisterter Biologe zu dem Schluss kommen, dass die DNA einer Maus eine «durchaus hohe»

Übereinstimmung mit der des Menschen aufweist (Maus und Mensch haben etwa 80 % ihrer Gene gemeinsam, so die Zeitschrift *Nature*[81]). Diese Logik ist so, als würde man jemandem einen Stein aus einem Reihenhaus zeigen und danach ein Bruchstück von Schloss Neuschwanstein. «Sehen Sie», würde ich dann sagen, «beides sind Steine, und unter dieser Perspektive unterscheidet sich mein Häuschen eigentlich gar nicht so sehr von Schloss Neuschwanstein, ja sie sind sich eigentlich ziemlich ähnlich.» Aus dieser Perspektive wird der Baustein wichtiger als der Architekt. Durch den detaillistischen Ansatz spielt in der Medizin das Eiweiß des Körpers eine wichtigere Rolle als der Mensch, der diesen Körper «bewohnt».

Dieser Betrachtungsweise begegnen wir zum ersten Mal bei Francis Bacon (1561–1626), dem Begründer des Empirismus. Bacon misstraut den subjektiv gefärbten Sinneswahrnehmungen und fordert, die mechanische Erfassung der Sinneswelt durch entsprechende Instrumente solle möglichst die einzige Erkenntnisquelle über die Wirklichkeit darstellen. Das menschliche Denken muss von Irrtümern und möglichen Fehlerquellen befreit werden, um einwandfrei wirken zu können. In seinem wissenschaftstheoretischen Hauptwerk *Novum Organum* («Neues Organon») fordert Bacon, die Natur «auf die Streckbank zu spannen». So könne das Buch der Natur neu gelesen werden, und wir gelangten zu einer Erkenntnis von Krankheit und Verfall. Um dieses Ziel zu erreichen, sagt Bacon, müssten Experimente durchgeführt werden, um die Natur in ihrer freien Verfassung, ihrer unfreien Verfassung und ihrer degenerierten Verfassung studieren zu können. Bacon hat absolut kein Vertrauen in die menschlichen Sinne: «Aber das größte Hemmnis und der größte Anlass zu Irrtümern kommt dem menschlichen Verstand von dem Staunen, von der Ohnmacht und von den Täuschungen der Sinne [...] Der menschliche Verstand gleicht einem Spiegel mit unebener Fläche für die Strahlen der Gegenstände, welcher seine Natur mit der der Letzteren vermengt, sie entstellt und verunreinigt.»

Bacon war auf der Suche nach objektiven Wahrnehmungsinstrumenten, Instrumenten, die außerhalb des Menschen liegen, sodass dieser die Wahrnehmung nicht trüben kann. Dabei ist zu beachten, dass es nicht die Sinne sind, die die Wahrnehmung trüben, sondern dass es der Mensch ist, der die Signale seiner Sinne interpretiert, indem er der Wahrnehmung urteilend entgegentritt. Selbst wenn der Wissenschaftler ein «objektives» Instrument (beispielsweise ein Mikroskop) vor seine Sinne schiebt, bleibt es doch immer noch derselbe Wissenschaftler, der die Tatsachen, die er wahrnimmt, interpretiert.

Evidence-based medicine

Erst in der ersten Hälfte des 19. Jahrhunderts kann sich diese von Bacon vorgeschlagene experimentelle Physiologie entwickeln. Bis dahin galt die Sichtweise, dass lebendige Wesen von «vitalen Kräften» beherrscht werden. Experimente scheute man bis dahin, man misstraute ihnen, weil durch sie die vitalen Kräfte der Lebewesen gestört werden könnten.

Als Claude Bernard und François Magendie in der ersten Hälfte des 19. Jahrhunderts nachwiesen, dass physiologische Experimente wiederholbar und reproduzierbar waren, und gleichzeitig belegten, dass ihre Experimente Störungen nachwiesen, die bestehenden Krankheiten entsprachen, konnte sich die Experimentalphysiologie als Basis der regulären Naturwissenschaft ausbilden. Zusammen mit der statistischen Epidemiologie stellt die Experimentalphysiologie heute die Grundlage der sogenannten *evidence-based medicine* dar.[82]

Bacon, und damit auch die von ihm initiierte Naturwissenschaft, legt den toten Menschen auf den Seziertisch und analysiert und zerlegt den «vitalen» Menschen bis in die kleinsten Entitäten. Goethe kommentiert das mit dem bekannten Zitat: «Wer will was Lebendigs erkennen und beschreiben, / Sucht erst den Geist heraus zu treiben, / Dann hat er die Teile in seiner Hand, / Fehlt leider! nur das geistige Band.»[83]

So ist die Naturwissenschaft eine Grabes-Wissenschaft geworden. Wenn der Leichnam im Grab liegt, geht er in Verwesung über und zerfällt. Die Naturwissenschaft untersucht primär diesen zerfallenden, toten Körper. Sie legt die kleinsten, vom Leben verlassenen Einheiten unter das Elektronenmikroskop (Zellen, DNA) und versucht dann in diesen kleinen Einheiten die Voraussetzungen für Leben und Krankheit zu finden.[84] Sie ist eine Wissenschaft, die bei der toten, zerfallenden Materie stehen bleibt.

Inzwischen hat sich jedoch auch eine Geisteswissenschaft etablieren können, die ihren Ausgangspunkt beim Lebendigen hat und das Leben selbst erforschen will.[85] Es ist an der Zeit, dieses Gebiet des Lebendigen und insbesondere den Ätherleib näher zu erforschen.

Wo beginnt die Krankheit?

Wir kehren wieder zurück zur Frage nach der Ursache der Demenz. Auf welche Weise betrachten die anthroposophische Medizin und die Schulmedizin die Demenzkrankheit?

Dass bei Krankheiten Abweichungen im physischen Körper beobachtet werden können, braucht nicht diskutiert zu werden. Ob wir jedoch auch die *Ursache* dieser Abweichungen im physischen Körper suchen müssen, ist eine offene Frage.

Die linke Hälfte des Schemas auf Seite 152 zeigt, dass der physische Leib nur ein Teil des menschlichen Körpers ist. Die anthroposophische Auffassung über die Entstehung von Krankheiten besagt: Krankheiten kommen aufgrund störender Einflüsse von jeweils höheren Wesensgliedern als der physische Leib zustande. Bevor sich die Krankheit im physischen Leib manifestiert, ist ihr – in den höheren Wesensgliedern – eine lange Vorbereitungszeit vorausgegangen.

Die Schulmedizin und die Frage nach der Ursache von Krankheiten

Wie bereits ausgeführt, sucht die Schulmedizin die Ursachen von Krankheiten nicht in «höheren» Bereichen des menschlichen Wesens, sondern im physischen Körper. So entnahm beispielsweise Alzheimer zu diesem Zweck seiner Patientin einen Teil des Gehirns, konservierte es, zerschnitt es dann in hauchdünne Scheiben und färbte diese ein. Danach legte er jede Scheibe unter das Mikroskop und studierte sie. Dabei entdeckte er Eiweißablagerungen in und außerhalb der Zelle, die berühmten Plaques und Tangles. Diese Eiweißablagerungen werden seitdem als eine Ursache der Alzheimer-Krankheit angesehen. Die Schulmedizin sucht die Ursache der Alzheimer-Krankheit also im Grunde in einem isolierten Stückchen toter Gehirnmaterie. Ist dieser Ansatz berechtigt?

Nehmen wir einmal an, ein Gebäude stürzt ein und wir erhalten den Auftrag, die Ursache herauszufinden. Wir werden gewiss nicht als Erstes irgendwelche Betonkrümel unter das Mikroskop legen, sondern zunächst die Bauzeichnungen des Architekten und die statischen Berechnungen überprüfen. Nun lässt sich einwenden, dass die Betrachtung eines Betonkrümels unter dem

Mikroskop einiges darüber aussagen kann, ob die verwendete Baumischung richtig war oder nicht. Das stimmt – aber wenn wir auf die Betonmischung blicken, finden wir eine *Folge*, keine Ursache. Die Ursache liegt beim Architekten, bei denjenigen, die den Beton gemischt haben, oder bei den Drahtflechtern.

Die anthroposophische Medizin und die Frage nach den Krankheitsursachen

So blickt die anthroposophische Medizin vor allem auf den Architekten und die «Bauleute» des menschlichen Körpers – das heißt die Ich-Organisation, den Astralleib, den Ätherleib und den physischen Leib – und wird versuchen, diese Wesensglieder neu dazu zu motivieren, ihre Arbeit gut zu tun.

Um beim Gehirn zu bleiben: Das Gehirn besitzt wenig Vitalität und balanciert immer am Rande des Absterbens. Ein Minimum an Leben ist die Voraussetzung dafür, Bewusstsein zu haben. Ein großer Teil des Ätherleibs wird vom Ich für den Denkprozess beansprucht. Ein kleinerer dient dem Aufbau, dem Stoffwechsel des Gehirns. Es besteht ständig die Gefahr, dass Eiweiße aus dem Lebensprozess herausfallen. In dem Augenblick, da sich im Gehirn Eiweiße als Ablagerungen niederschlagen, wissen wir, dass wir das Gehirn vitalisieren müssen. Die Balance im Gehirn hat sich zu stark in Richtung der «toten» Seite verschoben. Erst danach arbeiten wir an der Auflösung, der Abfuhr und der Ausscheidung der Eiweißniederschläge.

Auch in der konventionellen Medizin wird an Heilmitteln gearbeitet, die in der Lage sind, diese Eiweißablagerungen abzuführen. Man versucht dies durch die aktive Immunisierung mit Antikörpern, die von Mäusen stammen, das Beta-Amyloid im Gehirn erkennen und sich daraufhin mit ihm verbinden. Diese Antikörper regen die Immunzellen des Gehirns – die Mikrogliazellen – dazu an, das Eiweiß anzugreifen. Durch eine zu heftige Reaktion des Immunsystems kam es jedoch bei einigen Versuchspatienten zu einer Gehirnentzündung (Encephalitis), weswegen die Versuche vorzeitig beendet werden mussten.[86] Die Vitalisierung des Gehirns hat innerhalb des konventionellen Konzepts keinen hohen Stellenwert.

Die anthroposophische Medizin blickt aus einer anderen Perspektive auf das Organ, in welchem sich das Drama abspielt. Das Gehirn ist, wie geschildert, ein schwach vitales Organ, das über fast keine eigene Energieversorgung verfügt. Es ist abhängig von der Zufuhr fertiger Glukose aus der Leber. Wir lernen das Gehirn somit als ein Organ kennen, das sehr verletzlich ist, weil die Verbindung zwischen Äther- und physischem Leib in ihm nur schwach ist. Die Wesensglieder – Ich-Organisation, Astralleib und Ätherleib – sind im Gehirn ihrer aufbauenden Funktion teilweise enthoben, um dadurch ihre Aufgabe als Träger des (Selbst-)Bewusstseins erfüllen zu können. Es besteht daher die Gefahr, dass gerade beim Älterwerden das Band zwischen den Wesensgliedern und dem Gehirn zu locker wird und Letzteres dadurch frühzeitig altert, was zur Folge hat, dass die Alzheimer-Krankheit auftritt.

In der anthroposophischen Medizin wird es sich bei Gehirnkrankheiten wie der Alzheimer-Krankheit darum handeln, die Wesensglieder (insbesondere den Ätherleib) in ihrer aufbauenden Wirkung zu stimulieren.

Homöopathie bedeutet, Fragen zu stellen

Die geschilderte Kommunikationsproblematik kommt auch in der Wahl der Therapie zum Ausdruck. Die konventionelle Medizin geht davon aus, dass Ursachen und Folgen von Krankheiten im physischen Körper zu finden sind. Sie macht Gebrauch von Substanzen, die ihrer Ansicht nach in den physischen Körper eingreifen. Die anthroposophische Medizin geht vom sogenannten viergliedrigen Menschenbild aus und unterscheidet, wie wir gesehen haben, neben diesem physischen Körper noch drei weitere «Besatzungsmitglieder», den Ätherleib, den Astralleib und die Ich-Organisation, die unter dem Mikroskop nicht sichtbar sind. Diese Wesensglieder sind in erheblichem Maße für die Krankheiten verantwortlich, die sich im physischen Körper manifestieren.

Doch wie korrigieren und beeinflussen wir diese Wesensglieder?

Die konventionelle Medizin arbeitet mit Substanzen, die zwingend, korrigierend oder restituierend wirken. Sie wurden oft aus Erdölderivaten entwickelt. Bei der Zubereitung der anthroposophischen Heilmittel werden häufig homöopathische Herstellungsverfahren eingesetzt. Homöopathische oder anthroposophische Heilmittel haben keinen zwingenden und materiellen Charakter, sondern stellen förmlich eine Frage, formulieren eine Aufforderung an den individuellen Menschen. Diese Mittel stammen aus der lebendigen Natur.

Ein Beispiel kann deutlich machen, was damit gemeint ist. Ich benutze dazu eine metaphorische Schilderung.

Eine Schulklasse stellt einen Organismus dar. In diesem Organismus gibt es Stühle, Tische, Schulranzen, 30 Kinder und einen Lehrer. Die Tische,

Stühle und Taschen sind für mich – bildlich gesprochen – der physische Körper, die Kinder die Wesensglieder und der Lehrer das homöopathische Heilmittel. – Die Lehrer wird weggerufen, und die Kinder sind eine kurze Zeit lang allein im Klassenraum. Schon bald geht es dort drunter und drüber. Tische werden verschoben, einige spielen Fangen, es wird laut. Kurzum, es herrscht Chaos. Dann kommt der Lehrer zurück. Er fordert die Kinder auf, sich zu setzen. Es bewegen sich nun 30 mal 50 Kilo, also 1500 Kilo aufgrund der Frage beziehungsweise Aufforderung des Lehrers zu ihren Stühlen, um sich dort hinzusetzen. Die Schulranzen, Tische und Stühle werden wieder ordentlich zurechtgerückt. Der physische Körper und die Wesensglieder sind durch das Heilmittel – den Lehrer – wieder «in Ordnung gebracht» worden.

Doch wie wirkt dieses Heilmittel? Der Lehrer arbeitet nicht auf der Ebene der materiellen Substanzen – sonst hätte er jedes Kind persönlich herumgezerrt und -geschoben, um es zu seinem Platz zurückzubugsieren. Nein, der Lehrer (als Informationsträger) hat den Kindern durch eine Aufforderung eine Information vermittelt, und diese haben die Information aufgenommen und ihr entsprechend gehandelt. Die chaotische Klasse wurde auf diese Weise wieder «gesund».

Die Homöopathie ist – um den Vergleich weiterzuführen – kein Eingriff am physischen Körper jedes einzelnen Kindes, bis irgendwann alle 30 auf ihren Stühlen sitzen, sondern sie ist wie das Stellen einer Frage an das Ich jedes einzelnen Kindes. Darin besteht ihr Wirkprinzip.

Zugleich macht unser Beispiel deutlich, dass ein Unterschied zwischen der Information als solcher und dem Informationsträger besteht und dass Informationen unabhängig vom Informationsträger übertragen werden können. Das, worum der Lehrer die Kinder bittet, ist materiell nicht greifbar. Seine Frage verändert lediglich «die Form der Luft», die veränderte Luft erreicht das Ohr der Kinder, worauf diese reagieren. Die Kinder erfahren körperlich keine Veränderung.

Information und Informationsträger

Wasser kann in unterschiedlichen Formen auftreten: als Flüssigkeit, als Dampf, Eis oder Schneekristall. Betrachten wir einmal den Schneekristall. Wir bewundern seine prächtige geometrische Architektur. Wenn er schmilzt, verschwindet die Kristallform, der Schnee wird zu Wasser. Wasser kann also

Informationen aufnehmen, durch die es zu einem prächtigen Schneekristall wird. Doch es kann diese Information auch wieder loslassen. Wasser ist hier der Informationsträger, der dafür sorgt, dass aus Wasser Schnee wird. Für den Chemiker macht dies allerdings keinen Unterschied, alle Erscheinungsformen des Wassers werden mit der Formel H_2O wiedergegeben, obwohl sich ganz Wesentliches verändert hat.

In der Homöopathie wird eine Pflanze – zum Beispiel die Kamille – fein zerkleinert, gekocht und dann gefiltert. Dieser Aufguss wird potenziert, um daraus ein homöopathisches Arzneimittel zu bereiten. Der Vorgang läuft folgendermaßen ab: Zu 100 ml der Grundsubstanz werden 900 ml Wasser hinzugefügt. Das Ganze wird 10 Minuten rhythmisch geschüttelt (potenziert). So entsteht die Potenz D1 der Kamille. Der Buchstabe D ist eine Abkürzung für «dezimal»: $1/10$ Muttertinktur verdünnt mit $9/10$ Wasser. Nehmen wir nun wiederum $1/10$ dieser Potenz, fügen wiederum 900 ml Wasser hinzu und schütteln die Lösung wiederum 10 Minuten rhythmisch, entsteht eine D2-Potenz.

Nach Auffassung der konventionellen Wissenschaft enthalten potenzierte Heilmittel jenseits der 24. Dezimalpotenz (D24) keine Moleküle der Ursubstanz mehr; sie seien deswegen wirkungslos. Das stimmt nicht. Denn genau wie Wasser zum Träger von Informationen werden kann, aufgrund derer es sich zu Schneekristallen metamorphosiert, kann es auch zum Träger von Informationen aus Mineral, Pflanze und Tier werden. Die dem Wasser hinzugefügte Information braucht also keineswegs an die Ursubstanz (Mineral, Pflanze, Tier) als Informationsträger gebunden zu sein. Diese Informationen, die aus den verschiedenen Naturreichen stammen, haben nichts Zwingendes, sondern sie stellen dem kranken Menschen eine Frage auf der Ebene der Wesensglieder. Hier wirkt nicht eine Substanz zwingend auf andere Substanzen ein, sondern es handelt sich um nicht-substanzielle Informationen, auf die der Lebensleib, der Seelenleib oder die Ich-Organisation reagieren. Dies ist das Wirkprinzip der Homöopathie.

Die Suche nach dem Geheimnis des natürlichen Lebens

Zu Beginn der Neunzigerjahre des letzten Jahrhunderts starteten der Nahrungsmittelkonzern Nestlé und der Pharmahersteller Hoffmann-LaRoche ein Forschungsprojekt mit dem Ziel, neue Erkenntnisse über das Geheimnis des natürlichen Lebens im weitesten Sinne und im Besonderen zur Frage, wie sich die biologische Qualität von Nahrungsmitteln messen lässt, zu gewinnen. Es handelte sich um eine ergebnisoffene Forschung, das heißt ein Projekt, bei dem alternative Ansätze berücksichtigt wurden, sofern sie etwas über die Geheimnisse des Lebens erzählen konnten. Ferner wurde vereinbart, dass diese sogenannte Somep-Studie (Somep = Soft Medicine Project) nicht an die große Glocke gehängt werden sollte. Denn die beiden Weltfirmen wollten nicht mit dem Sektor der «sanften» oder alternativen Medizin in Verbindung gebracht werden.

In einem Interview berichtet Reto Domeniconi, der damalige Finanzchef des Ernährungskonzerns Nestlé, dass er sich mit der Frage konfrontiert sah, ob sich all die «subjektiven Erlebnisse auf dem Gebiet der Ernährung und Gesundheit auch objektiv darstellen ließen».[87] Diese Objektivität wird von der heutigen Wissenschaft – die auf einer naturwissenschaftlichen Grundlage und nicht auf der Basis des Lebendigen arbeitet – nicht erreicht. Sie kann in einem Getreidekorn die Menge an Fetten, Eiweißen, Zuckern, Vitaminen und Mineralien bestimmen und danach eine quantitative Analyse erstellen. Doch während der Messung ist die Vitalität, die Ordnungskraft des Getreidekorns, verloren gegangen. Legen Sie ein Getreidekorn auf einen Tisch und daneben etwas Mehl. Vergraben sie das Getreidekorn in der Erde. Aus dem Getreidekorn wächst eine Pflanze. Verfahre ich genauso mit dem Mehl, geschieht jedoch nichts. Dennoch besteht für die Naturwissenschaft kein Unterschied zwischen einem Getreidekorn und dem daraus gewonnenen Mehl. Domeniconi begab sich auf die Suche nach dem Unterschied in der Ordnungsqualität zwischen Mehl und Getreidekorn. Diese Qualität wollte er sichtbar machen.

Die Biophotonenforschung

Es wurde bereits darauf hingewiesen, dass neben der *toten Materie* noch drei weitere Naturreiche existieren: das der *lebendigen* Pflanze, des *beseelten* Tieres und des *geistbegabten* Menschen. Das Leben, das sich in reinster Form in der Pflanze beobachten lässt, unterscheidet sich aufgrund einer höheren Ordnungsebene von der toten Materie. Eine Grundvoraussetzung für Leben ist Licht. Die Pflanze baut sich aus Kohlendioxid, Wasser und Licht auf. Doch ist die Photosynthese die einzige Funktion des Lichts?

In den Zwanzigerjahren des letzten Jahrhunderts experimentierte der russische Biologe Alexander Gurwitsch (1874–1954) mit keimenden Zwiebeln und gelangte zu der Auffassung, dass lebende Zellen eine sehr schwache

Lichtstrahlung abgeben. Wenn eine keimende Zwiebelwurzel auf die Wurzelzellen einer anderen Zwiebel ausgerichtet wurde, begann letztere ebenfalls zu keimen. Um eine chemische Beeinflussung über die Luft auszuschließen, wiederholte Gurwitsch seinen Versuch und trennte dabei die beiden Zwiebeln, indem er sie in Quarzglasgefäßen platzierte. Auch diesmal begann die zweite Zwiebel unter Einfluss der bereits keimenden ebenfalls zu keimen. Gurwitsch folgerte daraus, dass zwischen den beiden Zwiebeln ein Informationsaustausch stattfinden musste, und zwar durch Licht im ultravioletten Bereich (denn das sogenannte UV-Licht wird von normalem Glas absorbiert, nicht jedoch von Quarz). Aufgrund des Kalten Krieges erlangten diese Versuche keine Bekanntheit in der westlichen Welt.

Der Biophysiker Fritz-Albert Popp (*1938) griff diese Versuche auf und führte sie fort. Popp ging davon aus, dass der vermutete Austausch von Informationen durch Licht, so er denn tatsächlich stattfand, auch messbar sein musste. Unter seiner Leitung wurde ein Photoelektronen-Vervielfacher entwickelt, mit welchem das Licht, das die eine Zwiebel in Richtung der anderen aussandte, gemessen werden konnte. Aus diesen – nicht unumstrittenen – Messungen ergibt sich, dass es sich hier um eine andere Qualität von Licht handelt als beim von uns normalerweise wahrgenommenen Licht. In Letzterem finden sich alle möglichen Wellenlängen und Farben. Bei dem Licht, das von lebendigen Pflanzen (sowie Tieren und Menschen) ausgesandt wird, handelt es sich um Licht mit einer ganz bestimmten Wellenlänge (dies können Wellen aus der gesamten Bandbreite von Ultraviolett bis Infrarot sein), man spricht auch von «kohärentem Licht». Doch Popp entdeckte noch mehr: Pflanzen kommunizieren miteinander nicht nur durch Licht oder Photonen, sie arbeiten auch mit dem Licht, dem sie ausgesetzt werden. Popp konnte zeigen, dass ein lebendiges Blatt, eine Tomate oder ein Samenkorn, das mit normalem Licht (also ungeordnetem Licht) bestrahlt wird, dieses Licht nicht einfach passiv zurückstrahlt, sondern es verzögert und deutlich geordnet als kohärentes Licht freisetzt. Man spricht hier auch von der *delayed luminescence*.

Es handelt sich also um zwei Qualitäten: Aufgenommenes, ungeordnetes Licht aller Wellenlängen wird von der Pflanze verzögert, geordnet und mit hoher Intensität freigesetzt. Diese *delayed luminescence* erzählt uns etwas über den Ordnungsgrad beziehungsweise die Vitalität der Pflanze. Es zeigt sich, dass vor allem die DNA in der Lage ist, das Licht gewissermaßen aufzusaugen und danach wieder kohärent auszustrahlen. Leben ist Ordnung, und Ordnung benutzt das Licht als Informationsträger.

Ist es das, was Domeniconi suchte? Ist es möglich, die Lebensqualität unserer Nahrung unter anderem an der Fähigkeit abzulesen, wie diese Licht aufnimmt und dann verzögert in einer höher organisierten Form wieder von sich gibt?

Gegenwärtig lassen sich mit der Messmethode von Popp Qualitätsunterschiede zwischen Hühnereiern aus Legebatterien und Freilandeiern oder zwischen Tomaten aus niederländischen Hydrokulturen und sonnengereiften Tomaten aus Marokko nachweisen. Die Tomaten, die aus Marokko stammen, sind in der Lage, das Licht etwas länger festzuhalten und danach kohärent abzugeben. Das heißt, in diesen Tomaten herrscht ein anderer, höherer Ordnungsgrad und somit eine andere Vitalität als in den niederländischen Gewächshaustomaten.

Diese Nahrung wird vom Menschen aufgenommen. Er isst kein Eiweiß, sondern er isst hochgradig geordnete Information. Sein Lebensleib setzt sich mit der Ordnungsqualität der Tomate auseinander und ernährt sich und seine eigene Ordnung mit dieser Information. Minderwertige Nahrung hat einen Einfluss auf die Organisationsqualität und somit auf den Lebensleib des Menschen.

Zusammenfassung

Eine Pflanze wächst und bildet ihre Gestalt mithilfe des Lichts. Sie nimmt fortwährend Licht auf, und sie strahlt dieses Licht wieder aus. Das ausgesandte Licht wird verzögert freigegeben und dann als kohärentes Licht bezeichnet. Es ist Licht mit einer höheren Qualität: Es besitzt nur eine bestimmte Wellenlänge, die Photonen schwingen alle gleich. Die Pflanze, aber auch das Tier und der Mensch saugen ständig Licht auf und geben dieses Licht verzögert als höherwertiges Licht wieder ab. Je nach Ordnungsqualität der Pflanze, des Tieres oder des Menschen wird das aufgenommene Licht anders empfangen und verarbeitet.

Die Pflanze kennt nur Wachstum und Aufbau, sie hat kein Bewusstsein. Bewusstsein setzt nicht nur Aufbau, sondern auch Zerfall voraus. Im Verlauf eines Tages treiben wir Raubbau (beispielsweise) an unserer Leber. In der Leber werden Eiweiße, Fette und vor allem Zucker in Form von Glykogen abgebaut. Nachts, wenn wir schlafen, beginnt die Leber wieder mit ihrer aufbauenden Tätigkeit. Glykogen wird aufs Neue gespeichert, und wir können tatsächlich beobachten, dass die Leber dabei etwas größer wird.

Zusammenfassung

> Abbau ist das Zerfallen von Lebenssubstanzen wie Eiweiß, Glykogen oder Fette. Die Abfallstoffe werden auf dem Weg über die Nieren und den Darm ausgeschieden. Die Ordnungskräfte aus diesen Produkten werden dabei als Lichtkräfte freigesetzt. Diese Lichtkräfte dienen dem Denken und somit dem Bewusstsein.

Im nächsten Kapitel werden wir sehen, wie sich der Ätherleib im Laufe des menschlichen Lebens immer stärker von seiner aufbauenden Funktion löst. Doch was geschieht mit den dabei frei werdenden Ordnungskräften? Der Mensch ist schließlich kein welkes Salatblatt, dessen Ordnungsqualität in der Umgebung als Licht erscheint. Was macht der ältere Mensch mit den frei werdenden Licht- oder Ordnungskräften?

Der Mensch nimmt die frei werdenden Lebenskräfte in seine Seelenstruktur auf. Doch dies kann zu Problemen führen. Wenn diese Lebenskräfte beispielsweise aufgrund eines Herzinfarktes abrupt frei werden, müssen sie in die Psyche, die Seele integriert werden. Es ist bekannt, dass Menschen nach einem Herzinfarkt längere Zeit unter düsteren Stimmungen und Depressivität leiden können. Im nächsten Kapitel betrachten wir den Vorgang der Freiwerdung des Ätherleibes in jüngeren Jahren und im Alter.

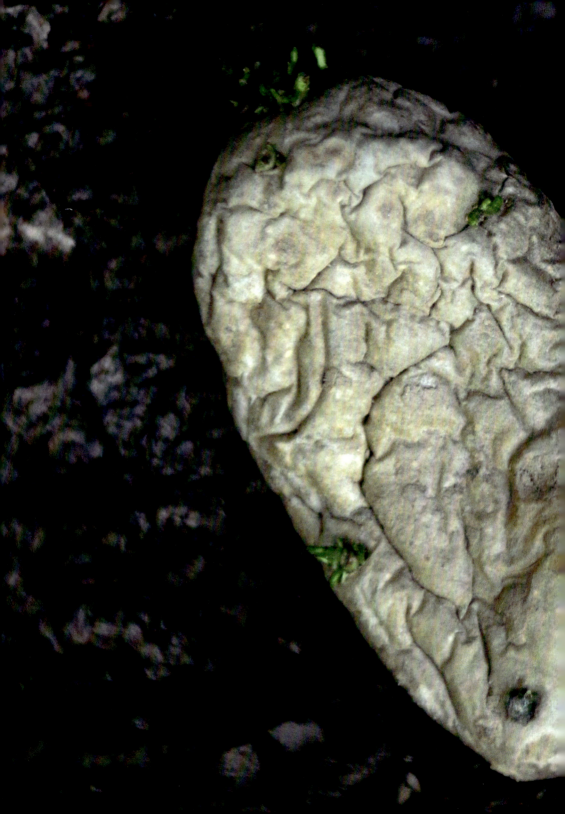

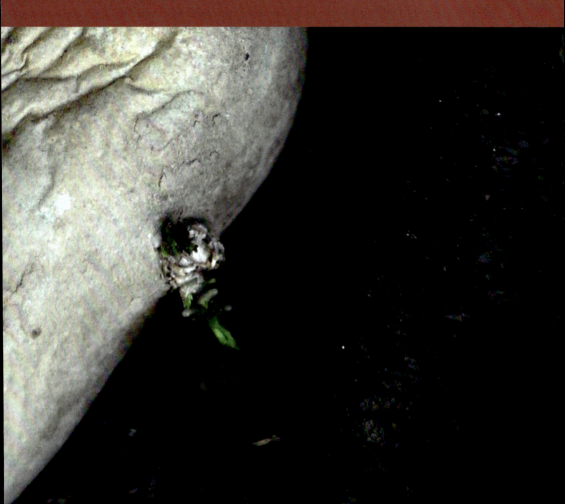

13 Eine neue Sicht auf den menschlichen Alterungsprozess

Wir beginnen mit einer Erzählung aus der griechischen Mythologie. Es ist die Geschichte von Demeter und der Entführung ihrer Tochter Persephone durch Hades, den König der Unterwelt; sie erzählt uns, was der Auftrag des modernen älteren Menschen ist.

Danach werden die Funktion und der Lösungsprozess des Lebensleibs in den verschiedenen Lebensphasen beschrieben.

Das Demeter-Prinzip: fruchtende Keuschheit

Demeter, eine Göttin aus der griechischen Mythologie, ist eine der Wohltäterinnen der Menschheit. Sie lehrte die Menschen das Geheimnis des Ackerbaus und insbesondere den Anbau von Getreide. Nach einer kurzen Verbindung mit Zeus gebar sie eine wunderschöne Tochter mit Namen Persephone. Während sich ihre Mutter um das Gedeihen des Getreides kümmerte, widmete sich Persephone den Blumen des Feldes. Hades, der König der Unterwelt, verliebte sich in die junge Persephone, denn er sehnte sich in seiner dunklen Unterwelt nach einer lieblichen jungen Frau. Er erbat die Zustimmung des obersten Gottes, Zeus, zur Vermählung mit Persephone. Dies überraschte Zeus und brachte ihn in Verlegenheit. Er wusste nicht recht, was er antworten sollte, und in seiner Unentschiedenheit stimmte er nicht ausdrücklich zu, doch er untersagte Hades auch nicht, seinen Plan auszuführen. Hades jedoch fühlte sich durch diese Haltung ermutigt, schließlich hatte Zeus seinen Plan nicht ausdrücklich missbilligt. So bestieg er seinen goldenen Wagen, der von vier schwarzen Pferden gezogen wurde, und begab sich auf direktem Weg in die Oberwelt. Dort überraschte er Persephone und nahm die Widerstrebende mit in sein Reich, die Unterwelt.

Als Persephone nicht mehr vom Feld zurückkehrte, wurde ihre Mutter Demeter von einer heftigen Angst befallen. Neun Tage und Nächte irrte sie über die Erde, auf der Suche nach ihrer Tochter. Schließlich setzte sie sich, nachdem sie die Gestalt einer alten Frau angenommen hatte, müde vor dem Palast des Königs Keleos von Eleusis nieder. Die Töchter des Königs holten sie in den Palast und baten sie, die Amme des neugeborenen Königssohns Demophon zu werden. Demeter stimmte zu und beschloss, dem Kind eine ganz besondere Behandlung zukommen zu lassen. Sie gab ihm keine Nahrung und hielt ihn eines Nachts wie ein Stück Brennholz ins Feuer, um auf diese Weise seine Sterblichkeit aus ihm «herauszubrennen». Die Mutter, Königin Metaneira, entdeckte, was Demeter mit ihrem Kind anstellte. Sie erhob ein großes Geschrei, weil sie dachte, die Amme wolle ihr Kind verbrennen. Diese holte wütend das Kind aus dem Feuer. Im selben Moment war der Zauber gebrochen, und das Kind starb.

In ihrem Schmerz wies die Königin Demeter aus ihrem Palast. Doch beim Verlassen wurde sie von Triptolemos, dem ältesten Sohn des Königs, als Göttin erkannt. Triptolemos hatte ihr eine Neuigkeit mitzuteilen: Er hatte beobachtet, wie ein jammerndes Mädchen von einer dunklen Gestalt entführt worden war. Das konnte kein anderer als Hades gewesen sein. Der Sonnengott Helios bestätigte die Vermutung Demeters. Wütend beschloss Demeter, ab sofort ihre irdischen Aufgaben nicht mehr zu erfüllen, bis ihre Tochter wieder in die Oberwelt zurückgekehrt wäre. Dieser Entschluss hatte katastrophale Folgen: Auf der Erde wuchs und gedieh nichts mehr. Das Korn reifte nicht heran, die Äpfel verkümmerten an den Bäumen, und die Felder blieben kahl. Den Menschen drohten Hungersnöte. Zeus, als oberster Gott, wollte die Menschen nicht verlieren und sah sich zum Eingreifen gezwungen. Er teilte Demeter mit, dass sie ihre Tochter wiederbekäme, falls sie im Totenreich noch keinerlei Nahrung zu sich genommen habe. Hermes, der Bote des Zeus, wurde in die Unterwelt geschickt, um zu überprüfen, ob sie dort bereits etwas gegessen hatte. In ihrer Trauer hatte Persephone die ganze Zeit über geweint und zum Glück noch keinerlei Nahrung zu sich genommen. Deswegen musste Hades sie zähneknirschend gehen lassen. Als sich aber herausstellte, dass Persephone doch sieben Granatapfelkerne verzehrt hatte, entfuhr ihm ein Seufzer der Erleichterung und er schickte sich an, sie wieder zurückzuholen.

Um weiteren Auseinandersetzungen zuvorzukommen, trat Zeus nun als Schiedsrichter auf und gebot, dass Hades Persephone für ein Drittel der Zeit mit zu sich in die Unterwelt nehmen durfte. Zwei Drittel ihrer Zeit sollte sie ihrer Mutter Demeter gehören und in der Oberwelt verbleiben. So entstanden die Jahreszeiten auf der Erde: die Wintermonate, die Persephone in der Unterwelt verbringt und in denen die Natur ruht, und die von Fruchtbarkeit geprägten folgenden Monate des Jahres.

Welche Urbilder verbergen sich hinter dieser Geschichte?

Es handelt sich im Wesentlichen um drei große Bilder. Das erste Bild ist der Raub der Persephone. Persephone steht für die Seele des Menschen. Dieses Bild erzählt uns, dass die menschliche Seele, aufgrund des Raubes durch Hades, sterblich geworden ist.

Im zweiten Bild sehen wir, wie Demeter den Sohn des Königs von Eleusis, Demophon, ins Feuer hält. Sie tut dies, um die Sterblichkeit aus dem Körper des Kindes zu vertreiben. Das Feuer steht für das bewusste Ich, das allmählich die unsterblichen Glieder des menschlichen Wesens – Ätherleib und Astralleib – aus dem Körper «freibrennt».

Das dritte und für uns wichtigste Bild ist jenes, bei dem sich Demeter nach dem Raub der Persephone (das heißt nach dem Sterblichwerden der Seele) von einer jungen, vitalen lebensfrohen Frau in eine alte Frau verwandelt. Demeter hat die vitalen Eroskräfte abgeworfen und die Kräfte des Alters in sich aufgenommen. Diese Alterskräfte erfüllt sie mit ihrem Wesen, wodurch sie fruchtbar werden. Es handelt sich jetzt aber nicht mehr um eine physische, sondern um eine geistige Fruchtbarkeit: eine Fruchtbarkeit im Sinne einer Kreativität, die nicht mehr aus einem Überschuss an Vitalität hervorgeht; eine «fruchtende Keuschheit» oder «keusche Fruchtbarkeit» als Geschenk der großen Göttin an die moderne Menschheit.[88]

Mit dem Raub der Persephone durch Hades wird die Seele sterblich: Die Seele verbindet sich mit einem stofflichen Körper. Wenn der Mensch älter wird, lösen sich Ätherleib und Astralleib unter der Führung des Ichs immer mehr vom physischen Körper. Die frei werdenden Kräfte des Ätherleibs, des Astralleibs und des Ichs bilden die Basis jener fruchtenden Keuschheit. Die frei werdenden Kräfte des Ichs dienen nun nicht mehr der Vitalität des Körpers, sondern der geistigen Entwicklung des älteren Menschen. Dies bezeichne ich als das «Demeter-Prinzip». Überall dort, wo der ältere Mensch versucht, seine Jugend um jeden Preis festzuhalten, indem er zum Beispiel Vitamine und Hormone schluckt, können wir vom «umgekehrten Demeter-Prinzip» sprechen.

Altern: vom Eros-Menschen zum Demeter-Menschen

In einem Vortrag vom 19. August 1911 führt Rudolf Steiner Folgendes aus: «Wenn mit dem Altern des Menschen sich Eros [der dem Menschen das Leben eingeblasen hat; Eros steht für den Bildekräfte- oder Ätherleib, J.-P. v.d.S.] von ihm zurückzieht, dann beginnt wieder der Einfluss der Demeter auf die menschliche Leibesorganisation. Dann kann Demeter in gewisser Beziehung wiederum in die menschliche Leibesorganisation hinein, dann tritt, was Repräsentant der fruchtenden Keuschheit ist, gegenüber der Erosorganisation in den Vordergrund. Und auf ein tiefes Mysterium, auf ein ganz gewaltiges Mysterium im Werden des Menschen werden wir hingewiesen, wenn wir das Altern des Menschen – die Umwandlung der Eroskräfte in die Demeterkräfte – in diesem Sinne verfolgen.»[89]

Dieses Bild steht für den Menschen, der nach seinem 35. Lebensjahr bemerkt, dass die selbstverständliche Vitalität, aus der er bis dahin seine Ideale verwirklichte, abzunehmen beginnt. Diese Vitalität (= Eros) als Kraftquelle versiegt, und er wird nun seine Ideale immer bewusster aus seinem *geistigen Wollen* heraus – und nicht mehr aus den überströmenden Lebenskräften – realisieren müssen. Nach dem 35. Lebensjahr macht Eros zunehmend Platz für Demeter. Das Ergebnis ist ein Mensch, der körperlich altert, weil wiederum ein Teil seines Ätherleibs frei wird. Dieses Freiwerden des Ätherleibs beinhaltet einerseits die *physische* Alterung, doch es bedeutet zugleich auch die Möglichkeit, sich *geistig* weiterzuentwickeln. Gleichzeitig bewirkt diese körperliche Ablösung des Ätherleibs, dass der Zusammenhang zwischen dem physischen Leib und dem Ätherleib als solchem schwächer und das Band zwischen Ätherleib und Astralleib stärker wird, wodurch das *wollende Fühlen* immer mehr zu einem *fühlenden Denken* wird. «Fühlendes Denken» kennzeichnet den älteren Menschen, der mit Humor die Dinge beobachten und sich einlebend zuhören kann, der Abstand zu den Dingen und Ereignissen hat und aus seiner Lebenserfahrung heraus jüngeren Menschen Rat geben kann.

Wir werden dieses Thema im Verlauf dieses Kapitels noch weiter vertiefen.

Altern ist eine Lösung des Ätherleibs

Ich habe etwas zu erwarten. Ich werde dreißig, vierzig, fünfzig, sechzig Jahre alt werden, und indem ich von Jahrzehnt zu Jahrzehnt älter werde, kommt durch das Älterwerden etwas vom Geheimnis des Menschen mir entgegen. Ich habe etwas zu erwarten von dem, dass ich lebe.

Rudolf Steiner[90]

Wollen wir die geistige Entwicklung beim alten Menschen verstehen, so müssen wir die körperliche Entwicklung des alternden Menschen betrachten. Das zentrale Hauptthema dabei ist das Freiwerden des Ätherleibs im Verlauf des gesamten Lebens.

Der Ätherleib entfaltet sich ab dem Zeitpunkt der Geburt in einem Siebenjahres-Rhythmus, in dessen Verlauf er sich immer stärker aus der rein körperaufbauenden Funktion zurückzieht. Um das 7. Jahr herum wird ein Teil des Ätherleibs frei, was sich im Zahnwechsel und der Entwicklung des selbstständigen Denkens ausdrückt. Um das 14. Jahr herum vollzieht sich ein ähnlicher Vorgang im mittleren Bereich des Menschen, dem rhythmischen System, und um das 21. Jahr im Bereich des Stoffwechsels und des Knochensystems. Beim heranwachsenden Kind sehen wir, dass durch das Freiwerden des Ätherleibs in den Organen deren Weisheit zunehmend für die Entwicklung des Denkens benutzt wird. Doch nach dem 35. Jahr nimmt der Ätherleib, der sich nun ein weiteres Mal teilweise aus seiner körperaufbauenden Funktion zurückzieht, eine völlig andere Stellung ein. Dieser «junge Ätherleib» – der jetzt von seiner Aufgabe, die Organe aufzubauen und zu versorgen, befreit ist – lässt sich aufs Neue von den aufgenommenen frischen Erfahrungen der zweiten Lebenshälfte «belehren». Auf diese Weise entsteht ein Ätherleib, der sich mit neuen Erfahrungen erfüllt und durch sie gestaltet wird. Die Summe all dieser Erfahrungen wird nach dem Tod durch den Seelenleib aus dem Lebenspanorama gewissermaßen «herausgesaugt», als Extrakt erhalten und vor der neuen Geburt in den sich neu bildenden Ätherleib des nächsten Lebens eingeprägt, der auf diese Weise mit Weisheit gesättigt und in der Lage ist, den neuen, jungen physischen Körper zu gestalten.[91]

Der frei werdende Ätherleib hat also eine doppelte Aufgabe. Zunächst dient er der sich entwickelnden geistigen Kreativität des älteren Menschen. Der junge Mensch beansprucht die Vitalität für körpergebundene Zwecke (Ausdauer, sportliche Leistungen), doch der ältere Mensch kann die frei werdenden Lebenskräfte in Weisheitskräfte umformen. Die zweite Aufgabe des frei werdenden Ätherleibs besteht, wie geschildert, darin, dass er sich durch die Erfahrungen der zweiten Lebenshälfte belehren lässt, um auf diese Weise am Aufbau eines neuen physischen Leibes im nächsten Leben mitzuwirken.

Vor der Geburt

Nach der Empfängnis baut der Embryo seine physische Gestalt auf. Der Architekt hinter diesem Prozess ist der Ätherleib. Wir könnten den Ätherleib gewissermaßen als «alten Weisen»[92] charakterisieren, der ein Wissen und Erfahrungen in sich trägt, die er sich hauptsächlich während der zweiten Hälfte des vergangenen Erdenlebens erworben hat. Dieses Wissen ist im neuen Leben die Grundlage des Ätherleibs, der damit den Körper und die zu ihm gehörenden Organe ausbildet.

Der Embryo entwickelt sich in der Gebärmutter und ist vom Fruchtwasser umgeben. Dabei wiegt er nur etwa ein Zwanzigstel seines irdischen Gewichts. Zu neunzehn Zwanzigsteln hindert das Fruchtwasser die Schwerkraft daran, ihren Einfluss auf das werdende Kind geltend zu machen. Die Lungen haben sich noch nicht entfaltet. Gleichzeitig nimmt das Kind in der letzten Zeit der Schwangerschaft eine Position ein, durch die es mit dem Kopf nach unten liegt. All diese Tatsachen erzählen uns, dass in der Gebärmutter noch nicht die irdischen Gesetzmäßigkeiten, sondern die der Ätherwelt gelten. Dadurch ist gewährleistet, dass die aufbauenden Lebenskräfte in der Gebärmutter ungestört tätig sein können. In einem etwa zehnstündigen Weg durch den Geburtskanal verlässt das Kind die Sphäre des Fruchtwassers und tritt immer mehr in die Erdensphäre ein. Nun ist der physische Körper geboren. Charakteristisch für die Situation nach der Geburt ist die Tatsache, dass die Schwerkraft in den Menschen einzieht, die Lungen entfalten sich, und der so aufgenommene Sauerstoff sorgt für Verbrennungs- und damit Abbauprozesse. Das Kind hat jetzt einen irdischen, physischen Körper erhalten, der den Naturgesetzen unterliegt. In der Gebärmutter war es noch mit dem Ätherleib der Mutter verbunden. Nach der Geburt des physischen Körpers hat der Ätherleib seine Verbindung mit dem Kosmos verloren, er führt nun ein individualisiertes Dasein und erfüllt seinen Auftrag innerhalb der Grenzen der Haut des Kindes. Dieser individualisierte Ätherleib hat seinen organischen Ansatzpunkt in Lunge und Leber, von wo aus er wirkt.[93]

Die Entwicklung nach der Geburt.
Der Ätherleib als Architekt des Körpers

Nach der Geburt ist der Säugling von drei Wesensgliedern umgeben: dem Ätherleib, dem Astralleib und der Ich-Hülle.[94] Der Ätherleib steht während dieser Lebensphase vollständig im Dienst des körperlichen Wachstums und des Organaufbaus. In den ersten 5 Monaten, in der Zeit vom 6. Lebensmonat bis zum 2. Jahr, vom 2. Jahr bis zum 8. Jahr und vom 8. bis zum 16. Jahr findet jeweils eine Verdopplung des Körpergewichtes statt. Diese Gewichtsverdopplung kommt irgendwann zum Stillstand. Auf diese Weise wird sichtbar, dass die aufbauende Aktivität des Ätherleibs im Verlauf der Zeit abnimmt.

Um das 7. Lebensjahr herum wird zum ersten Mal ein Teil des Ätherleibs frei. Dieser hat seine Aufgaben bei der Entwicklung des Gebisses und der Gestaltung des Gehirns erfüllt. Das lässt sich körperlich und seelisch am Kind ablesen – ein Entwicklungsstand, der sich unter dem Nenner der «Schulreife» zusammenfassen lässt.[95]

Der frei werdende Ätherleib bewirkt die
Schulreife des Kindes

Körperlich erkennt man ein schulreifes Kind daran, dass es – im Gegensatz zum dreijährigen Kind – eine Streckung der Gliedmaßen und eine Segmentierung des Rumpfes durchgemacht hat, wodurch sich Nacken und Taille herausgebildet haben. Aufgrund der Streckung der Gliedmaßen ist das Kind mit etwa 7 Jahren in der Lage, mit der rechten Hand über den Kopf hinweg sein linkes Ohr zu ergreifen. Zugleich verschwindet der rundliche Charakter des Rumpfes. Durch die Streckung der mittleren Gesichtspartie bilden sich Glabella (die knöcherne Erhebung des Stirnbeins über der Nasenwurzel) und Kieferhöhle (Sinus maxillaris) aus. Das Milchgebiss wird durch die bereits veranlagten bleibenden Zähne ersetzt.

Seelisch charakterisiert sich das schulreife Kind durch größere Wachheit. Das Denken hat einen Entwicklungssprung gemacht, indem sich das Kind gedanklich beliebig rückwärts und vorwärts in der Zeit «bewegen» kann. Es kann sich in seiner Vorstellung an wechselnde Orte und in verschiedene Zeiten versetzen, sich mit geschlossenen Augen in der Zeit rückwärts bewegen und sich beispielsweise daran erinnern, dass es vor einer Woche im Schwimmunterricht sein «Seepferdchen» erworben hat oder dass es in vier

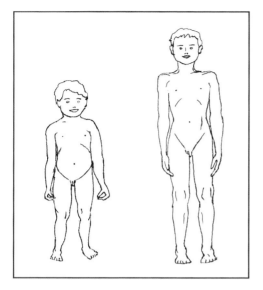

Der Übergang von der Kindergartenkind- zur Schulkindgestalt.
Beim Schulkind werden der Nacken, die Schlüsselbeine und eine Taille sichtbar.

Wochen in die Ferien fahren wird. Jetzt fragt es nicht mehr jeden Tag, wann denn die Ferien beginnen, wie es ein vierjähriges Kind noch tut. Jetzt braucht es nicht mehr unbedingt körperlich bei Oma und Opa zu sein, um sich daran zu erinnern, in welcher Schublade dort sein Spielzeug liegt. Losgelöst von Zeit und physischem Raum ist es in seinem Kopf gewissermaßen zu einem «Astronauten» geworden, der innerlich durch Zeit und Raum reisen kann.

Noch eine zweite interessante Metamorphose vollzieht sich: Vor dem Zahnwechsel ist das Denken des Kindes noch konkret-bildhaft. Wenn Sie ein vierjähriges Kind bitten, einen Stuhl zu beschreiben, wird es von dem roten Stuhl mit den weißen Punkten sprechen, den es kennt. Ein Kind nach dem Zahnwechsel dagegen ist in der Lage, die Uridee «Stuhl» zu beschreiben – ein Gegenstand mit einer horizontalen Sitzfläche, einer vertikalen Lehne und vier Beinen. Das Kind weiß nun, dass «Stuhl» ein Begriff ist, der in unserem Kopf vielfältige Formen annehmen kann. (Goethe spricht hier von der «Fließgestalt»). Das heißt, das Kind hat jetzt ein selbstständiges Denken entwickelt, das fähig ist, feststehende Gedächtnisbilder (die Wirkung des Ätherleibs im physischen Körper) loszulassen und in Begriffen zu denken (hier wirkt der Ätherleib auf den Ätherleib ein).

Von der Schulreife zur Adoleszenz

Der nächste Schritt erfolgt in der Zeit zwischen dem 7. und 14. Lebensjahr; jetzt machen sich Ätherleib und Astralleib aus dem mittleren Bereich (Atmung und Kreislauf) frei, und Lebens- und Seelenkräfte aus dem mittleren Bereich ergreifen das Denken.

Zum einen löst sich der *Ätherleib* immer mehr von seiner organaufbauenden Aufgabe. Ab dem 14. Jahr werden allmählich die Lebenskräfte aus dem Stoffwechselbereich, insbesondere dem Magen-Darm-Trakt, frei. Dessen Funktion besteht in der Aufspaltung der Nahrungsstoffe. Verbinden sich diese Kräfte auf einer höheren Ebene mit dem Denken, so entsteht das Begriffsdenken (beginnend bereits ab dem 7. Jahr) sowie (ab dem 14. Jahr) die Fähigkeit, in Gegensätzen zu denken, das analytische Denken. Der Jugendliche lernt auf diese Weise Tatsachen zu beurteilen und abzuwägen.

Das Freiwerden des *Astralleibs* aus dem mittleren Bereich des Menschen sorgt dafür, dass Körperemotionen zu bewussten Emotionen werden und verarbeitet werden können. Wenn ein siebenjähriges Kind beim Hören einer freudigen Nachricht tanzt, heißt das, die Emotionen sind noch stark körpergebunden; ganz anders dagegen ein 14-Jähriger: Der Jugendliche kann still dasitzen, die Emotion unabhängig vom Körper erleben und als bewusstes Gefühl artikulieren.[96] Im Denken erscheinen, auf eine höhere Ebene transponiert, die charakteristischen Funktionen des Lungen-, Herz- und Gefäßsystems. Physische Funktionen wie Ein- und Ausatmung, Entspannung und Zusammenziehung bei Herz (Diastole und Systole) und Lunge werden zu einem Denken in Polaritäten metamorphosiert, das die Möglichkeit hat, Vor- und Nachteile gegeneinander abzuwägen.

Beim nächsten Entwicklungsschritt wird ein Teil des *Ätherleibs* im Leber-Gallen-Bereich frei. Die Leber ist eine Zwischenstation zwischen Magen, Darm, Milz, Bauchspeicheldrüse und Herz. Das gesamte Blut passiert zunächst die Leber. Deren wichtigste Funktion besteht darin, eine gute Homöostase zu gewährleisten, das heißt, das innere Milieu konstant zu halten. Das Organ kontrolliert beispielsweise, ob der Blutzuckerspiegel hoch genug ist und bleibt. Die Leber erfüllt hier auf der physischen Ebene eine Regisseurfunktion. Jetzt werden also die Ätherkräfte der Leber frei und vom Ich dankbar benutzt, um im Denken die Fähigkeit des Planens und Ordnens auszubilden. Das heißt, die Regisseurfunktion zeigt sich jetzt auch im Denken, Fühlen und Wollen. Im Gehirn ist diese Regisseurfunktion im Präfrontallappen lokalisiert.

Dieser reift bis zum 21. Lebensjahr aus. Am Ende ist ein denkender «Schattenorganismus» auf der Grundlage der frei gewordenen Wachstumskräfte der verschiedenen Organe entstanden. Drogenkonsum (zum Beispiel Haschisch, harte Drogen oder Alkohol) vor dem 21. Lebensjahr kann die Reifung des Gehirns und insbesondere des Präfrontallappens beeinträchtigen, sodass die Gefahr eines Entwicklungsrückstandes beziehungsweise einer psychischen Störung (Schizophrenie) vergrößert wird.[97]

Die zweite Lebenshälfte:
Der Ätherleib wird von Neuem «belehrt»

Bis zum 35. Lebensjahr werden die Wachstumskräfte aus den Organen unter Führung des Ichs zu Denkkräften metamorphosiert.[98] Die gesamte frei gewordene Organweisheit wird gewissermaßen emporgehoben und ins Bewusstsein aufgenommen, wo sie dann als die Seelenfunktionen des Denkens, Fühlens und Wollens zur Verfügung steht. Nach dem 35. Lebensjahr setzt sich der Rückzug des Ätherleibs fort.[99] Der Architekt des Körpers hat seine Aufgabe als Erbauer des physischen Leibes erfüllt und kann nun andere Aufgaben angehen. In dem Maße, wie der Ätherleib frei wird, sehen wir, wie der physische Körper altert. Der Ätherleib trägt jetzt nicht mehr die Last der «Aufbauarbeit» des physischen Körpers. Er ist in gewisser Weise wieder frei, um Neues zu lernen. Er wird wieder «jugendlich» und möchte durch die Erfahrungen, die der Mensch im weiteren Verlauf seines Lebens macht, lernen. Der Ätherleib nimmt alle (moralischen) Erfahrungen, Leidenschaften, Ideale und Taten der zweiten Lebenshälfte des Menschen in sich auf. Rudolf Steiner formuliert die Bedeutung dieses Vorgangs so: «Was der Mensch in der höheren Altersstufe in seinem Innern ausbildet, wird in der Zukunft Organ- und Körper-schaffend sein.»[100]

Es ist demnach so, dass der Keim für einen künftigen Körper veranlagt wird durch das Zusammenwirken des (ab dem 35. Lebensjahr) jugendlichen, frei gewordenen Ätherleibs mit den Erfahrungen, die der Mensch in der zweiten Lebenshälfte macht. Diese Erfahrungen gestalten den frei gewordenen Ätherleib und legen auf diese Weise die Grundlage für den Aufbau des Körpers im nächsten Leben.

Nach dem Tod löst sich der individuelle Ätherleib mit all seinen individuellen Erfahrungen und Erinnerungen auf und umgibt den Menschen als das bereits geschilderte «Lebenspanorama». Wir sehen jetzt die Bilanz, das Resultat des vollendeten Lebens. Und der Seelenleib saugt diese Erfahrungen, diese Bilanz des Lebens in sich auf. Daraus und durch die Gegenbiografie, in der wir nun selbst erleben, was andere durch unsere Taten, Urteile und Gedanken erfahren haben, entstehen in der Seele die Willensintentionen, um dies im nächsten Leben auszugleichen. Vor der neuen Erdenverkörperung wird mithilfe dieser Willensintentionen ein neuer Ätherleib «angezogen». Es ist dieser neue Ätherleib, der dann den neuen menschlichen Körper (mittels der Kräfte des Kopfes) gestaltet und aufbaut. Zugleich sehen wir, wie sich dieser Ätherleib später als Temperament, Denken und Gedächtnis entfaltet.

Die Ausgestaltung eines neuen Körpers

Der Körper, in dem wir jeden Morgen aufs Neue erwachen, ist ein Körper, der aus den Erfahrungen, die wir in einem früheren Leben machten, aufgebaut wurde. Dies kann schmerzhaft sein, doch es ist nun einmal *dieser* Körper, mit dem wir in diesem Leben zurechtkommen müssen. Zugleich wird daran deutlich, dass wir bereits im jetzigen Leben die Anlage unseres *künftigen Körpers* ausbilden.

Moralische Impulse wie Ehrlichkeit, Treue, Geradlinigkeit, Verlogenheit, Misstrauen, Neigung zur Völlerei usw. gehen in den frei werdenden Ätherleib über und gestalten ihn. Menschen, die an Demenz leiden, machen – unter Begleitung der sie Betreuenden und Pflegenden – ständig (moralische) Erfahrungen und bereichern auf diese Weise ihren frei werdenden Ätherleib. Dieser so «belehrte» Ätherleib ist dann für den Aufbau des physischen Körpers im nächsten Leben verantwortlich.

Ein gutes Gedächtnis oder eine normale Intelligenz ist in gar keiner Weise maßgeblich dafür, ob bestimmte Erfahrungen (unter dem Gesichtspunkt der aufbauenden Kraft für ein nächstes Leben) sinnvoll sind oder nicht. Demenz bedeutet, dass der Mensch ein Stück von seiner Autonomie aufgibt. Das Ich kann aufgrund des körperlichen Verfalls des Gehirns seine Aufgaben nicht mehr erfüllen. Dennoch werden weiterhin die Lebenskräfte des Ätherleibs frei. Es bedarf jetzt einer strukturierten Umgebung, die die fehlende Ich-Funktion des Demenzkranken ersetzen kann. Selbstredend müssen hierfür hohe Anforderungen gestellt werden. Denn es macht für den Aufbau des Körpers in einem nächsten Leben mit Sicherheit einen Unterschied, ob der Demenzkranke den

> ganzen Tag vor einen ununterbrochen laufenden Fernsehbildschirm gesetzt wird oder ob seine Seele mit sinnvollen Erfahrungen wie Musik, Kochen, Blumenbinden, Gesprächen, Begegnungen oder dem Trainieren des Erinnerungsvermögens (Reminiszenz) bereichert wird.
> Viel Raum also für Konzerte, Kunst- und Naturerlebnisse, qualitätvolle Nahrung und Kleidung wie überhaupt für alle qualitativ hochwertigen Erfahrungen, die den frei werdenden Lebensleib des Demenzkranken ernähren und befruchten.
> Wir möchten uns nachdrücklich gegen die Auffassung wehren, dass das menschliche Leben, sobald die bewusste Erinnerung, Planungs- und Ordnungsfähigkeit versagen, sinnlos geworden sei.

In diesem Kapitel haben wir das Phänomen der frei werdenden Ätherkräfte in der Jugend und im Alter betrachtet. Im fortgeschrittenen Alter (also ab dem 35. Lebensjahr!) muss dieser Prozess (das heißt der Alterungsprozess des Menschen) gut begleitet werden, sonst entstehen Krankheiten wie Arteriosklerose, Arthrosen oder Diabetes.

Im nächsten Kapitel wird gezeigt, dass es anthroposophische Heilmittel gibt, die den Prozess des Alterns in guter Weise begleiten können. Wir werden dann auch die seelische Seite genauer betrachten. Denn wie verarbeitet unsere Psyche diese frei werdenden Lebenskräfte der Organe?

Häufig lässt sich beobachten, dass die frei werdenden Lebenskräfte – in diesem Fall die des Fortpflanzungsapparats – bei Frauen, die unvermittelt in die Wechseljahre eintreten, seelische Unruhe verursachen können. Dabei kann es sich um leichte Formen von Reizbarkeit, rasche Stimmungswechsel oder auch um ernstere Depressionen handeln. Wir ersehen daraus, dass diese Lebenskräfte nicht problemlos von der Seele aufgenommen und verarbeitet werden. Deswegen ist es wichtig, Möglichkeiten zu suchen, um den (frei werdenden) Ätherleib zu pflegen und zu stärken. Die Übungen im nächsten Kapitel bezwecken eine Stärkung der Verbindung zwischen Ich und Ätherleib.

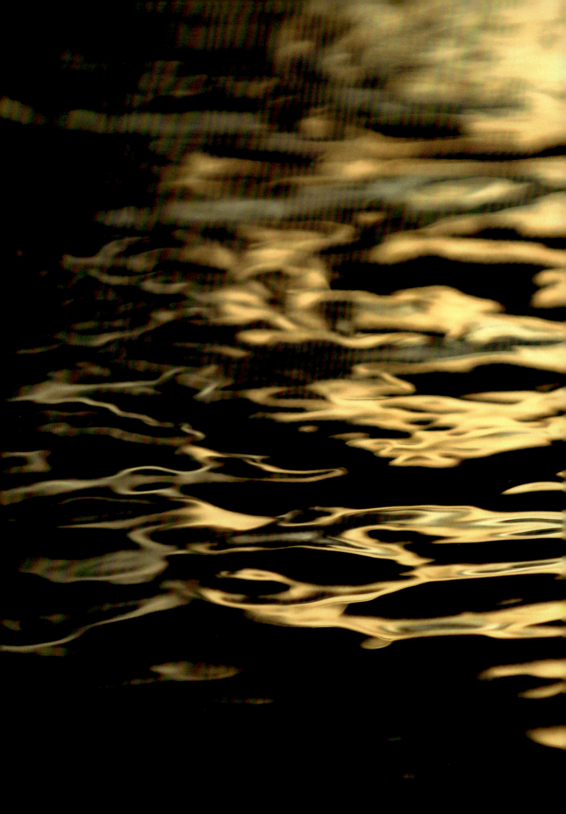

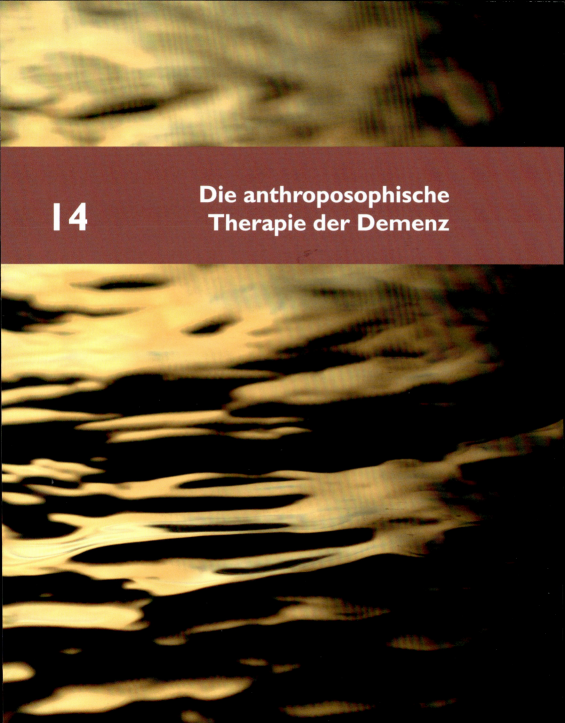

14 Die anthroposophische Therapie der Demenz

«Ist nun das nach dem Leblosen hin sich Entwickelnde gebildet, so wird es im Innern des Organismus zur Last. Es muss entweder unmittelbar abgesondert werden oder aufgelöst, um mittelbar hinwegzukommen. Geschieht nun für etwas, das aufgelöst werden sollte, diese Auflösung nicht, so häuft es sich im Organismus an und kann die Grundlage für gichtische oder rheumatische Zustände bilden. Da tritt nun im menschlichen Organismus auflösend die sich bildende Ameisensäure ein. Wird sie in der notwendigen Menge erzeugt, so entfernt der Organismus die zum Leblosen zielenden Produkte in richtiger Art. Ist die Erzeugungskraft zu schwach, so entstehen die gichtischen oder rheumatischen Zustände. Führt man sie dem Organismus von außen zu, so unterstützt man ihn, indem man ihm gibt, was er nicht selbst erzeugen kann.»

Rudolf Steiner[101]

Demenz: eine Art Gicht im Gehirn

Bei der Demenz handelt es sich – wie bereits im 5. Kapitel ausgeführt wurde – um Eiweißablagerungen innerhalb und außerhalb der Nervenzellen sowie um Arteriosklerose, wodurch die Versorgung (mit Sauerstoff, Aminosäuren und Glukose) des Hirngewebes gefährdet ist. Die Anhäufung von Eiweiß-Abfallprodukten, die nicht erfolgende Abfuhr dieser Produkte (beziehungsweise deren Abbau durch den eigenen Körper) können wir als Form einer rheumatischen Autoimmunkrankheit ansehen. Es ist bekannt, dass Rheumapatienten, die über einen längeren Zeitraum hinweg entzündungshemmende Medikamente wie zum Beispiel Ibuprofen einnehmen, ein geringeres Risiko haben, an Alzheimer zu erkranken.[102]

Das angesammelte Beta-Amyloid ist, ähnlich wie die Harnsäure bei Gicht, ein Abfallprodukt von Eiweißen, die nicht durch die Niere ausgeschieden werden und sich dadurch an einer falschen Stelle (im Gehirn) anhäufen. So wird es bei der Therapie darum gehen, die Abfallprodukte im Gehirn aufzulösen und auszuscheiden. Im Anschluss daran muss eine bessere Balance zwischen Abbau und Aufbau angestrebt werden.

Die Wirkung der Naturreiche auf die einzelnen Wesensglieder

Um eine anfängliche Vorstellung zu gewinnen, wie anthroposophische Heilmittel im menschlichen Organismus wirken, sollen im Folgenden kurz zwei Grundprinzipien dargestellt werden.

Das erste Grundprinzip

Wie wir bereits in Kapitel 11 gesehen haben, können wir beim Menschen vier sogenannte Wesensglieder unterscheiden: den physischen Körper, den Ätherleib, den Astralleib und die Ich-Organisation.

> Unsere Heilmittel werden aus dem Mineral-, Pflanzen- und Tierreich gewonnen. Nun gilt Folgendes:
> - Ein Heilmittel aus dem Mineralreich beeinflusst das menschliche Ich.
> - Ein Heilmittel aus dem Pflanzenreich beeinflusst den menschlichen Astralleib.
> - Ein Heilmittel aus dem Tierreich beeinflusst den menschlichen Lebensleib.

Ziehen wir diese Gesichtspunkte in Betracht, so gilt, dass die homöopathische Verbindung beispielsweise der Arnikapflanze (D28) mit dem Metall Blei (Plumbum D28) und Teilen des Zwischenhirns eines Rindes (unter anderem Epiphyse D15, Vierhügelplatte D15) jeweils eine Wirkung auf den Astralleib, die Ich-Organisation und den Ätherleib hat. Durch Hinzufügen der potenzierten Bestandteile des tierischen Zwischenhirns entfaltet ein solches Medikament eine spezifische Wirkung im Gehirn. So können wir ein Heilmittel zu einem bestimmten Organ «hinlenken» und es dort auf die unterschiedlichen Wesensglieder einwirken lassen. Der anthroposophische Pharmahersteller *Wala* hat ein Präparat, das den oben entwickelten Gesichtspunkten entspricht, unter der Bezeichnung Arnica/Plumbum comp. B in Form von Globuli oder Ampullen auf den Markt gebracht.

Das zweite Grundprinzip

Rudolf Steiner formulierte eine goldene therapeutische Regel:[103] den kranken Prozess angreifen, ihn auflösen und ausscheiden. Das bedeutet, dass bei Ablagerungskrankheiten wie zum Beispiel Gicht, Arteriosklerose und Demenz das entsprechende Heilmittel in der Lage sein muss, die Krankheit anzugreifen, die aus dem Lebensprozess herausgefallenen Eiweiße und Fette aufzulösen und sie schließlich auf dem Weg über die Nieren auszuscheiden.

Wir besprechen nun unter diesem Gesichtspunkt zwei allgemeine Heilmittel. Das erste ist die Ameisensäure (Formica), die gewissermaßen als ein «Aufräummittel» in Bezug auf Eiweiße fungiert, die aus dem Lebendigen herausgefallen sind. Das zweite ist das Silber, das eine allgemein aufbauende Wirkung auf das Gehirn hat. Danach wollen wir auf die Heilmittel eingehen, die einen harmonischen Alterungsprozess begleiten können (Geriatrica), und zum Schluss soll noch ein konkreter Fall betrachtet werden.

Die rote Waldameise (Formica rufa)

Es gibt drei Arten von staatenbildenden Insekten, die Biene, die Wespe und die Ameise. Die *Biene* lebt in Licht und Wärme. So sucht sie ihre Nahrung im Gebiet der Blüte, dort wo Licht und Wärme herrschen, und sammelt Nektar und Blütenstaub. Treffen wir eine Biene an, die auf dem Erdboden herumkriecht, haben wir es mit einem kranken oder sterbenden Tier zu tun.

Die *Wespe* steigt von der Blüte zu den Blättern hinunter. Diese zerkaut sie zu einer feinen papierartigen Substanz. Aus dieser baut die Wespe ihr Nest. Im Blattbereich, wo die Wespe aktiv ist, wird die Plastizität des Wasserelements sichtbar, was sich auch in den unterschiedlichen Blattformen ausdrückt.

Die *Ameise* schließlich verbindet sich mit dem Wurzelbereich, sie baut ihre Staaten größtenteils unterirdisch. Die Ameise hat ihre Flügel geopfert, doch stattdessen hat sie – in Form der Ameisensäure – Licht und Wärme zurückerhalten. Der Auftrag der Waldameise besteht darin, die aus dem Lebendigen herausgefallenen Abfallstoffe (des Waldes) mittels der Ameisensäure wieder zu durchlichten und zu durchwärmen. Die Waldameise muss gegen die Verhärtung, die Mineralisierung des Waldbodens vorgehen, und sie tut das, indem sie die Abfallstoffe, die sich dort bilden, wieder auflöst und aufs Neue in den Kreislauf des Lebens eingliedert. Für den Wald bedeutet die Ameisensäure ein unentbehrliches Heilmittel.

Der Mensch ist in der Lage, selbst Ameisensäure herzustellen: In der Leber wird aus Oxalsäure Ameisensäure gebildet. Die Oxalsäure fungiert als Grundlage des Lebensleibs. Die Ameisensäure vermittelt dem Astralleib Stabilität, sodass er kräftig in den Ätherleib eingreifen kann, um dadurch die «Aufräumfunktion» im Körper anzuregen. Auch im Körper hat die Ameisensäure die Aufgabe, Prozesse des Eiweißabbaus zu einem guten Ende zu bringen. Geschieht dies nicht, so fallen diese Eiweiße beispielsweise im Gehirn aus dem Lebendigen heraus und häufen sich als Beta-Amyloid oder Tau-Eiweiße an.

Die Verbindung von Planeten, Metallen und Organen

Metalle treten eigentlich niemals in reiner Form auf, von wenigen Ausnahmen abgesehen. Wir finden sie als Erzadern im Gestein. Die Metalle sind plastisch, elastisch und formbar. Sie unterscheiden sich von den Mineralien durch ihre spezifischen Eigenschaften auf dem Gebiet der Leitfähigkeit von Wärme und Elektrizität sowie durch ihren Klang, ihre Gieß- und Schmiedbarkeit.

Zur Herauslösung der Metalle aus dem Erzgestein sind spezielle Techniken notwendig. Diese wurden im Laufe von Jahrtausenden vom Menschen entwickelt. So sehen wir, dass die Verwendung der einzelnen Metallarten einen engen Zusammenhang mit der Menschheits- und Kulturentwicklung zeigt. Wir kennen beispielsweise die Bronzezeit (3000 bis 800 v.Chr.) und die Eisenzeit (ab ca. 600 v.Chr.).

Die Metalle hängen auch mit den einzelnen Planeten zusammen. So war beispielsweise der alte Name des Quecksilbers «Mercurius», was auf den Planeten Merkur hindeutet. Eine Bleivergiftung wird auch als Saturnismus bezeichnet, Bleiwasser als Aqua Saturni. So hat jeder der sieben («alten») Planeten eine Verbindung zu einem Metall: Mars zum Eisen, die Venus zum Kupfer, Jupiter zum Zinn, Merkur zum Quecksilber, Saturn zum Blei, der Mond zum Silber und schließlich die Sonne zum Gold. Zu jedem Planeten und Metall gehört ein Organ. So gelangen wir zur nachfolgenden Reihe:

> Saturn – Blei – Milz
> Jupiter – Zinn – Leber
> Mars – Eisen – Galle
> Sonne – Gold – Herz
> Venus – Kupfer – Nieren
> Merkur – Quecksilber – Lunge
> Mond – Silber – Gehirn/Genitalien.

Silber

Silber wird in der anthroposophischen Medizin eingesetzt, um die Aufbaukräfte im Körper zu aktivieren. Wir können die Wirkung des Silbers mit den Begriffen Revitalisierung, Regeneration und Reproduktion zusammenfassen.[104] Silber kann überall dort hilfreich sein, wo starke Aufbaukräfte benötigt werden, wie im Genitalbereich, wenn Fruchtbarkeitsprobleme vorliegen, oder im Darm nach einer heftigen Durchfallerkrankung. Diese vitalisierende Funktion des Silbers wird auch eingesetzt, wenn aufgrund eines Traumas oder einer zu schnellen Alterung im Gehirn der Lebensleib zu schwach mit dem physischen Körper verbunden ist. Infolge dieser zu schwachen Verbindung fallen die Eiweiße aus dem Lebensprozess heraus und häufen sich als Plaques an.

Silber stärkt den Ätherleib. Wenn wir das Wachstum einer Pflanze betrachten, wo die Tätigkeit des Ätherleibs in ihrer reinsten Form beobachtet werden kann, sehen wir, dass dafür *Licht* unentbehrlich ist. In welcher Beziehung steht nun Silber – als aufbauende Kraft – zum Licht?

Silber und Licht

Silber hat ein polares Verhältnis zum Licht: Als Metall reflektiert es das Licht zu 97 %, als Salz nimmt es Licht auf und wechselt dadurch seine Farbe. Dieses Metall wird also durch die Polarität von Lichtaufnahme und Lichtabstoßung charakterisiert.

Der Silberspiegel

Die Pflanze verfügt über die Fähigkeit, Licht zu binden. CO_2 (Kohlendioxid), H_2O (Wasser) und Licht sorgen dafür, dass die Pflanze Glukose bilden kann.

Glukose ist eigentlich «geronnenes Licht». Die Pflanze zeigt uns, dass es zum Aufbau, zum Entstehen von Leben, des Lichtes bedarf.

Wenn wir nun Glukose, in welcher geronnenes Licht enthalten ist, zu Silbernitrat hinzugeben und diese Mischung in einem Reagenzglas erhitzen, so entsteht an der Wandung des Reagenzglases ein sogenannter Silberspiegel. Was ist geschehen? Die Glukose sorgt für einen chemischen Reduktionsvorgang. Reduzieren bedeutet «zurückführen». Die Glukose, besser gesagt das Licht in der Glukose, führt das Silber aus seinem irdischen Zustand zu seinem kosmischen Ursprung zurück. Es erscheint als reines Silber im Silberspiegel. Dieser Silberspiegel besitzt dann mit 97 % den höchsten Licht-Reflexionsgrad von allen Metallen. Das Silber verhält sich hier, so könnte man sagen, völlig selbstlos in Bezug auf das Licht.

Silbersalze und Licht
Wenn wir zu Silbernitrat ($AgNO_3$) Kaliumchlorid (KCl) hinzugeben, entsteht ein weißer, käsiger Niederschlag. Verteilen wir diesen auf einer Platte und lassen Licht darauf scheinen, nimmt diese weiße Substanz die Farbe des Lichtes an, das darauf fällt. Rotes Licht beispielsweise führt beim Silbersalz zu einer roten Farbe. Hier sehen wir die andere Seite des Silbers: Silbersalze sind in der Lage, kosmisches Licht aufzunehmen und mit diesem Licht etwas zu tun, zum Beispiel die Farbe von Silberchlorid zu verändern. Auch die Pflanze – besser: der Ätherleib der Pflanze – bringt Licht in tote Substanzen (Kohlendioxid und Wasser).

Silber ist ein Metall, das eine starke Affinität zum Licht zeigt und dieses Licht aufnehmen und verwandeln kann. Hier erkennen wir die Beziehung des Silbers zum Ätherleib. Das Silber zeigt also einen Doppelcharakter in Bezug auf das Licht. Einerseits reflektiert es selbstlos das Licht in hohem Maße, andererseits nimmt es – als Silbersalz – das Licht auf und führt es in die tote Substanz hinein.

Silber und Gehirn
Das Auge ist ein Teil des Gehirns. Es verfügt kaum über eigenes Leben. Wir sehen, wie das Auge ungehindert Licht durchlässt, bis dieses die Netzhaut erreicht. Das Auge ist das wichtigste Sinnesorgan, es nimmt ständig Licht auf, welches die Netzhaut, den eigentlichen Beginn des Gehirns, erreicht.

Auch für das Gehirn gilt, dass es als Organ kaum ein Eigenleben hat. Die zum Leben gehörende Beweglichkeit kommt in Auge und Gehirn fast zum

Stillstand, sodass das Licht ungehindert durch es hindurchgehen beziehungsweise gespiegelt werden kann. Hier sehen wir, wie das Licht von einer fast toten Substanz aufgenommen wird.

Wir sahen bereits, das Silbersalz als tote Substanz fähig ist, Licht aufzunehmen. Wir haben diese Aktivität des Silbers mit der aufbauenden Kraft (dem Ätherleib) der Pflanze verglichen. Der Ätherleib ist ein Lichtleib, er ist ständig damit beschäftigt, Licht zu binden, und er steht mit diesem Prozess der Lichtbindung am Anfang der Lebenskette.

Wie wir sahen, ist auch Silber in der Lage, Licht zu binden. In dieser Eigenschaft kann Silber den Ätherleib stärken und vitalisieren. Gerade das Gehirn hat – aufgrund seiner Bewusstsein hervorbringenden Aufgabe – fortwährend die Tendenz, abzusterben. Geht dieser Prozess so weit, dass die Abbauprozesse überhandnehmen, so ist eine Silbertherapie als Unterstützung des Ätherleibs nahe liegend.

Silber und Mond

Der Mond umrundet in 28 Tagen einmal die Erde. Er zeigt ihr ständig dieselbe Seite. Es gibt also eine Seite des Mondes, die das Sonnenlicht als *silbernes* Licht fortwährend zur Erde strahlt, und es gibt eine dunkle, unbeleuchtete Seite des Mondes, die wir niemals sehen. So hat auch der Mond ähnlich wie das Silber ein doppeltes Verhältnis zum Licht. Die das Licht reflektierende Seite des Mondes nimmt das kosmische Licht aus allen Sternbildern und der Sonne während des 28-tägigen Umlaufs in sich auf und gibt es an die Erde weiter.

Die 28 Tage, die der Mond benötigt, um alle kosmischen Lichtkräfte zu sammeln, treffen wir auch wieder im weiblichen Zyklus an. Der Rhythmus des Mondes spiegelt sich im sich immer wiederholenden Zyklus der Eireifung.

Silbertherapie

Das Gehirn befindet sich in den ersten 7 Lebensjahren in der Aufbauphase. Nach dem 7. Jahr metamorphosiert sich ein Teil der Aufbaukräfte (Ätherleib) und steht dann dem Denken (als Schritt vom Bilddenken zum begrifflichen Denken) und dem Gedächtnis zur Verfügung. Wenn sich beim älteren Menschen der Ätherleib zu stark aus dem Gehirn zurückzieht, kommt es zur verfrühten Alterung, wodurch Eiweiße aus dem Lebenszusammenhang herausfallen und sich ablagern (Beta-Amyloid).

Argentum (Silber) D30 ist hier das geeignete Metall, durch welches sich die Verbindung zwischen physischem Körper und Ätherleib im Gehirn wieder stärken lässt. Auf diese Weise kann im Gehirn das gestörte Gleichgewicht zwischen den sklerotisierenden (verhärtenden) und aufbauenden Kräften wieder hergestellt werden.

Zusammenfassung
Silber hat eine zweifache Beziehung zum Licht. Es kann das kosmische Licht in die tote Substanz hineinführen. Hier erkennen wir die Beziehung des Silbers zum Ätherleib. Denn auch der Ätherleib führt in der Pflanze das Licht in die anorganischen Substanzen Kohlendioxid und Wasser hinein, wodurch «lebendige» Glukose entsteht. Silber hat also eine Beziehung zur aufbauenden Seite, dem Stoffwechselaspekt des Körpers, wie zum Beispiel dem Darmtrakt und den Genitalien.

Silber kann auch sehr selbstlos mit dem Licht umgehen. Der Silberspiegel reflektiert 97 % des Lichtes. Im Gehirn begegnen wir diesem selbstlosen Aspekt des Silbers in der Fähigkeit wieder, Gedanken zu «spiegeln».

Geriatrika

Altwerden ist die Metamorphose der organbildenden Kräfte des Ätherleibs zu geistiger Kreativität. Wir haben dies als das «Demeter-Prinzip» bezeichnet (siehe Kapitel 13). Altern bedeutet, dass wir körperlich einen Schritt zurück vollziehen, wodurch wir geistig einen Schritt vorwärts machen können. Zumindest sollte das so sein.

Geriatrika sind Heilmittel, die den Alterungsprozess verzögern. Ihr Ziel ist es, beim alten Menschen die Vitalität (Ätherleib) wiederum an den Körper zu binden und damit Seele und Geist stabiler im physischen Körper zu verankern. Zu diesen Geriatrika gehören beispielsweise die Hormone Östrogen, Progesteron, Testosteron, diverse Mineralstoffe und Vitaminpräparate, die Seele und Lebensleib wieder eng miteinander verbinden und auf diese Weise versuchen, die verloren gegangene Vitalität neu aufleben zu lassen. Das ist das umgekehrte Demeter-Prinzip – im Grunde ein Rückschritt in der Entwicklung des alternden Menschen.

Anthroposophische Geriatrika

Die anthroposophischen Geriatrika hingegen wollen dem älteren Menschen helfen, einen Schritt vorwärts zu vollziehen, indem sie ihn dabei unterstützen, dass der Prozess des Freiwerdens der Formkräfte des Ätherleibs in der rechten Weise verläuft.

Ein lebendiger Organismus wird durch Zerfall und Aufbau charakterisiert. Das Verhältnis dieser beiden Prozesse ist in jedem Organ unterschiedlich. Zerfall ist eine wesentliche Voraussetzung dafür, dass wir ein Bewusstsein haben können. Gehirn, Nerven, Gefäßwände, Sinnesorgane und Gelenke sind «Wahrnehmungs»-Organe, in denen die Bewusstseinsprozesse eine entscheidende Rolle spielen und somit auch die Abbauprozesse überwiegen.

Beim älteren Menschen sind es diese Organe, die besonders gefährdet sind. Das bedeutet, dass die Metamorphose der Formkräfte sich dort behutsam vollziehen sollte. Es besteht immer die Tendenz, dass sich gerade in diesen Organen die Abfallprodukte häufen, wodurch es zu Symptomen wie Gicht, Rheuma, Arteriosklerose, Demenz, Alterstaubheit und Star-Erkrankungen kommen kann.

Ein Geriatrikum sollte also den Prozess von Zerfall und Aufbau im Alter in einer guten Weise begleiten.

Scleron®, ein anthroposophisches Geriatrikum

Scleron® ist ein Mittel, das in der richtigen Weise das Freiwerden der Formkräfte aus dem Ätherleib im Alter begleitet. Wie wirkt dieses Mittel?

Gegenüber dem ausufernden Leben im Embryo (Silberkraft/Mond) muss immer eine formende und begrenzende Kraft stehen (Bleiprozess/Saturn). Diese begrenzende Kraft kann sogar so weit gehen, dass sie zu einem Todesprozess wird, was sich beispielsweise in der Zahn- und Skelettbildung ausdrückt. Dieses Formen und Begrenzen, diesen Todesprozess, bezeichnen wir in der anthroposophischen Medizin als «Bleiprozess».[105] Der Bleiprozess entfaltet seine Wirkung vom Gehirnorgan aus. Durch den Todesprozess kommt es auf der *physischen* Ebene zur Bildung von Knochen und Zähnen, das heißt einer Absonderung im Substanzbereich, auf der *geistigen* Ebene zum Denken, was mit einem Sich-den-Dingen-Gegenüberstellen, das heißt einer Absonderung im Sozialen einhergeht.

Wir können potenziertes Blei als Heilmittel einsetzen, wenn sich das Auskristallisieren von Knochen und Zähnen im physischen Bereich sowie das

Auskristallisieren von Gedanken durch selbstständiges Denken im geistigen Bereich nicht mehr in der rechten Weise vollzieht. Scleron® ist ein anthroposophisches Heilmittel, das aus Blei, Honig und Rohrzucker hergestellt wird. In einem speziellen Wärmeprozess werden diese Substanzen miteinander vermischt. Dieses Mittel (Plumbum mellitum Trit. D12) kann ein wunderbares Vorbeugungsmittel bei sklerotischen Erscheinungen sein. Es begleitet in guter Weise das Freiwerden der Formkräfte des Ätherleibs. Wenn jedoch der Alterungsprozess zu Ablagerungen von Eiweißen im Gehirn (Demenz), Harnsäure in den Gelenken (Gicht) oder Cholesterin an den Gefäßwandungen (Arteriosklerose) führt, haben wir es mit einem Krankheitsprozess zu tun. Hier gilt: Zunächst muss dieser Krankheitsprozess angegangen, danach aufgelöst und schließlich ausgeschieden werden.

Die Anwendung dieser Gesichtspunkte auf die Alzheimer-Krankheit

Den kranken Prozess angreifen

Es handelt sich hier darum, die Aufbauprozesse im Gehirn zu unterstützen durch Silber in Form von Argentum metallicum praep. D30 (Weleda) oder Hypophysis D6 (Weleda). Zur Unterstützung des Gehirns als Organ können Arnica-Cerebrum Amp. (Weleda) oder Arnica/Plumbum comp. A (Wala) eingesetzt werden. Letzteres enthält neben Arnika und Blei auch Birkenblätter, Cerebellum und Hypophyse.[106]

Auflösen

Daneben beginnen wir mit Formica rufa in aufsteigenden Potenzen von D6, D12 bis D30 und wieder absteigend. D6 und D12 werden jeweils eine Woche lang 1-mal täglich (7 Tropfen) gegeben, während D30 nur einen Tag lang eingesetzt wird.

Wie bereits geschildert, trägt die Ameise den Lichtprozess verinnerlicht in sich, wodurch sie fähig ist, die Abfallstoffe des Waldbodens aufzulösen und wieder in den Kreislauf des Lebens zurückzuführen. Diese Funktion kann die Ameisensäure auch im Gehirn des Menschen ausüben, wo sie die «aus dem Leben herausgefallenen» Eiweiße wieder auflösen kann.

Ausscheiden

Um diese gelösten, aufs Neue in den Lebenszusammenhang aufgenommenen Eiweiße über die Nieren auszuscheiden, können Betula, Folium dil. D4 (Weleda) oder Birkenblätter-Tee eingesetzt werden.

Es muss hier allerdings darauf hingewiesen werden, dass zu dem Zeitpunkt, wenn die Diagnose «Demenz» gestellt wird, die Ablagerung fehlerhaft abgebauter Eiweiße im Gehirn bereits seit Jahren im Gange ist. Die Möglichkeit, die Alzheimer-Krankheit diagnostisch zu erkennen, wird sich jedoch biografisch immer mehr nach vorn verschieben. Bereits jetzt lässt sich durch bildgebende Verfahren und durch die Untersuchung des Liquors (Gehirn- und Rückenmarksflüssigkeit) angeben, welche Patienten mit (gelegentlichen) Gedächtnisproblemen in einer späteren Phase mit hoher Wahrscheinlichkeit ein Opfer der Alzheimer-Krankheit werden. So ist es dringend notwendig, ein therapeutisches Konzept für Menschen mit Gedächtnisproblemen und beginnender Alzheimer-Erkrankung zu entwickeln. Dieses Konzept kann zugleich von Nutzen sein bei Patienten, die an nicht angeborenen Gehirnschädigungen wie Restsymptomen nach Autounfall, Hirninfarkt, Gehirnblutung oder Koma nach einem Sturz leiden.

Nachfolgend beschreiben wir den Fall eines Patienten mit einer nicht angeborenen Gehirnschädigung.

Das verletzliche Gehirn

Frau A., 57 Jahre alt, hat vor neun Monaten einen Autounfall erlitten. Ihr Fahrzeug wurde an der Seite voll von einem anderen erfasst, während sie und ihr Ehemann über eine Kreuzung fuhren. Frau A. saß auf dem Beifahrersitz. Die rechte Seite ihres Kopfes schlug am Fenster auf. Nach dem Unfall war sie einige Minuten lang bewusstlos. Als sie wieder zu sich kam, reagierte sie sehr emotional und weinte fürchterlich. Sie klagte über Übelkeit. Im Krankenhaus wurde eine Prellung des Fußgelenks und des Ellbogens diagnostiziert.

Frau A. sorgte für das Familieneinkommen und wollte nach dem Unfall so rasch wie möglich wieder arbeiten. Dies gelang nicht, weil sie plötzlich sehr vergesslich war und Verständnisprobleme hatte. Sie verfügte nicht über die Konzentrationsfähigkeit, um ein normales Gespräch zu führen. Tagsüber war sie rasch erschöpft, und sie konnte nie mehr als eine Sache gleichzeitig erledigen. Ihr Mann berichtete, dass seine Frau morgens in Panik geraten konnte, weil es ihr nicht gelang, den Tag zu strukturieren und zu ordnen.

Acht Monate nach dem Unfall ergab eine neuropsychologische Untersuchung, dass deutliche Restsymptome in den Bereichen Tempo, Aufmerksamkeits- und Konzentrationsfähigkeit sowie Belastbarkeit feststellbar waren. Daneben bestand eine Auffassungsträgheit, die dazu führte, dass Frau A. wichtige Informationen nicht mitbekam, was dann als Vergesslichkeit erlebt wurde.

Wir sehen bei Frau A. viele Symptome, denen wir auch bei der Alzheimer-Krankheit begegnen.

Die Therapie

Mit Frau A. wurde darüber gesprochen, dass das Gehirn ein Organ mit schwacher Vitalität ist und durch den Aufprall eine Prellung aufgetreten war. Diese Prellung führte zu einem Abbau von Hirngewebe, wodurch Abfallstoffe entstanden sind, die abtransportiert werden müssen. Durch die Inanspruchnahme der Abbau- und Aufbaukräfte, die benötigt werden, damit sich das Hirngewebe regenerieren kann, hat der Ätherleib nicht genügend Möglichkeiten, dem Denken zur Verfügung zu stehen. Das Beste wäre, dem Gehirn eine Weile «Urlaub» zu verordnen und es durch «Spaziergänge» zu verwöhnen, während derer der Verstand nicht beansprucht wird. Anders ausgedrückt: das Gehirn durch das Mittel der Bewegung zu «massieren».

Bei der Therapie wurde zunächst mit Argentum metallicum praep. D20 (Weleda) und Hypophysis D6 (Weleda) begonnen, um den Aufbau anzuregen. Um das Gehirn in seiner Funktion zu unterstützen, wurden Meteoreisen Globuli velati (Wala) gegeben (früher im Handel als Meteoreisen/Phosphor/Quarz). Ferner wurde zur Entspannung Lavendel-Bademilch verordnet, zur Verbesserung des Schlafs der Patientin.

Einige Wochen nach Beginn der medikamentösen Therapie fühlte sich Frau A. seelisch bereits stabiler. Sie konnte ihren Tag wieder besser überblicken, geriet nicht mehr in Panik, und Aufmerksamkeit und Konzentration nahmen zu.

Dieses Beispiel macht deutlich, dass die Entwicklung eines therapeutischen Konzepts für die Alzheimer-Erkrankung auch für bestimmte erworbene Gehirnverletzungen dienlich sein kann.

Übungen zur Stärkung des Lebensleibs

Gibt es neben den erwähnten Heilmitteln auch Seelenübungen, die das Gehirn trainieren oder stärken können? Man könnte die Frage auch anders formulieren: Wie erhalten wir unser Gehirn gesund?

Wie bereits geschildert, verfügt das Gehirn nur über minimale Vitalität und hat immer die Tendenz abzusterben. Ständig lösen sich die Lebenskräfte aus dem Gehirn und den Organen und werden frei. Diesen Vorgang bezeichnen wir als Alterung. Diese Lebenskräfte müssen in die Seele integriert werden. Sie können, wenn die Integration nicht harmonisch verläuft, zu erhöhter Reizbarkeit oder sogar ernsten Depressionen führen. Die Frage lautet also: Wie kann das Ich den frei werdenden Ätherleib besser in den Griff bekommen?

Beim Neugeborenen hat der Ätherleib «alle Hände voll zu tun», um den physischen Körper aufzubauen und zu gestalten. Erst wenn das Organwachstum teilweise abgeschlossen ist, kann ein Teil dieser Wachstumskräfte, dieser Ätherkräfte, frei werden. Das Ich verbindet sich daraufhin mit diesen Ätherkräften. Danach kann sich die Sprache entwickeln. Durch sie kann das Kind die Welt, die es umgibt, benennen und ordnen. Durch die Sprache kann sich das Ich der Welt gegenüberstellen, sie sich einprägen und Erinnerungen aufbauen. So entwickelt sich das Bewusstsein, die Wohnstätte des Ichs.

Wir haben bereits darauf hingewiesen, dass diese frei werdenden Ätherkräfte keine neutralen Kräfte sind: Es sind Wachstumskräfte aus den einzelnen Organen (Gehirn, Zähne, Lunge, Herz, Verdauungstrakt), die dem Denken und dem Gedächtnis ihre Qualität geben. Das Gedächtnis, die Erinnerungsfähigkeit, beruht auf der Grundlage des frei werdenden Ätherleibs. Auf der einen Seite gibt es den Aspekt des Ätherleibs, der die Vitalität des Körpers gewährleistet, auf der anderen Seite haben wir den frei werdenden Ätherleib, die frei werdende Vitalität, die dem Denken und der Gedächtnisbildung dient. Gedächtnis, Erinnerung und Gesundheit liegen also ganz nah beieinander. Doch wer trägt die Verantwortung für diesen unaufhörlichen Strom frei werdender Wachstumskräfte?

Es ist das Ich des Menschen. Das Ich muss sich fortwährend mit diesen Wachstumskräften verbinden und sie organisieren. Tut es dies nicht, so entgleitet ihm der Ätherleib, und es entstehen Nervosität und Krankheit.

Wie können wir nun eine gute Verbindung zwischen dem Ich und dem Ätherleib herbeiführen? – Die Antwort lautet: Mehr Bewusstsein und Interesse entwickeln bei allem, was wir tun. Dafür sorgen, dass wir uns mit ganzer Seele und ganzem Herzen bei dem engagieren, was wir sehen, erfahren und dann unserem Gedächtnis einprägen.

Die nachfolgenden Übungen können durchaus zur Vorbeugung einer Demenzerkrankung angewendet werden. Sie verstärken die Verbindung des selbstbewussten Ichs mit dem Lebensleib (Ätherleib). Das führt dazu, dass der Lebensleib stärker wird. Ein starker Lebensleib ist eine gute Grundlage für ein gesundes Gedächtnis.

Die vier Übungen, die jetzt beschrieben werden, stammen aus zwei Vorträgen Rudolf Steiners.[107] Sie betreffen die Wahrnehmung, die Einprägung, die Erinnerung und den bewussten Eingriff in das implizite Gedächtnis.

Die *erste Übung* beschreibt, wie eine offene Haltung des Ichs in Bezug auf seine Wahrnehmungen entstehen kann. Die Übung versucht, jegliches Urteilen möglichst lange zurückzuhalten (Astralleib) und auf diese Weise die *Wahrnehmungen* in der Seele selbst für sich sprechen zu lassen.

Die *zweite Übung* fördert die Wachheit, das bewusste Gegenwärtigsein bei allem, was wir tun und wahrnehmen. Sie beschreibt damit die Voraussetzungen für eine gute *Einprägung*.

Die *dritte Übung* regt uns an, unseren Wahrnehmungsvorgang wach zu begleiten und uns das, was wir wahrgenommen haben, danach vor das innere Auge zu stellen, es zu *erinnern*. Durch diese Übung wird unser Gedächtnis zuverlässiger.

Die *vierte Übung* fordert uns auf, eine bestimmte Gewohnheit – in diesem Fall unsere Handschrift – zu ändern. Dadurch arbeiten wir bewusst am *unbewussten, impliziten Gedächtnis* und stärken die Verbindung des Ichs mit dem Ätherleib. Auf diese Weise wird der Ätherleib gestärkt.

Übung 1
Urteilsfrei wahrnehmen lernen und Bilder in der Erinnerung leben lassen

In allen Gegenständen, die von Menschen hergestellt wurden, sind Gedanken verborgen. Nehmen wir beispielsweise eine Büroklammer. Sie ist das Ergebnis eines Gedankens, der in ein Stück Eisendraht eingeflossen ist. Der Gedanke des Erfinders hat sich in der Form, dem konkreten Objekt materialisiert – eben der Büroklammer.

Dies können wir auch in der lebendigen Natur antreffen. Nehmen wir an, wir betrachten jeden Tag eine Ringelblume (Calendula). Zuerst sehen wir, wie der Keim aufbricht, danach, wie er zu einer großen Pflanze mit vielen Blättern heranwächst. Wir sehen dann, dass die Blätter nach oben zu immer kleiner werden, bis irgendwann an der Spitze der Pflanze die Blüte erscheint. Danach verschwindet die Blüte, und es entwickeln sich die Samen. Schließlich sehen wir, wie die Ringelblume verwelkt, wobei zunächst die untersten Blätter und später auch die oberen ihre Vitalität verlieren.

Nun lassen wir in unserem Inneren das jeweils vorangegangene Bild in das nächste, neue übergehen.

Hinter dieser Blume steht – nicht anders als bei der Büroklammer – ein Weltgedanke, und hinter diesem Weltgedanken steht das geistige Wesen der Pflanze.

Die soeben beschriebene Wahrnehmungs- und Denkweise wurde von Goethe entwickelt. Goethe ging es darum, nicht *über* die Dinge nachzudenken, sondern sich gedanklich *in* den Dingen zu bewegen. Er strebte nach der reinen Wahrnehmung, bei welcher die Bilder in der Seele, ohne jedes Urteil zunächst, nebeneinanderstehen können. Ein Zeitgenosse Goethes, der Anthropologe und Psychiater Johann Christian August Heinroth (1773–1843), bezeichnete diesen Denkansatz Goethes als «gegenständliches Denken». Goethe wollte erreichen, dass sich der Gegenstand *in seiner Seele* ausspreche und nicht er selbst sich *über* den Gegenstand.

Was Goethe uns hier lehrt, ist Folgendes: Wir können unser Denken in einer solchen Weise schulen, dass wir alle Wahrnehmungen, die wir machen, zunächst einfach als solche stehen lassen und sie dann der Reihe nach in unserer Erinnerung wieder aufrufen. Damit schaffen wir den Raum, in dem die im Gegenstand verborgenen Weltgedanken, die geistigen Wesen, die hinter ihm stehen, in unserer Seele wirksam werden können. Durch dieses Wirken der Weltgedanken in unserer Seele wird der Ätherleib kräftiger, weiser und vernünftiger. Mithilfe dieser Übung wird unser Denken innerlich gestärkt und bereichert. Zugleich erlangt es dadurch eine gewisse Flexibilität.

Die entscheidende Voraussetzung besteht also darin, die wahrgenommenen Bilder stehen zu lassen und nicht der Neigung nachzugeben, darüber zu spekulieren oder zu urteilen. Wenn wir eine Rose, die wir wahrnehmen, als schön bezeichnen, so sagt dies – nach Goethe – nichts über die Rose aus, aber viel über uns selbst.

Bei dieser Übung geht es also darum, die Bilder in unserem Inneren lebendig zu halten und einfach als solche stehen zu lassen. Sie fordert unserem Ich eine gewisse Kraft ab, da wir nicht interpretieren (der Wahrnehmung eine Bedeutung beilegen) und nicht urteilen, sondern mit innerer Ruhe bei den wahrgenommenen Bildern verweilen sollen.

Übung 2
Bewusstes Einprägen

Als Objekt wählen wir zum Beispiel unsere Lesebrille. Immer wieder haben wir sie verlegt, und wir müssen häufig erst eine Weile suchen, bis wir sie an ganz unerwarteten Orten wiederfinden. Beim nächsten Mal, wenn wir die Brille ablegen, platzieren wir sie bewusst beispielsweise auf dem Fenstersims, neben dem blühenden Veilchen. Wir prägen uns Brille, Fenstersims und Pflanze ein und stellen auf diese Weise ein plastisches Bild der Situation her.

Etwas «verlegen» bedeutet, dass wir mit unseren Gedanken einen Moment lang nicht anwesend waren, als wir die Brille, den Füller oder die Schlüssel weglegten. Ein Stück unserer Erinnerungen ist gewissermaßen ins Unbewusste gesunken, wurde dort gespeichert und bildet dann einen Teil der körperlichen Konstitution, ohne dass das Ich sich damit verbinden kann. Dies schwächt den Lebensleib und kann dadurch zur Ursache von seelischen oder körperlichen Beschwerden werden.

Diese Übung erfordert ein bewusstes Interesse für das, was wir tun, sowie die Schaffung eines aktiven, anschaulichen Bildes unserer Handlungen.

Übung 3
Die Erlangung eines zuverlässigen Gedächtnisses

Um die Zuverlässigkeit und Exaktheit des Gedächtnisses zu verbessern, kann folgende Übung nützlich sein. Versuchen Sie sich am Ende eines Tages vor das innere Auge zu stellen, welche Kleidung Ihr Kollege trug. Welche Farbe hatte sein Hemd, sein Pullover, seine Hose, die Schuhe, die Brille usw.? Natürlich werden Sie sich nicht an alles erinnern können. Ergänzen Sie dennoch all das, was Sie nicht wissen. Gelingt es Ihnen beispielsweise nicht mehr, sich an die Farbe der Schuhe zu erinnern, so geben Sie ihnen trotzdem eine Farbe, und zwar eine möglichst auffallende, beispielsweise Grün. Dadurch üben Sie die Wachheit, beim nächsten Mal besser hinzusehen und aufmerksamer wahrzunehmen, wodurch sich im Lauf der Zeit ein zuverlässigeres Gedächtnis entwickelt.

Übung 4
Eingriff in das implizite Gedächtnis

Dies ist eine Übung, die das implizite Gedächtnis trainiert. Wir tun viele Dinge, ohne dabei nachzudenken, sie gehen quasi von selbst: Treppensteigen, Autofahren, aber auch Schreiben ... Wir denken dabei gar nicht mehr nach. Wollen wir unser Ich jedoch aufs Neue mit dem Ätherleib verbinden und auf diese Weise zu dessen Stärkung beitragen, ist es nützlich, beispielsweise einen bestimmten Buchstaben in unserer Handschrift bewusst über einen längeren Zeitraum hinweg anders zu schreiben oder aber auch fünf Minuten pro Tag mit der linken Hand zu schreiben. Auch hier geht es um eine bewusste Verbindung des Ichs mit dem Lebensleib, in welchem nicht nur unsere Erinnerungen, sondern auch unsere Gewohnheiten verankert sind.

Die Anwendung der Übungen

Übung 2 und 4 sind Übungen, die jeden Tag durchgeführt werden können. Eigentlich ist Übung 2 etwas, das zu einer grundsätzlichen Lebenshaltung werden sollte. Übung 1 lässt sich besonders gut im Frühling durchführen, wenn überall die Pflanzen aus dem Boden sprießen. Sie ist jedoch durchaus schwierig, weil wir sehr exakt wahrnehmen müssen. Diese Wahrnehmungen müssen wir in unserem Inneren unkommentiert stehen lassen und mit in den nächsten Tag nehmen. Damit die Übung gelingt, können wir hilfsweise auch Skizzen der beobachteten Pflanzen anfertigen.

In diesem Kapitel haben wir die anthroposophischen Behandlungsmöglichkeiten auf körperlichem und seelischem Gebiet besprochen. Demenz ist jedoch eine Krankheit, die mit der Zeit fortschreitet und an Schwere zunimmt. Irgendwann gelingt es nicht mehr, die notwendige Versorgung zu Hause sicherzustellen.

Im nächsten Kapitel werden die Möglichkeiten aufgezeigt, die sich bieten, wenn der Moment gekommen ist, wo es zu Hause «nicht mehr geht». Außerdem werden die Probleme behandelt, die entstehen können, wenn der Umzug in ein Pflegeheim notwendig wird.

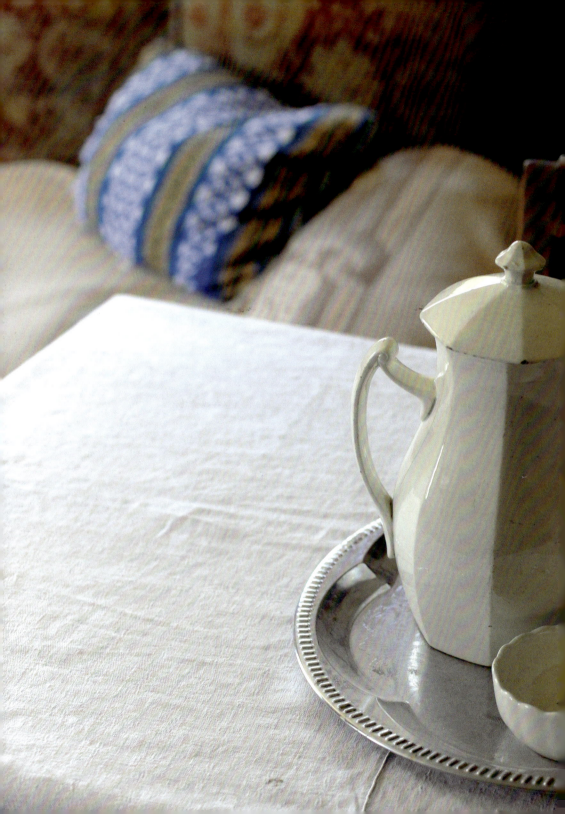

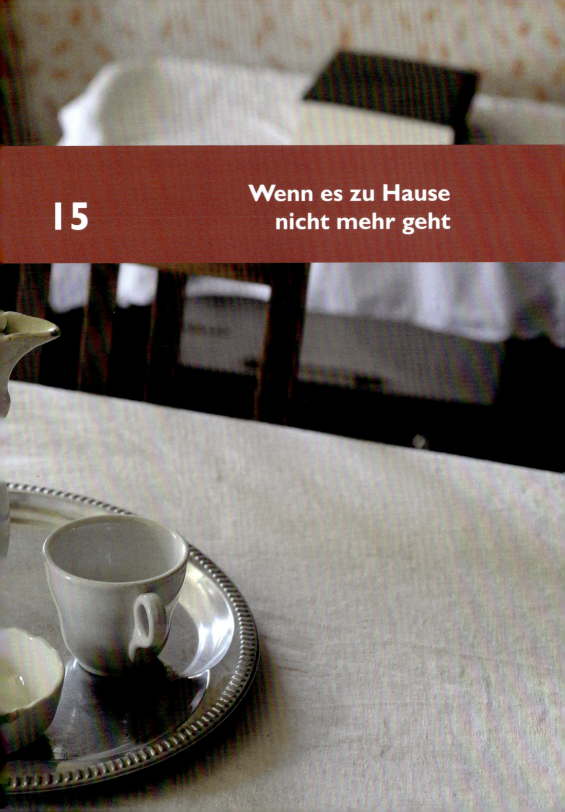

15 Wenn es zu Hause nicht mehr geht

Von Alzheimer oder einer anderen Form der Demenz sind derzeit allein in Deutschland rund 1,3 Millionen Männer und Frauen betroffen. Weil wir immer älter werden, ist im Jahr 2050 voraussichtlich mit 2,6 Millionen Demenzpatienten zu rechnen. 70 % aller Demenzkranken sind weiblich. Ungefähr 75 % der Demenzkranken wohnen noch zu Hause und 25 % im Alters- oder Pflegeheim.[108] Fragt man Demenzkranke und ihre Partner, wie sie sich die Gestaltung ihrer nächsten Zukunft vorstellen, werden sie sich in den meisten Fällen dafür entscheiden, so lange wie möglich zu Hause zu bleiben. Die Begleitung durch den Hausarzt, die Gesundheitszentren und die psychiatrischen Teams ist deshalb darauf ausgerichtet, den Menschen in diesem Wunsch so weitgehend wie möglich zu unterstützen.

Die Notwendigkeit der Diagnose

Die Demenz bringt es mit sich, dass das Instrumentarium des Denkens zunehmend versagt. Die Gedächtnisprobleme treten meistens als Erstes auf. Dies erzeugt bei den Betroffenen viel Stress, wenn sie beispielsweise bei einer Begegnung beim Einkaufen nicht mehr wissen, ob die Frau des Bekannten, den sie getroffen haben, kürzlich verstorben ist oder nicht. Häufig wird versucht, den Schein aufrechtzuerhalten und den Gedächtnisverlust zu kaschieren. Manchmal tritt nach diversen Gedächtnisproblemen Misstrauen und Argwohn gegenüber der Umgebung auf. Der eigene Gedächtnisverlust wird nicht akzeptiert, und so wird die Schuld bei der Umgebung (dem Partner) gesucht.

Um Spannung und Stress zu vermeiden, ist es besonders wichtig, dass die Diagnose so früh wie möglich gestellt und dem Betroffenen, seinem Partner und den Angehörigen mitgeteilt wird. Das ist nicht nur für den Kranken selbst, sondern auch für die Angehörigen eine sehr schwere Situation, denn gerade die Familienmitglieder haben meist einen großen Teil der Belastungen zu tragen. Bei einer Demenzerkrankung wird der gesamten Familie ein hohes Maß an Verständnis, Einfühlungsvermögen und oft auch die Bereitschaft zu pflegerischer Hilfe abverlangt. Die Angehörigen müssen damit fertig werden, dass ein von ihnen geliebter Mensch schwer und unheilbar krank ist. Zudem ist es für sie oft belastend, eine Entscheidung über die zukünftige

Versorgung und Pflege des Kranken treffen zu müssen. Hilfe finden sie in der entsprechenden Fachliteratur und im Gespräch mit dem Arzt. So kann der weitere Verlauf der Krankheit tendenziell vorgezeichnet und das Verhalten des Patienten besser eingeschätzt werden, sodass die Maßnahmen, die ergriffen werden sollten, deutlicher werden.[109]

Angehörige zu Hause pflegen

Seit Kurzem gibt es neue Rahmenbedingungen für Berufstätige, die einen Angehörigen zu Hause pflegen möchten. Bisher hatte jeder Arbeitnehmer das Recht, für die Pflege ein halbes Jahr aus der Berufstätigkeit auszusteigen, allerdings unbezahlt. Am 1. Januar 2012 ist nun das *Familienpflegezeitgesetz* in Kraft getreten, das eine bessere Vereinbarkeit von Pflege und Berufstätigkeit zum Ziel hat. Es besagt, dass ein Berufstätiger seine Arbeitszeit zur Pflege eines Angehörigen für maximal 2 Jahre auf bis zu 15 Wochenstunden reduzieren kann. Wenn beispielsweise ein Vollzeitbeschäftigter seine Arbeitszeit um 50 % reduziert, bekommt er in dieser Zeit drei Viertel seines Gehalts. Steigt er nach der Pflegezeit wieder voll in den Beruf ein, bekommt er weiterhin nur drei Viertel des Gehalts, bis das Zeitkonto ausgeglichen ist. Bei Bedarf kann auch während der Familienpflegezeit zusätzlich die Hilfe von mobilen Pflegediensten in Anspruch genommen werden. Ein Rechtsanspruch auf eine solche Familienpflegezeit besteht allerdings nicht, ein Arbeitgeber ist nicht gezwungen, einen entsprechenden Vertrag abzuschließen.[110]

Die Notwendigkeit des Coachings

Tritt eine Demenz auf, erfordert das im Prinzip von beiden Partnern ein hohes Maß an Flexibilität. Da der Demenzkranke diese Flexibilität häufig nicht aufbringen kann, ruht die Hauptlast meist auf den Schultern des nicht betroffenen Partners. Wie gehen Sie mit einem demenzkranken Partner um, der immer wieder zu seinen Eltern zurückkehren will und Sie nicht mehr als seine Ehefrau erkennt?

Wie schwierig ist es für den Partner, nicht auf den Tatsachen («Deine Eltern sind doch schon lange tot!») zu bestehen, sondern auf sein unmittelbares Erleben, auf die Unruhe, die er zum Ausdruck bringt, einzugehen. Wie schwierig ist es, statt zu sagen: «Aber deine Eltern sind bereits lange tot, rede nicht so einen Unsinn und hör auf zu klagen» Folgendes zu antworten: «Dann müssen wir einmal zu deinen Eltern fahren. Wie wird es deinem Vater wohl gehen, ob er immer noch solche Herzprobleme hat?» (validierender Ansatz). Der Partner wird diese Art zu reagieren lernen müssen, und er wird dabei unterstützt werden müssen. Doch um ihn coachen zu können, muss über die Demenzerkrankung gesprochen werden können: Sie darf nicht verdrängt werden.[III]

Wird ein Demenzkranker von einem Angehörigen gepflegt, sollte darauf geachtet werden, dass es nicht zu einer Überlastung des Pflegenden kommt. Nicht selten müssen Demenzpatienten ihre eigene Wohnung aufgeben, weil der Partner oder ein Angehöriger die ständige Überforderung nicht mehr aushält und selber krank wird. Dem kann in vielen Fällen vorgebeugt werden, wenn rechtzeitig die Hilfsmöglichkeiten anderer wahrgenommen werden, seien es Familienmitglieder oder Nachbarn, die helfen können, ehrenamtlich Tätige oder professionelle Pflegedienste, Essen auf Rädern usw.
Informationen über die lokalen Hilfsangebote können bei den Seniorenberatungsstellen eingeholt werden, diese wiederum findet man über die Kommunen oder Wohlfahrtsverbände (siehe auch Seite 294 f.). Die Krankenkasse beziehungsweise Pflegekasse kann darüber Auskunft geben, ob Zuschüsse gewährt werden können.

Demenz als Tabuthema

Einer Offenheit im Umgang mit dem Thema Demenz steht momentan noch viel im Wege. Wir müssen uns von dem Tabu verabschieden, dass nach der Diagnose «Demenz» kein Leben mehr möglich sei, und stattdessen viel stärker betonen, was alles noch *möglich* ist. Ein offener Umgang mit der Demenz gegenüber Nachbarn und Freunden kann durchaus Vorteile haben. Spannungen und Stress infolge der ständigen Bemühung, die Krankheitssymptome zu verbergen, nehmen dann ab. Zugleich wird auch die Gesellschaft ihrerseits lernen müssen, dass die Diagnose «Demenz» heute viel frühzeitiger gestellt wird und dass wir es mit Menschen zu tun haben, die auf vielen Gebieten durchaus noch handlungsfähig sind. Es wäre wünschenswert, wenn es gelänge, den Begriff «Alzheimer light» in die Diskussion einzuführen, um deutlich zu machen, dass wir es in den meisten Fällen nicht mit handlungsunfähigen, abhängigen Menschen zu tun haben.

Die Zeit direkt nach der Diagnose lässt sich klar umreißen: Der Betroffene sollte so lange wie möglich in seiner vertrauten Umgebung bleiben, begleitet und unterstützt durch den Partner, Angehörige und soziale Dienste. Doch wenn die Krankheit voranschreitet und die Handicaps zunehmen, kommt irgendwann – unter Umständen nach einigen Zwischenstufen, bei denen eine externe Kraft eine stundenweise Pflege in der häuslichen Umgebung gewährleistet oder eine tageweise Betreuung in einer Tagespflegeeinrichtung möglich ist – die Option eines Umzugs in ein Pflegeheim in Sichtweite, wo der Betreffende in angemessener Weise betreut werden kann.

Der Umzug in ein Pflegeheim

Die wichtigsten Gründe, die zur Aufnahme in ein Pflegeheim führen, sind:
- Überforderung oder Krankheit der betreuenden Person,
- Krankheit, Sturz oder ein delirantes Zustandsbild beim Demenzkranken,[112]
- der alleinstehende Demenzkranke vernachlässigt und isoliert sich immer stärker,
- Vagabundieren, Misstrauen, Psychose des Demenzkranken.

Zur Aufnahme in ein Pflegeheim kommt es meistens, weil die häusliche Wohn- und Betreuungssituation des Demenzkranken verfahren ist. Die normale Welt wird zu kompliziert, und es bedarf einer Umgebung, die mehr Struktur, Aktivierung und Pflege gewährleistet.

Trotz seiner zunehmenden Pflegebedürftigkeit bleibt es wichtig, dass der Demenzkranke als vollwertiger Mensch betrachtet und behandelt wird. Das Denken, das durch Sprache und Gedächtnis die Welt ordnet und das Heute mit dem Gestern und dem Morgen verbindet, versagt zunehmend. Doch das heißt nicht, dass nicht mehr gedacht, gefühlt und gewollt wird. Beobachten Sie einmal, was geschieht, wenn Kinder in den Raum kommen: Die alten Menschen saugen förmlich deren Erlebnisintensität und Energie in sich auf, sie empfinden die Frische der sich entfaltenden Biografien. Es geht gar nicht darum, die Demenzkranken wieder einzuspannen, entscheidend ist vielmehr, sie durch die Aktivitäten anderer Menschen etwas erleben zu lassen. Was spricht gegen eine Gemeinschaft von «geistig Behinderten» und Demenzkranken? Die anthroposophischen Einrichtungen für «geistig Behinderte» haben es uns vorgemacht und auf diesem Gebiet eine Vorreiterrolle erlangt. In diesen Einrichtungen werden menschliche Urberufe wie Bauer, Bäcker, Gärtner, Töpfer und Weber ausgeübt. Diese Berufe sind nachvollziehbar und verständlich für den Demenzkranken, an jedem einzelnen Handgriff lässt sich Sinnhaftigkeit erleben.

Eine andere Möglichkeit bieten die sogenannten betreuten Wohnformen. Sie eignen sich beispielsweise für Ehepaare, bei denen ein Partner an Demenz leidet. «Einem 70-jährigen Ehemann, der seine demenzkranke Frau pflegt, fällt dies in einer Einrichtung des betreuten Wohnens möglicherweise leichter als zu Hause. Nach dem Umzug kann das Paar weiterhin zusammenwohnen und ein weitgehend eigenständiges Leben führen. Es hat eine eigene Küche, kann aber auch Essen aus der Gemeinschaftsküche zu sich nehmen. [...] Das Konzept des betreuten Wohnens sieht vor, dass die Wohnungen eines Hauses oder eines Häuserkomplexes seniorengerecht gestaltet werden und direkt vor Ort geschultes Personal zur Verfügung steht. Es gibt einen Fahrstuhl und Rollstuhlrampen an Treppen und Schwellen. Die Flure sind hell und übersichtlich, und im Badezimmer befinden sich Stützen zum Hochziehen. Außerdem können die Bewohner per Notrufknopf rund um die Uhr professionelle Hilfe in ihre Wohnung holen. Seniorinnen und Senioren leben in eigenen Wohnungen und können je nach Bedarf Pflege, Mahlzeiten oder hauswirtschaftliche Dienste in Anspruch nehmen. Für Menschen mit Alzheimer oder einer anderen Form der Demenz eignet sich diese Wohnform allerdings nur, wenn auch demenzgerechte Services geboten werden. Wie das funktionieren kann, zeigen beispielsweise die Kieler Servicehäuser. Dort ist das betreute Wohnen mit ambulanter 24-Stunden-Pflege und Tagespflege verknüpft. Die sieben Einrichtungen des Trägers in Kiel bieten demenzkranken Menschen Services, die ihnen das Leben in einer eigenen Wohnung ermöglichen. Dazu zählen unter anderem Gedächtnistrainings und Betreuungsgruppen. Außerdem halten die Servicehäuser Betten zur Kurzzeitpflege bereit.»[113]

Wohngemeinschaften für Menschen mit Demenz

In Demenz-Wohngemeinschaften teilen sich meist sechs bis zwölf Demenzkranke eine Wohnung. «Professionelles Pflegepersonal kümmert sich um die Mieter. ‹Demenz-WGs› gab es anfangs vor allem in Großstädten. Heute entstehen auch auf dem Land immer mehr solcher Gemeinschaften. In beinahe allen Bundesländern gibt es Wohngemeinschaften für Menschen mit Alzheimer oder einer anderen Form der Demenz. Jedes WG-Mitglied bewohnt darin ein eigenes Zimmer mit eigenen Möbeln. Küche, Wohnzimmer und Bäder nutzen die Mieter gemeinsam. Für die Bewohnerinnen und Bewohner kann die Wohngemeinschaft im Laufe der Zeit zu einer vertrauten Umgebung werden. Die Gruppe ist überschaubar, und es kommen stets die gleichen Pflegekräfte und Helfer ins Haus. Außerdem können sich die Angehörigen der demenzkranken Menschen rege am WG-Leben beteiligen. In vielen Wohngemeinschaften ist es sogar ausdrücklich erwünscht, dass sie den Alltag organisieren helfen.

Bevor Sie sich für eine ‹Demenz-WG› entscheiden, sollten Sie mit den Angehörigen der anderen WG-Mitglieder sprechen. Lassen Sie sich außerdem von einer unabhängigen Stelle beraten. Das Leben in der WG läuft so normal wie möglich ab: Die Mitglieder erledigen wichtige Tätigkeiten, soweit sie es können und wünschen, selbst. Dazu gehören zum Beispiel Kochen, Einkaufen und Waschen. Die nötige Hilfe erhalten sie von professionellen Pflegekräften, Betreuerinnen und Betreuern. Diese betreuen als Dienstleister die Wohngemeinschaft rund um die Uhr.»[114]

In dieser Form können Wohngemeinschaften eine Möglichkeit sein, dass Demenzkranke länger ein selbstbestimmtes Leben führen können. Angehörige schätzen Demenz-WGs vor allem, weil sie auf diese Weise entlastet werden, sich gleichzeitig aber einbringen können, sofern sie es wünschen.

Problematisches Verhalten

Demenz ist in den meisten Fällen eine Alterskrankheit, die nicht heilbar ist und im weiteren Verlauf dazu führt, dass wir Hilfe von außen benötigen, um unserem Leben Form und Struktur zu geben. Eine wichtige Aufgabe der Betreuenden besteht darin, die Umgebung und die täglichen Abläufe sicher, übersichtlich und verständlich zu gestalten.

Der Umgang mit Demenz verlangt keineswegs eine medizinische Endverantwortung. Ärzte halten bei problematischem Verhalten die entsprechenden Mittel bereit. Diese gehören zu ihrem Handwerkszeug, doch gerade bei Demenz müssen wir lernen, auch ohne Pillen mit problematischen Verhaltensweisen fertig zu werden.

Jede Verhaltensart ist ein Versuch des Klienten, zu kommunizieren

Man sollte sich klarmachen, dass jedes Verhalten eine Art von Kommunikation darstellt und darauf angelegt ist, die Regie und die Kontrolle über die Situation zu behalten. Weil die Instrumente des Denkens – Sprache, Gedächtnis, Orientierung und praktisches Handeln – ihn im Stich lassen, kann der Demenzkranke die Außenwelt nicht mehr richtig interpretieren und seine Innenwelt nicht mehr richtig ordnen und artikulieren. Die Vertrautheit und das Erlebnis des Wiedererkennens, welches die Welt normalerweise hervorruft, sind verschwunden. Den vertrauten Vorgang, das eigene Zimmer, den eigenen Sessel, die eigene Tasse wiederzuerkennen kommt für den Demenzkranken nicht mehr vor. Die Fähigkeit, Zeit und Raum zu überblicken, schwindet ebenfalls, die Welt fällt in Einzelheiten auseinander, sie zerbröckelt. In dieser fragmentierten, auseinanderfallenden Welt kann man sich leicht verirren. Sie kann eine einsame, Angst erzeugende, hektische, chaotische Welt sein, es sei denn, es wird von außen Hilfe geboten. Eine solche fragmentierte Welt bedarf einer guten Architektur, einer guten Pflege, einer guten Umgebung sowie der Reflexion über die häusliche Kultur und die soziale Umgebung.

Architektur

Die Wohneinheiten können im Kreis angeordnet sein, die Rückseite ist der «großen Welt» zugewandt, die Vorderseite öffnet sich auf einen großen, innenhofartigen Raum hin. In diesem Raum besteht beispielsweise die Möglichkeit, in einem Garten zu arbeiten, und es gibt dort Tiere. Es herrscht ein reges Treiben verschiedener Aktivitäten, wodurch der Demenzkranke vieles erleben kann und wie von selbst dorthin gezogen wird. Auf der Vorderseite haben die Wohneinheiten eine offene Tür, die dazu einlädt, in den Innenhof einzutreten.

Häusliche Kultur

Es wird versucht, dem Tag durch gemeinsame Mahlzeiten, Tischgebete und Rituale Struktur und Rhythmus zu verleihen. Jeden Morgen findet ein gemeinsamer Tagesbeginn statt. Es wird gemeinsam besprochen, was für die Mahlzeiten eingekauft wird. Danach wird gemeinsam gekocht. Jede Woche findet eine musikalische Darbietung statt. Es gibt eine Theatergruppe, einen Chor, der mehrmals im Jahr eine Aufführung gibt. Die Jahresfeste werden gemeinsam begangen.

Die soziale Umgebung oder: Wie holen wir die Welt herein?

Ein Pflegeheim ähnelt heute oft einer geschlossenen Festung. Im Innern sitzen die Demenzkranken. Manche können nicht sprechen, andere starren auf einen Fernsehbildschirm, der die ganze Zeit läuft. Die Außenwelt kommt nur – in Form von Besuchern – in kleinen Dosen herein. Sie hat dem Pflegeheim nichts mitzuteilen. Der Auftrag lautet daher: Wie können wir die Außenwelt so hereinholen, dass die Demenzkranken wieder echte Erlebnisse haben und Erfahrungen machen können?

Eine solche Möglichkeit wäre beispielsweise, in der Küche eine kleine Bäckerei zu beginnen, die für herrliche Düfte und Erlebnisse sorgt. Außerdem kann ein Gemüsegarten angelegt werden, der von einem Gärtner betreut wird. Das Gemüse kann von den Bewohnern bei ihm bestellt und beim Mittagessen verzehrt werden.

Pflege

Demenz bedeutet, dass die Fähigkeit, die Umgebung wiederzuerkennen, sie zu deuten und sich sinnvoll zu ihr zu verhalten, abnimmt. Der Blick auf die eigenen Wünsche, Intentionen und Handlungen trübt sich. So muss es ein Ziel der Pflege sein, diese Umgebung durchschaubar und einfach zu halten. Ein unruhiger Demenzkranker beispielsweise lässt sich gut in sich verankern, indem man sich mit seinem «Lebensbuch» (siehe Seite 217) neben ihn setzt und ihm anhand von Fotografien Fragen zu seinem Leben stellt. Da ist er der Experte, er soll auch davon erzählen. Altern bedeutet, dass sich der Lebensleib immer mehr löst und dadurch die Bilder der Vergangenheit aufsteigen, die mitgeteilt und auf diese Weise «erlöst» werden wollen. Dabei ist es ganz wesentlich, dass der Betreuende die Biografie des Demenzkranken kennt, sodass er sein Verhalten deuten und auf die zum Ausdruck gebrachten Gefühle eingehen kann.

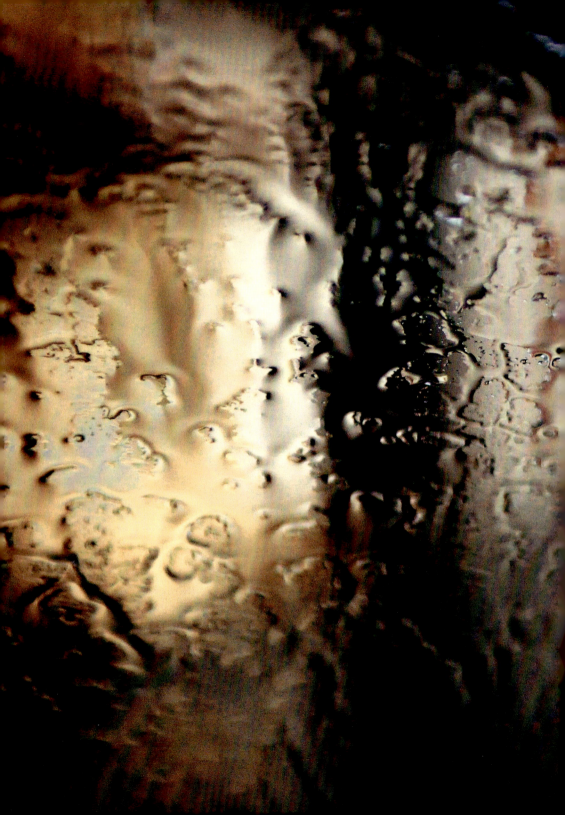

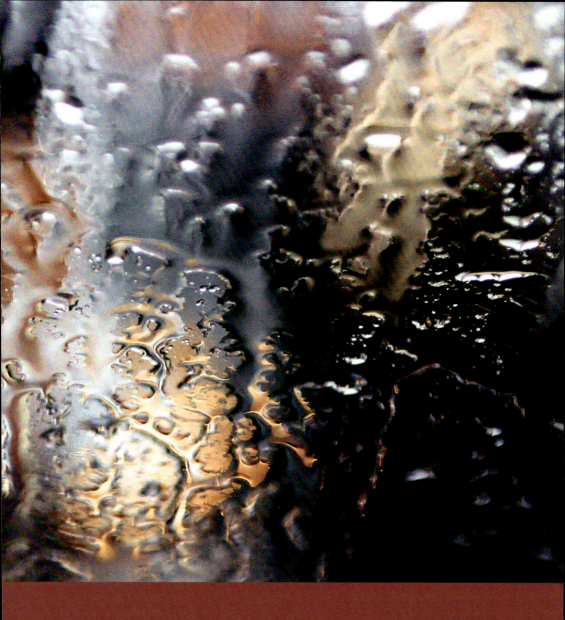

16 Verhaltensprobleme bei Demenz

Vorbemerkung

Herrn Steiner und seiner Frau bin ich vor zehn Jahren zum ersten Mal bei der Gedächtnissprechstunde begegnet. Bei Herrn Steiner wurde damals Demenz diagnostiziert. Zusammen mit seiner Frau durfte ich ihn auf seinem mutigen Weg durch die vielen Probleme begleiten, die zum Leben mit Demenz gehören. Obwohl seine Denkfähigkeit immer weiter nachließ, blieb er stets freundlich und optimistisch. Dabei konnte ich beobachten, wie schwer dies alles für seine Frau war, und ich habe ihr gegenüber immer wieder meine Hochachtung zum Ausdruck gebracht, wie lange sie die Situation mit ihrem demenzkranken Mann zu Hause durchgetragen hat. Nun lebt Herr Steiner im Pflegeheim.

Am Beginn dieses Kapitels steht ein Bild: Herr Steiner im Flur des Pflegeheims. Danach folgt die Deutung dieses Bildes und die Wiedergabe eines Gesprächs mit der Ehefrau über das Leben ihres Mannes im Heim. Dann soll der Weg nachgezeichnet werden, den Herr Steiner vom Beginn seiner Demenz an bis zu seiner Aufnahme ins Pflegeheim zurückgelegt hat. In dieser Zeitspanne begegnen wir vier wichtigen Problemen, die bei einer Demenz auftreten können: Delirium, Depressionen, Kontextverlust (Psychose, Halluzinationen) und Angst. Schließlich soll dargestellt werden, welche Maßnahmen zur Bewältigung dieser Probleme ab dem Beginn der Demenz von Herrn und Frau Steiner ergriffen werden konnten.

Ein Bild

Ich betrete das Pflegeheim etwa um 14.45 Uhr. Ganz hinten im dunklen Flur hat sich eine Tür geöffnet, und ich erkenne einen krummen, gebückt gehenden Mann, der sich mit beiden Händen am Wandgeländer festhält. Er bewegt sich mühsam tippelnd-schlurfend, aber konzentriert vorwärts. Dann bleibt er stehen, schöpft Atem und streichelt verwundert das Holz des Geländers. Er redet leise mit sich selbst, klopft vorsichtig auf das Holz und setzt sich wieder in Bewegung. Sein Blick fällt auf den Tisch, der nicht weit entfernt von ihm steht. Dort liegt neben dem Toaster ein weißer Briefumschlag. Sein

Gesicht nimmt einen entschlossenen Ausdruck an. Vorsichtig lässt er das Geländer los und schlurft auf den Tisch zu. Dort ergreift er den Brief und steckt ihn in den Toaster.

Hinten im Flur hat sich wieder eine Tür geöffnet. Licht fällt in den dunklen Gang. Eine junge Frau, in der einen Hand einen Stapel Handtücher, in der anderen ein Telefon tragend, geht mit raschen Schritten durch den Flur, während sie mit heller Stimme in den Hörer spricht: «Nein, nein, Sie brauchen sich wirklich keine Sorgen zu machen. Wir denken, dass Ihre Mutter nur eine Harnwegsinfektion hat.» Sie geht auf den vornübergebeugten Mann zu, der erstaunt den weißen Umschlag betrachtet, der sich nicht so recht in den Schlitz des Toasters hineinschieben lassen will. Mit einer lockeren Bewegung zieht die junge Frau die Schultern hoch, klemmt den Telefonhörer zwischen Schulter und Kinn, holt den Brief aus dem Toaster und sagt: «Ach, Herr Steiner, das ist der Brief für Frau Müller, den nehme ich gleich mal mit.» Dann setzt sie ihr Telefongespräch fort und läuft rasch weiter. Die Ruhe kehrt wieder, und am Ende des Ganges verschwindet das Licht hinter der langsam zufallenden Tür.

Die Deutung des Bildes: ein Körper sein oder einen Körper haben

Wir sehen eine Altenpflegerin, die verschiedene Aufgaben gleichzeitig ausführt. Sie verteilt in raschem Tempo Handtücher auf die einzelnen Zimmer, führt ein Telefongespräch, korrigiert eine Fehlhandlung von Herrn Steiner und spricht währenddessen noch freundlich mit ihm. Ihre Welt ist geordnet, ihre Handlungen sind zielstrebig. Körper und Intentionen decken sich vollständig mit den Anforderungen der Umgebung. Sie, so könnte man sagen, *ist* ihr Körper.

Der ältere Mann bewegt sich mit maximalem Krafteinsatz langsam an der Wand entlang, während er sich am Geländer festhält. Er streichelt das Holz, spricht mit ihm. Dann sieht er einen weißen Briefumschlag auf dem Tisch. Dort angekommen, versucht er den Umschlag in den Toaster zu stecken. Ob er ihn irgendwo einwerfen möchte?

Herr Steiner weiß, dass er einen Körper hat. Dieser Körper will mit Mühe fortbewegt werden. Herr Steiner spürt, dass er ein Gehirn hat. Dieses Gehirn liefert ihm nur eine eingeschränkte Deutung in Bezug auf sich selbst und seine Umgebung, weswegen seine Handlungen nicht mehr nahtlos an diese Umgebung anschließen. Sein Ich, die geistige Individualität, hat immer größere Mühe, den Körper zu bewegen und ihn denkend einzusetzen, sodass er sich sinnvoll in seine Umgebung einfügen kann. Allmählich entgleiten Herrn Steiner körperlich, geistig und sozial die Zusammenhänge. Er bemerkt, dass er nicht sein Körper *ist*, sondern dass er einen Körper *hat*.

Nicht den Leib bewundern, sondern die Willenskraft

Wir beobachten hier eine bewundernswerte Willenskraft und Konzentration, mit welcher der physische Körper zu Spitzenleistungen bewegt wird. Hier decken sich Intention und ausführendes Organ (physischer Leib) nicht mehr selbstverständlich. Wir sind es gewohnt, die Würde des älteren Menschen an seinem physischen Körper zu messen. Doch hier sehen wir, dass der ältere Mensch viel mehr ist als nur ein physischer Körper. Wir sehen durch diesen stofflichen Leib hindurch das Wirken des geistigen Ichs des Menschen. Ein Beispiel: Ein älterer Mensch ist gebrechlich, inkontinent, hat einen Tremor, kann nicht mehr laufen und sitzt im Rollstuhl. Wir fragen uns: Worin besteht der Sinn eines solchen Lebens? – Wir würden diesem Menschen weitaus mehr gerecht, wenn wir unser Urteil über seine Würde anhand der Kraft und des Einsatzes fällen würden, mit welcher sein Ich den stockenden physischen Leib jedes Mal aufs Neue zum Bewegen, Kommunizieren und aufmerksamen Gegenwärtigsein motiviert.

Ein Gespräch mit Frau Steiner

Herr Steiner und seine Frau sind vor etwa einem halben Jahr aus ihrer schönen Eigentumswohnung in ein Alters- beziehungsweise Pflegeheim gezogen. Das Altersheim grenzt an das Pflegeheim, und auf diese Weise kann Frau Steiner ihren Mann jederzeit besuchen.

Ich habe mit dem Ehepaar einen Termin um drei Uhr nachmittags vereinbart. Frau Steiner kommt gerade herein, als die Altenpflegerin mit dem Brief in der Hand wegläuft. Sie begrüßt mich, und wir gehen gemeinsam zu ihrem Mann. Sie gibt ihm einen Kuss. Er blickt sie erstaunt an, zeigt jedoch keinerlei Anzeichen des Wiedererkennens. Dann schlurft er weiter durch den Gang.

Ich berichte Frau Steiner, was ich gerade beobachtet habe. Das Leben ihres Mannes erscheint so sinnlos, weil es keinen Anschluss mehr an seine Umgebung findet.[115]

Frau Steiner antwortet: «Trotzdem hat er sich noch nicht ganz verabschiedet. Er ist noch da. Offenbar soll er hier auf der Erde doch noch etwas erleben. Wenn Sie die Willensanstrengung meines Mannes beim Gehen anschauen, wie er die Dinge um sich herum betrachtet – was für eine Konzentration, was für eine Aufmerksamkeit für das Hier und Jetzt. Er war immer ein begeisterter Spaziergänger. Aber Sie haben recht, er lässt jetzt langsam los. Doch vielleicht ist dieses Loslassen seines Körpers, seiner Denkfähigkeit und seiner Umgebung an sich bereits eine Willensanstrengung für ihn. Dementwerden ist ja eigentlich nichts anderes als das gründliche Abstreifen der Schuhe und das Ablegen der irdischen Kleider, Stück für Stück, bevor wir über die Schwelle der geistigen Welt gehen können.»[116] Dann fügt sie hinzu: «Trotzdem haben wir auch noch schöne gemeinsame Momente. Ich habe mich an Ihre Empfehlungen gehalten: Ich habe seine Lieblingsmusik aufgelegt, und ich sehe, wie er sie genießt. Wir essen manchmal zusammen ein Eis. Auch auf die Fotos, vor allem auf die mit seinen Eltern, reagiert er positiv. Dann beginnt er zu lachen, und manchmal spricht er sogar einige Worte.»[117]

Das Delirium

Herr Steiner ist ein kräftig gebauter Mann von 80 Jahren. Ich erinnere mich noch daran, wie er mit seiner Frau in die Gedächtnissprechstunde zu mir kam, um die Diagnose zu besprechen. Er war vom Hausarzt an mich verwiesen worden, weil er während einer Harnwegsinfektion plötzlich verwirrt war und halluzinierte. Seine Frau gab beim Hausarzt zu Protokoll, dass ihr Mann, unabhängig von der momentanen Infektion, bereits häufiger unter Verwirrtheit gelitten hatte. Er vergaß allerlei, und manchmal wusste er den Weg nicht mehr.

Aus den Tests, die das Team der Gedächtnissprechstunde durchgeführt hatte, ging hervor, dass Herr Steiner an einer beginnenden sogenannten Gemischten Demenz leidet. Dies bedeutet in seinem Fall, dass Symptome einer Vaskulären Demenz und der Alzheimer-Demenz (siehe Kapitel 3) vorliegen. Als ich dieses Ergebnis vortrug, reagierte das Ehepaar gelassen. Frau Steiner: «Das habe ich mir fast schon gedacht, meine Mutter hatte genau dieselben

Probleme. Doch was ich mich frage: Gehören die Verwirrtheit und die Halluzinationen während der Harnwegsinfektion nun auch zu der Demenz?»

Das Delirium als Vorbote der Demenz

Wie bereits erwähnt, ist das Wort Delirium vom lateinischen *delirare*, «aus der Spur geraten», abgeleitet. Man kann tatsächlich sagen, dass ein Mensch mit einem Delirium seelisch vom rechten Weg abgekommen ist. Die Instrumente des Denkens funktionieren nicht mehr richtig. Das Bewusstsein ist nicht mehr klar, der Patient weiß häufig nicht mehr, wo er ist und welchen Tag wir schreiben. Oft leidet der Patient unter Halluzinationen, das heißt, er sieht oder erlebt Dinge, die in Wirklichkeit nicht existieren. Dabei kann es sich um Tiere, Menschen usw. handeln, die für den Patienten ganz real vorhanden sind, doch von der Umgebung nicht wahrgenommen werden.

Wollen wir ein Delirium erklären, gehen wir nicht vom medizinischen Modell, sondern vom bio-psychosozialen Modell aus. Im Sinne dieses Modells können wir den Menschen als ein geistiges, sich entwickelndes Individuum (psycho-) betrachten, das seinen Körper als Instrument gebraucht (bio-), um seine Umgebung sinnvoll zu deuten und in ihr tätig zu werden (sozial). Im jüngeren Lebensalter ist die «Wasserscheide» zwischen dem Körper (bio), dem Gehirn (psycho) und der Umgebung (sozio) noch stabil. Eine Harnwegsinfektion (Körper), eine Ehescheidung oder ein Umzug (sozial) werden nicht ohne Weiteres den seelischen Bereich so stark beeinflussen, dass daraus ein Delirium resultiert. Bei an Demenz erkrankten älteren Menschen jedoch ist aufgrund des Abbaus im Gehirn nur noch eine dünne «Schicht» kognitiver Fähigkeiten übrig geblieben. So sehen wir also, dass es bei Demenz eher zu einem deliranten Zustandsbild kommt. Dieses delirante Bild kann aber auch der Vorbote einer erst später auftretenden Demenz sein. Es ist von entscheidender Bedeutung, eventuelle körperliche Ursachen des Deliriums aufzuspüren. Gibt es irgendwo im Körper eine Infektion, Blutarmut oder Herzstörungen? Die Behandlung einer möglichen körperlichen Ursache ist notwendig, weil ein Delirium dem Gehirn bleibende Schädigungen zufügen kann.

Therapeutische Möglichkeiten

Während eines Deliriums werden – beispielsweise als Folge einer Harnwegsinfektion und des damit einhergehenden Fiebers – Giftstoffe ausgeschieden,

Das Delirium

die das Gehirn in seiner Funktion beeinträchtigen. Das Gehirn sorgt dafür, dass das Ich des Menschen Eindrücke der Außen- und Innenwelt integrieren und deuten kann. Wir sehen, dass die integrierende Funktion des Gehirns durch die Harnwegsinfektion eingeschränkt wird. Die Reize (Giftstoffe), die aus dem Körper kommen, sind stärker als die Sinneseindrücke von außen. Daher lässt sich häufig beobachten, dass sich ein Delirium abends, wenn die Reize von außen abnehmen, verschlimmert. Aus diesem Grund ist es wichtig, dass tagsüber und abends genügend Reize und Ablenkung gegeben sind. Bei einem sehr ruhigen deliranten Bild können abends zum Beispiel das Licht und das Radio eingeschaltet bleiben. Auf diese Weise werden genügend Reize von außen angeboten.

Konventionelle Medikation
Liegt die Ursache in einer Harnwegsinfektion, so kann diese durch ein Antibiotikum (beispielsweise Trimethoprim) bekämpft werden. Bei starker Unruhe ist vorübergehend die Gabe von Haldol® (1 mg) notwendig.

Anthroposophische Medikation
Aus anthroposophischer Sicht liegt der Ursprung der psychiatrischen Symptome nicht im Gehirn. Vielmehr sind die Organe aufgrund subtiler Störungen für die psychiatrischen Beschwerden verantwortlich. Deswegen setzen die anthroposophischen Heilmittel gegen psychiatrische Krankheiten hauptsächlich bei den Organen Herz, Lunge, Leber und Niere an:

- Stibium met. praep. D6 dil. 10 cc, intravenös durch den Arzt. Stibium (Antimon) ist ein Hauptmittel der anthroposophischen Psychiatrie. Es ist ein Metall, das für eine stabile Verankerung des Ichs im Seelenleib und den (Stoffwechsel-)Organen sorgt. Es hilft, diese Organe zu formen und zu strukturieren. Dadurch ist der Mensch wieder in der Lage – aus diesen Organen – wollend, fühlend und denkend in die Welt einzugreifen.
- Bryophyllum 50%/Conchae 50% trit., 3-mal täglich 1 Teelöffel bei Unruhe.
- Bei einer Harnwegsinfektion sind warme Berberis- oder Argentumwickel auf der Blase entscheidend für das Anschlagen einer nicht-antibiotischen Behandlung.
- Zusätzlich unterstützend: Thuja comp. trit., 3-mal täglich $1/2$ Teelöffel eine Woche lang sowie Cantharis D3–D6, 3-mal täglich 10–15 Tropfen.

Vorsorgemaßnahmen

Herr Steiner erklärt, es sei gut möglich, dass er an einer beginnenden Demenz leide, doch sein Gedächtnis sei noch gar nicht so schlecht. «An Ereignisse von früher kann ich mich immer noch gut erinnern. Mein Vater war Bauer, und ich weiß noch ganz genau, wo unser Hof steht und wie viele Kühe wir hatten und wie unser Knecht hieß. Fragen Sie mich mal!»
«Ja, da hat er recht, die alten Sachen weiß er manchmal noch besser als ich», ergänzt seine Frau.

Das «abbröckelnde Gedächtnis»

Es ist hilfreich, sich klarzumachen, dass der Demenzkranke anders in der Welt steht als wir. Das ordnende, strukturierende und Sinn setzende Ich kann das Gehirn als Instrument nicht mehr in vollem Maße benutzen. Das Gedächtnis lässt ihn im Stich und verliert zunächst den Zugriff auf alles, was sich vor kurzer Zeit ereignet hat (Kurzzeitgedächtnis). Zugleich gelingt es dem Demenzkranken immer weniger, die Zukunft zu planen und zu gestalten.

Das Ich verliert also seinen Zugang zur Vergangenheit und Zukunft. Allerdings ist der Demenzkranke voll im Jetzt präsent. Das Ich kann sehr gut zum Ausdruck bringen, welche Meinung es über das Essen, das Wetter, Musik oder Kunst hat. Das moralische und künstlerische Urteil ist häufig völlig intakt. Mag der Ankerpunkt des Ichs im Denken und Wollen auch beeinträchtigt sein, im Bereich des *Fühlens* kann sich das Ich noch in vollem Maße verwirklichen.

Wenn sich beim Kind – in der Zeit des Zahnwechsels – die Lebenskräfte im Kopfbereich emanzipieren, führt dies zum Erleben einer Dreigliederung der Zeit. Neben dem Jetzt, in dem das Kleinkind ständig lebte, kommen jetzt auch Vergangenheit und Zukunft auf. Die Demenz sorgt nun dafür, dass der frei gewordene Ätherleib im Kopfbereich das beeinträchtigte Gehirn nicht mehr als Instrument benutzen kann. Dadurch geht auch das Erleben der dreigegliederten Zeit wieder verloren, und der Demenzkranke wird mit voller Wucht in das Jetzt zurückgeworfen.

Mit dem Verlust des Gedächtnisses verschwinden auch die Erinnerungen. Es wurde bereits ausgeführt, dass im «Buch des Gedächtnisses» nicht nur keine neuen Seiten mehr hinzukommen, sondern dass auch jeden Tag Seiten herausgerissen werden. Man spricht hier auch vom «abbröckelnden Gedächtnis» (siehe Kapitel 7, Seite 72). Aus diesem Grund kann Herr Steiner sagen, dass er noch alles weiß, was sich früher zugetragen hat. Doch auch diese Erinnerungen an früher schwinden bei ihm allmählich.

Das «Lebensbuch» als «Erste Hilfe» bei Verhaltensproblemen

Können wir Herrn Steiner helfen, sich dagegen zu wappnen? – Eigentlich sollte jeder Demenzkranke ein «Lebensbuch» besitzen. In diesem Buch wird mithilfe von Fotos die Biografie des Betreffenden nachgezeichnet. Herr Steiner kann jetzt noch mithelfen, sein eigenes Leben zu beschreiben, indem er einen Kommentar zu jedem Foto abgibt. Dadurch ist es *seine* Geschichte, die als Text unter den Bildern erscheint. Wenn die Demenz fortschreitet, kann ein solches Lebensbuch zu einer «Erste-Hilfe-Maßnahme» bei Verhaltensproblemen werden. Durch dieses Buch erhält Herr Steiner wiederum eine Identität. Wer mit ihm dieses Lebensbuch durchblättert, begegnet ihm in seiner ureigenen Domäne, in der er der Experte ist.

Daneben ist es gut, die Hobbys, die Lieblingsmahlzeiten und die bevorzugte Musik zu kultivieren. Herrn Steiners Hobby ist die Gartenarbeit. Besonders gern zieht er eigene Tomaten. Wichtig ist dabei – wenn die Demenz fortschreitet –, dass die gärtnerische Tätigkeit übersichtlich und begrenzt gestaltet wird, sodass sie bei ihm keine Frustrationen auslöst. So könnten beispielsweise hüfthohe Pflanztröge mit einer Abmessung von 4 mal 1 Meter eingesetzt werden, in denen er seine Pflanzen betreuen kann.

Neue Möglichkeiten

Weil das Ich immer weniger in der Vergangenheit, der eigenen Biografie verankert ist, entstehen auch neue Möglichkeiten. Bislang selbstverständliche Normen und Werte verschwinden. Dass Ich als Kontrollinstanz verliert den Zugriff auf das normierende Denken und findet sich aufs Neue im Bereich des Fühlens, im Jetzt wieder. Daraus ergeben sich neue Chancen für künstlerische Betätigungen in Form von Malen, Plastizieren, Museumsbesuchen oder Tanz. Vieles, was früher nicht möglich war, kann unter Umständen jetzt entdeckt und ausgeübt werden.

Depression

Etwa drei Monate später treffe ich Frau Steiner und ihren Mann wieder. Sie berichtet, dass es ihm seit einigen Wochen nicht besonders gut geht. Er ist trübselig, traurig, lustlos, stark abgemagert und passiv. Er bemerkt, dass er vieles nicht mehr kann. So wollte er neulich kochen, aber er bekam es nicht mehr auf die Reihe. Er geriet in Panik und begann zu weinen.

Die drei großen D's

In der Alterspsychiatrie kennen wir die sogenannten «drei großen D's»: Demenz, Delirium und Depression. Wenn Gedächtnisprobleme vorliegen und die Diagnose noch nicht gestellt ist, müssen wir die Möglichkeit einbeziehen, dass nicht nur Demenz, sondern auch eine Depression oder ein Delirium Gedächtnisprobleme verursachen kann. Eine depressive Person grübelt viel und ist dadurch weniger aufmerksam und konzentriert – auch das kann der Grund für Gedächtnisprobleme sein. Die Ursache liegt dann in der Depression. Wir wissen auch aus der sogenannten Nonnenstudie, dass das Risiko, an Demenz zu erkranken, höher ist, wenn es eine Depression in der Vorgeschichte gab (siehe Kapitel 5, Seite 59 ff.).

Bei Herrn Steiner wurde die Diagnose einer Gemischten Demenz gestellt. Das Gedächtnis, die Sprachfähigkeit, die Wortfindungsfähigkeit und der Radius des praktischen Handelns nehmen ab. Bei der Alzheimer-Krankheit ist häufig das Bewusstsein, das heißt die Einsicht in die abnehmenden Fähigkeiten, nicht vorhanden. Es gibt keine Krankheits-Einsicht. Anders ist dies bei der Vaskulären Demenz. Hier ist sich der Patient häufig durchaus über den Verlust seiner kognitiven Fähigkeiten im Klaren.

Zwei Formen der Depression

Vereinfacht dargestellt lassen sich zwei Formen der Depression unterscheiden: die vitale Depression und die Anpassungsstörung mit Depression. Die Anpassungsstörung mit Depression entsteht häufig nach vielen Rückschlägen auf körperlichem, seelischem oder sozialem Gebiet, wenn es dem alten Menschen anschließend nicht mehr gelingt, das Leben in der alten Weise wieder aufzugreifen. Dies ist eine Diagnose, die in der Alterspsychiatrie häufig gestellt wird.

Nehmen wir an, ein älterer Mensch sei innerhalb eines relativ kurzen Zeitraums mit einem Schlaganfall, einer Hüftfraktur und einer auf die Hüftoperation folgenden Lungenentzündung konfrontiert. Es ist leicht nachvollziehbar, dass der oder die Betreffende nach einer solchen Häufung von körperlichen Katastrophen den Lebensmut verliert. Es gelingt ihm nicht mehr, sich der veränderten Situation anzupassen. Hier sprechen wir von einer Anpassungsstörung mit Depression.

Bei einer vitalen Depression sind die vitalen Funktionen wie Essen, Schlafen und Aktivsein betroffen. Hier beobachten wir häufig, dass die Stimmung am Morgen schlecht ist und sich gegen Abend verbessert. Wir sprechen dann von Stimmungsschwankungen. Aufgrund mangelnden Appetits und des schlechten Schlafes kann der Patient abmagern. Manchmal kann eine Depression mit Wahnvorstellungen wie etwa nicht nachvollziehbaren Schuldgefühlen einhergehen.

Herr Steiner leidet an einer schweren depressiven Episode. Er isst schlecht, das Essen schmeckt ihm nicht mehr. Er nimmt immer mehr ab, und erst am Abend hellt sich seine Stimmung etwas auf. Morgens ist er düster gestimmt, passiv, antriebslos und empfindet eine starke Unruhe.

Therapie

Ich habe die Diagnose «vitale Depression» gestellt. Ich informiere Frau Steiner, dass sie ihren Mann vor Aufgaben schützen muss, die zu schwierig für ihn sind, wie zum Beispiel das Kochen. Er kommt dabei völlig durcheinander, so etwas kann er nicht mehr alleine. Denn Kochen erfordert einen guten Überblick, man muss verschiedene Arbeitsvorgänge gleichzeitig im Auge behalten und erledigen. Frau Steiner muss den Ablauf beim Kochen in kleinere Einheiten aufteilen und auf diese Weise für ihren Mann vorstrukturieren. Für ihn ist es wichtig, dass es eine Perspektive gibt, das heißt, dass die Dinge, die er angeht, in Zukunft gelingen, so einfach sie auch sein mögen. Dies gilt auch dann, wenn es sich am Ende nur noch um Kartoffelschälen handelt.

Konventionelle Medikation
Bei einer vitalen Depression kommt ein modernes Antidepressivum wie Citalopram in Betracht. Citalopram ist ein selektiver, serotonerger Serotonin-Wiederaufnahmehemmer (SSRI), der für ein Ansteigen der Konzentration des Neurotransmitters Serotonin sorgt. Serotonin wirkt stimmungsaufhellend.

Die alten sogenannten trizyklischen Antidepressiva (TCA) sind hier aufgrund ihrer stark anticholinergen Wirkung, durch welche das mangelhafte Gedächtnis noch weiter beeinträchtigt wird, weniger geeignet. Acetylcholin ist nämlich ein Neurotransmitter, der für eine bessere Aufmerksamkeit und Konzentration und somit ein gutes Gedächtnis sorgt (siehe auch Kapitel 6, Seite 68).

Um bei einem Demenzkranken die Depression in den Griff zu bekommen, genügt nicht nur der medikamentöse Ansatz. Es bedarf auch eines regelmäßigen Tagesablaufs mit einer klaren Strukturierung der Aktivitäten. Ein vorhersehbares Tagesprogramm, beginnend beim morgendlichen Aufstehen, mit den Mahlzeiten, Haushaltstätigkeiten, Einkäufen, Spaziergängen oder aber Besuchen bei Kindern oder Enkelkindern, ist notwendig, um dem Demenzkranken Ablenkung, Rhythmus und Struktur zu vermitteln. Ist die betreuende Person dazu nicht in der Lage, wird eine zumindest teilweise Unterstützung durch einen Pflegedienst notwendig sein.

Anthroposophische Medikation
Bei einer vitalen Depression, bei welcher der Appetit, der Schlafrhythmus (häufiges Erwachen um 3 Uhr morgens) und das Aktivsein gestört sind, setzen wir beim Leber- und Gallenorgan an. Folgende Medikamente kommen hier in Betracht:

- Hepatodoron®, 3-mal täglich 3 Tabletten: Dieses Medikament unterstützt die aufbauende Funktion der Leber.
- Amara-Tropfen, jeweils 10 Tropfen vor den Mahlzeiten. Dieses Mittel regt die Verdauung an.
- Stibium met. praep. D6 10 cc, intravenös 2-mal wöchentlich, vor allem in akuten Fällen. Dieses Mittel verstärkt die seelische Integration bei Verzweiflung und Agitation.
- Hepar Magnesium D4, 3-mal täglich 20 Tropfen.
- Choledoron®-Tropfen, morgens 10 Tropfen vor dem Essen.

Suizidgefahr

Bei einer ernsten vitalen Depression sollte immer nach Suizidgedanken gefragt werden. Sind solche vorhanden, muss die nächste Frage an den Patienten lauten, ob er auch konkrete Pläne oder Vorstellungen hat, auf welche Weise er den Suizid begehen will. Vor allem die Verzweiflung des Demenzkranken muss thematisierbar werden und bleiben. Die Ehepartner oder Betreuer können häufig nur schwer beurteilen, ob die Situation zu Hause noch sicher ist. Am besten, Sie lassen dies von einem Arzt überprüfen und entscheiden, ob ein weiterer Verbleib im häuslichen Rahmen noch möglich ist.

Psychose oder Kontextverlust?

Zwei Jahre später. Ich empfange Frau Steiner – auf ihren eigenen Wunsch hin – alleine. Sobald sie das Sprechzimmer betritt, bricht sie in Tränen aus. «Ich halte es nicht mehr aus, Herr Doktor. Er erkennt mich manchmal nicht mehr, und dann nennt er mich Jannie. Jannie! So hieß seine Mutter, aber ich doch nicht! Abends steht er an der Tür und sagt, dass er nach Hause möchte. Ich verstehe ihn nicht mehr. Gestern hat er den Tisch gedeckt. Das macht er jeden Morgen. Nur dass ich diesmal hörte, wie er mit irgendwelchen Kindern sprach. Ich war oben im ersten Stock und habe mich auf den Treppenabsatz gesetzt, um zu lauschen. Ich dachte zuerst, dass unsere Enkelkinder zu Besuch gekommen seien. Aber so früh? Als ich das Zimmer betrat, sah ich, dass er für vier Personen gedeckt hatte. Aber es war niemand da außer ihm. Ich war total perplex, aber auch ärgerlich. Ärgerlich, weil ich mich so ohnmächtig fühle gegenüber seinem verrückten Verhalten. Wütend habe ich gesagt: ‹Hör auf mit dem Blödsinn, Richard, es ist niemand da.› Aber er lenkte nicht ein und sagte, dass Tim und Anne da seien, unsere Kinder also. Ich weiß nicht mehr, was ich machen soll. Ich kann doch dieses Theater nicht mitspielen. Er ist verrückt, Herr Doktor, total verrückt. Ich musste mich richtig beherrschen, sonst hätte ich ihn vor lauter Frustration geschlagen.»

Kontextverlust: Die Innenwelt findet keinen Anschluss mehr an die Außenwelt

Bei der Alzheimer-Krankheit sehen wir häufig, wie eine Psychose entsteht. Unter einer Psychose verstehen wir eine Wahnvorstellung oder Halluzination. Eine Wahnvorstellung spielt sich im Bereich des *Denkens* ab, sie kann beispielsweise um den sich hartnäckig haltenden Gedanken kreisen, dass man kein Geld habe, obwohl das nicht der Wirklichkeit entspricht. Dies bezeichnet man als Armutswahn. Bei einer Halluzination sind die *Sinne* betroffen. Es werden innere Vorstellungen gebildet, die nicht mit der Wirklichkeit übereinstimmen, vom Patienten jedoch als wahr und von außen kommend erfahren werden. In beiden Fällen ist das Ich nicht mehr imstande, korrigierend einzugreifen.

Dennoch ist zu fragen, ob der psychiatrische Terminus der Psychose in der Psychogeriatrie, also auf die Welt eines Demenzkranken bezogen, anwendbar ist. Denn was spielt sich bei Herrn Steiner eigentlich ab?

Durch das «abbröckelnde Gedächtnis» gleitet Herr Steiner immer weiter zurück in die Vergangenheit. Jetzt befindet er sich in der Phase, als die Kinder noch klein waren und zu Hause wohnten. Er deckt den Tisch für sie, wie er es früher auch tat. Währenddessen spricht er mit ihnen. Der Anschluss an die Gegenwart ist verloren gegangen. Die Welt um ihn herum zerfällt immer mehr, sie sagt ihm nichts mehr. Manchmal befindet er sich in einer noch weiter zurückliegenden Vergangenheit, dann möchte er nach Hause, zu seinem Vater und seiner Mutter. Dann erkennt er seine Frau manchmal nicht mehr oder nennt sie beim Namen seiner Mutter. Bei Herrn Steiner schließt also die Innenwelt nicht mehr an die Außenwelt an. Er erkennt sein eigenes Haus, seine eigene Frau nicht mehr. Statt von einer Psychose würde ich hier lieber von *Kontextverlust* sprechen. Die innere Erlebniswelt findet keinen Anschluss mehr an die äußere Welt, die von Senseo®-Kaffeemaschinen, Plasmabildschirmen, Computern und Handys geprägt ist. Es bedarf einer anderen Bezeichnung, weil bei dem Begriff «Psychose» rasch eine Verbindung mit Antipsychotika hergestellt wird. Diese Medikamente helfen jedoch nicht bei Kontextverlust. Im Gegenteil: Antipsychotika sind bei Demenzkranken sogar gefährlich, ihr Einsatz wird von Kritikern als «hässliche Medizin» bezeichnet.[118] Eine englische Studie hat nachgewiesen, dass der Einsatz von Antipsychotika bei Demenzkranken ein um 1 % erhöhtes Sterberisiko und ein um 0,9 % erhöhtes Schlaganfallrisiko (Gehirninfarkte und/oder -blutungen) mit sich bringt.[119] Es gibt also Gründe genug, angesichts des Zustands von Herrn Steiner nicht von einer Psychose, sondern von Kontextverlust zu sprechen.

Wie geht es jetzt weiter?

Frau Steiner berichtet, dass sie schlecht schläft und manchmal die Beherrschung verliert: «Er kann nichts dafür, das weiß ich, aber er hat sich so verändert. Er ist einfach wie ein kleines Kind, und ich muss mich jetzt um alles kümmern. Ich bin nur noch mit seiner Betreuung beschäftigt.»

Ich schlage vor, ein Familiengespräch zusammen mit ihrem Mann und den beiden Kindern zu führen, um die Situation gemeinsam zu besprechen. Während dieses Gesprächs berichten die Kinder, dass sie den Moment bereits kommen sahen, wo ihre Mutter es nicht mehr schaffen würde. Sie berichten, dass ihr Vater sehr starrköpfig sein kann. Manchmal will er sich nicht waschen oder nicht zu Bett gehen. Wenn das so weitergehe, könne ihre Mutter selbst depressiv werden.[120]

Ich frage das Ehepaar, ob sie glauben, dass sie die Situation gemeinsam noch bewältigen. Beide bringen zum Ausdruck, dass sie so lange wie möglich zusammenwohnen möchten. Ich stelle den Eheleuten die Frage, was ihrer Meinung nach notwendig wäre, damit sie das durchhalten. Resolut antwortet Frau Steiner: Luft, Ruhe und eine Atempause.

Wie lässt sich das realisieren? Eines der Kinder macht den Vorschlag, dass ihr Vater zwei Tage in der Woche im Rahmen einer Tagespflege betreut werden könnte. Zunächst möchte Herr Steiner dies nicht, doch nachdem er begriffen hat, dass er ein Opfer bringen muss, damit seine Frau nicht zusammenbricht, akzeptiert er diese Lösung. Außerdem wird beschlossen, dass jeden Tag stundenweise eine Pflegekraft vorbeikommt. Sie wird zunächst morgens kommen, sodass die Aufgabe, Herrn Steiner zu waschen, nicht mehr von seiner Frau wahrgenommen werden muss. Später kann der Pflegedienst eventuell auch abends eingesetzt werden, um das Zubettgehen zu begleiten und Frau Steiner auch hier zu entlasten.

Nicht korrigieren, sondern validieren

Mit Frau Steiner und den Kindern wird – immer im Beisein von Herrn Steiner – besprochen, dass es keinen Sinn hat, Herrn Steiner zu widersprechen, wenn er die Dinge so erlebt, wie er es tut. Wenn er die Kinder sieht, mit ihnen spricht und für sie den Tisch deckt, ist es besser, ihm beim Tischdecken zu helfen und gemeinsam zu überlegen, ob sie Honig oder Marmelade bevorzugen würden. Dies ist ein validierender Ansatz (siehe hierzu Kapitel 2, Seite 19 f.).

Die Kinder vereinbaren, abwechselnd je einen Tag in der Woche für ihren Vater zu sorgen, sodass ihre Mutter an solchen Tagen in die Stadt gehen oder eine Freundin besuchen kann, wodurch sie in die Lage versetzt wird, ihr soziales Umfeld weiter zu pflegen.

Angst. Eine Terminvereinbarung im Supermarkt

Eines schönen sonnigen Samstagnachmittags stehe ich in der Schlange vor der Kasse im Supermarkt. In einer anderen Schlange steht Frau Steiner. Sie winkt mir zu und deutet mit ihrem Zeigefinger zuerst auf sich und dann auf mich. Auf diese Weise macht sie mir deutlich, dass sie mit mir sprechen will. Nun ist ein Supermarkt nicht der ideale Ort für eine ärztliche Konsultation, doch zum Glück finden wir ein ruhiges Plätzchen unter der Tafel mit Privatanzeigen, neben dem Kopierer.

«Es geht überhaupt nicht gut, Herr Doktor. Seit drei Monaten ist mein Mann extrem ängstlich, er läuft wie ein Hund hinter mir her. Er will nicht, dass ich fortgehe. Wenn ich zur Garderobe gehe, um meinen Mantel zu holen, fängt er bereits an zu hyperventilieren. Er gerät völlig in Panik.»

Ich spreche Frau Steiner Mut zu und bitte sie, so rasch wie möglich zusammen mit ihrem Mann und den Kindern einen Termin zu vereinbaren.

Angst ist die Ohnmacht des relativierenden Ichs

Das Wort «Angst» lässt sich etymologisch auf die Wurzel «eng» im Sinne von «schmal, beengend» zurückführen. Ein Mensch, der ängstlich ist, hat seine Erlebniswelt verengt und ist auf das Objekt seiner Angst fixiert. Er kann sich beispielsweise auf Schmerzen oder Krämpfe in seinem Bauch fixiert haben und die Fantasie pflegen, dass es sich möglicherweise um Krebs handelt. Er kann das wahrgenommene Signal seines Körpers nicht mehr in der rechten Perspektive sehen. Dazu wäre nur das Ich des Menschen in der Lage, denn es kann relativieren, rationalisieren, vergleichen, sich selbst mit Humor und Selbstironie betrachten und auf diese Weise beruhigen.

Wie erklärt es sich, dass der eine Mensch eher Angst entwickelt als ein anderer?

Angst spielt sich im Gefühlsleben ab. Eine der Ursachen von Angst sind Entwicklungsstörungen im Jugendalter. Daneben kann auch das Alter mit seinen vielen Verlusterfahrungen eine Rolle bei der Entstehung von Angst spielen.

Richards Biografie

Während des Besuches in der Gedächtnissprechstunde wurde von meiner Assistentin die Biografie von Herrn und Frau Steiner aufgenommen und schriftlich festgehalten. Herr Steiner ist in einer Bauernfamilie mit zwei Kindern aufgewachsen. Er war der Älteste. Sein Bruder war ein Nachzügler und ist sieben Jahre jünger. Seine Eltern führten keine glückliche Ehe. Der Vater war häufig draußen auf dem Feld und engagierte sich in den Abendstunden ausgiebig im kirchlichen Bereich. Die Mutter war ernstlich depressiv. Häufig blieb sie morgens im Bett, sie kochte nicht für die Familie und sorgte kaum für Michael, Richards Bruder. Wenn der Vater nach Hause kam, rügte er die Mutter deswegen, manchmal schlug er sie auch. Richard hatte dann das Gefühl, seine Mutter beschützen und für sie sorgen zu müssen.

Nun gehört es zu den Aufgaben des heranwachsenden Kindes, die Werkzeuge des Denkens zu entwickeln, um so dem Ich ein Instrument zu schaffen, mit welchem es seine Gefühle wahrnehmen, sie benennen und relativieren kann.

Verläuft die Entwicklung regulär, begleiten die Eltern sie als «Ersatz-Ich» (denn das eigentliche Ich des Kindes wird erst zwischen dem 18. und 21. Lebensjahr «geboren»). Sie fragen ihr Kind immer wieder, was es empfindet: Wie war es in der Schule? Warum hat sich die Lehrerin über dich geärgert? Warst du schuld an dieser Auseinandersetzung? Bist du selbst wütend? Wie wäre es, wenn du die Sache wieder in Ordnung bringen würdest? – Oder später, wenn der erste Freund oder die erste Freundin ins Spiel kommt: Glaubst du, dass du ihr/ihm genauso viel bedeutest?

Immer wieder Fragen stellen und so wenig wie möglich urteilen. Es ist wichtig, die Gefühle des heranwachsenden Kindes zu bestätigen, ihm zu vermitteln, dass diese ein Daseinsrecht haben und ausgesprochen werden dürfen. Daneben ist es von großer Bedeutung, dem Kind Sicherheit und Vertrauen zu vermitteln. Das Kind muss hören, dass die Eltern es lieben, dass es ihnen etwas bedeutet und dass sie ihm vertrauen. Auf diese Weise lernt das Kind, selbst in den «Garten seiner Gefühle», um eine Formulierung des niederländischen Arztes Joop van Dam zu benutzen, zu blicken. Es lernt den Bereich mit den schönen Blumen kennen, doch es scheut sich auch nicht, jene Stellen aufzusuchen, wo Unkraut und Brennnesseln wuchern (Wut, Vorurteile, gekränkter Stolz, Traumata). Dies sind die Gebiete, die noch nicht vom Ich «gejätet» worden sind.

Dies alles war Richard nicht vergönnt. Es gab niemanden, der ihm solche Fragen stellte, und es gab manche Ängste, die wie stattliche Brennnesseln im Garten seiner Gefühle wucherten. So zum Beispiel die Angst, dass seine Mutter die Familie verlassen könnte und er mit seinem Vater alleine zurückbleiben würde. Richard wusste als Kind, dass er sich noch mehr anstrengen musste, um alles zusammenzuhalten. Und wenn seine Mutter dann wieder krank und depressiv im Bett liegen blieb, musste er dafür sorgen, dass sie aufstand. Niemand fragte nach seinen Gefühlen, wodurch das Ich, der Gärtner des Seelengartens, nicht gedeihen konnte. So wurden die Brennnesseln höher und höher, und es bildeten sich Gebiete im Garten, die nicht mehr betreten werden konnten.

«Sie müssen wissen, Herr Doktor, dass ich mich, als ich mich in Richard verliebte, mit seiner Mutter auseinandersetzen musste. Wenn ich nur das Wort ‹Heirat› in den Mund nahm, ging es Richards Mutter körperlich schlechter; sie verkroch sich in ihrem Bett und kam manchmal wochenlang nicht heraus. Damit wollte sie Richard und mir deutlich machen: Seht nur, was ihr mir antut, wenn du weggehst. Irgendwann habe ich Richard vor die Entscheidung gestellt: Entweder ich oder deine Mutter! Am Ende hat er sich für mich entschieden, doch der Kompromiss bestand darin, dass wir jeden Sonntag bei seiner klagenden und fordernden Mutter essen mussten. Ob wir manchmal miteinander über unsere Gefühle reden? Wenn wir Streit miteinander haben, sagt Richard nichts. Er ist dann so verschlossen wie eine Auster. Ich bekomme keinen Zugang zu ihm. Um Ihr Bild zu verwenden: Sein kleiner Gefühlsgarten ist ein unzugängliches Gebiet ...»

Wir können bei Richard von einer Entwicklungsstörung im Gefühlsleben sprechen. Eine solche frühe Störung im Gefühlsleben kann sich später zu einer Persönlichkeitsstörung auswachsen. Ein nie befragtes Gefühlsleben kann dazu führen, dass die eigenen Gefühle als absolut erlebt werden. Auf diese Weise kann ein Schwarz-weiß-Gefühlsleben und -Denken entstehen. Das Ich, der Gärtner, hat nie gelernt, den Acker des Gefühlslebens zu bearbeiten; und so gibt es in diesem Garten noch manche unzugängliche Moorgebiete. Eines dieser unbearbeiteten und nie artikulierten Gebiete ist Richards Angst, dass seine Mutter die Familie verlassen könnte. Im späteren Leben, als er längst erwachsen war, gab es genügend Ablenkung, mit der sich diese Angst unterdrücken ließ. Richard machte Karriere als Lehrer und später als Rektor. Er widmete sich ganz seiner Ehe und der Erziehung der Kinder. Eventuelle Ängste bekamen in dieser Lebensphase keine Chance. Doch im Alter, nachdem sich die Demenz zu entwickeln begonnen hatte, geriet sein Ich wieder unter Druck; es verlor seinen Zugriff auf die unverarbeiteten Ängste, und nun drohen die Brennnesseln den gesamten Gefühlsgarten zu überwuchern. Die Brennnesseln sind hier ein Bild für die Ängste von früher, die jetzt auf seine Frau projiziert werden. Insbesondere gilt dies für die Angst, seine Mutter beziehungsweise seine Frau zu verlieren.

Die Therapie

Es ist keine leichte Aufgabe, eine Therapie gegen Angst bei Demenzkranken zu finden. Denn die Behandlung der Angst zielt bei Nicht-Dementen darauf ab, dem Ich wieder «in den Sattel zu verhelfen» – aber genau diese Möglichkeit ist beim Demenzkranken nicht gegeben. Dabei ist es keineswegs so, dass dieses Ich nicht vorhanden wäre. Es ist durchaus da, doch, wie bereits ausgeführt, fehlt ihm der Ankerplatz für das Denken. Die Instrumente des Denkens sorgten bis dahin für Relativierung, Rationalisierung und Humor. Auch die Antidepressiva, die normalerweise bei Angst verabreicht werden, haben nur eine begrenzte Wirkung. Normalerweise sorgen sie bei ängstlichen Menschen für eine gewisse Gleichgültigkeit, wodurch das Ich seine relativierende, rationalisierende Tätigkeit entfalten kann.

Bei Herrn Steiner handelt es sich um die Angst, dass seine Frau (oder eigentlich seine Mutter) ihn verlassen könnte. Die Demenz führt dazu, dass das «Pflaster» der neuen Erfahrungen, das sich über die früheren traumatischen Erlebnisse gelegt hatte, allmählich verschwindet und die Wunde wieder offen daliegt. Das Ich kann seine Funktion nicht mehr erfüllen; dadurch bekommt die Angst, verlassen zu werden, einen absoluten Stellenwert. Die Ehefrau wird nun als «Ersatz-Ich» für Richard fungieren müssen. Frau Steiner wird ihren Mann – so wie er es früher selbst immer tat – ablenken müssen, indem sie sich aktiv mit ihm beschäftigt. Das heißt, sie muss ein festes, vorhersagbares Programm für den ganzen Tag aufstellen, in dessen Verlauf sie ihren Mann immer wieder beruhigt und in seinen positiven Gefühlen bestätigt, indem sie ihm mehrmals täglich sagt, wie sehr sie ihn liebt, dass er vieles richtig macht und wie viel er ihr bedeutet. Sie muss ihn also ständig wie ein erfahrener Gärtner aus dem Bereich der Brennnesseln dorthin führen, wo die schönen Blumen blühen.

Mein Rat lautete: «Beginnen Sie den Tag damit, positiv besetzte Fotos (Hochzeitsbilder, Urlaubsfotos) zu betrachten, und betonen Sie, dass Sie seine Kameradin sind. Prüfen Sie immer, welche Fotos bei ihm Freude hervorrufen und ihn beruhigen, und holen Sie diese dann heraus.»

Konventionelle Medikation
Es kann ein Versuch mit einem Antidepressivum unternommen werden (Citalopram). Unmittelbar hilfreich sind häufig Benzodiazepine wie Alprazolam 0,25 mg, 3-mal täglich 1 Tablette. Benzodiazepine haben den Nachteil, dass sie Gleichgewichtsstörungen verursachen können, wodurch die Gefahr eines Sturzes und einer möglichen Hüftfraktur als Folge vergrößert wird.

Anthroposophische Medikation
Bei Ängsten sollte genauer betrachtet werden, um welche Art von Angst es sich handelt: Lebensangst, Todesangst (oder Verlassensangst), Umgebungsangst oder Körperangst. Bei Todesangst ist es gut, das Herzorgan, bei Umgebungsangst das Lungenorgan, bei Lebensangst die Leber und bei Körperangst die Nieren mitzubehandeln.

Bei Herrn Steiner handelt es sich um Verlassensangst. Das französische Sprichwort «partir, c'est mourir un peu» drückt dies gut aus: Weggehen ist ein klein wenig wie sterben. Hier wird sich die Behandlung auf das Herz konzentrieren:

- Aurum/Hyoscyamus comp. dil., 3-mal täglich 20 Tropfen (Herz).
- Bryophyllum Argento cultum D2 (Ampullen), 2-mal wöchentlich (gegen Unruhe).
- Bryophyllum 50%/Conchae 50% trit., 3-mal täglich 1 Teelöffel (gegen Unruhe).

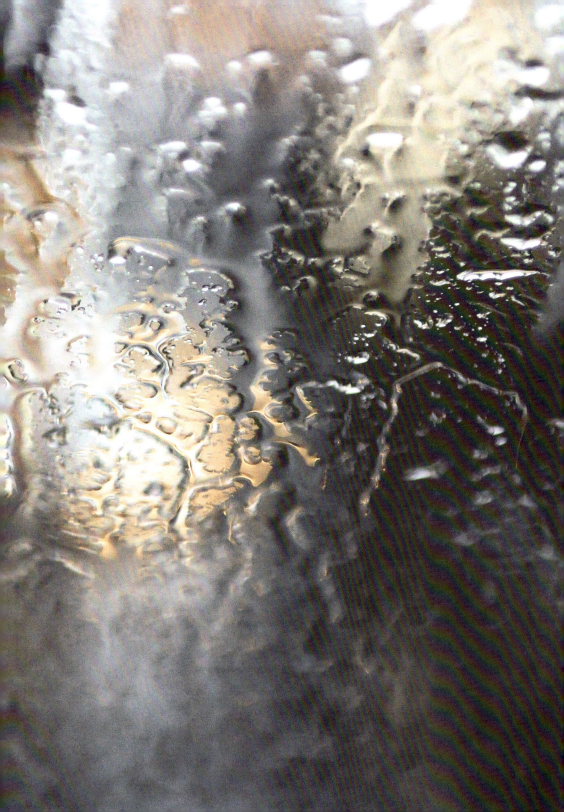

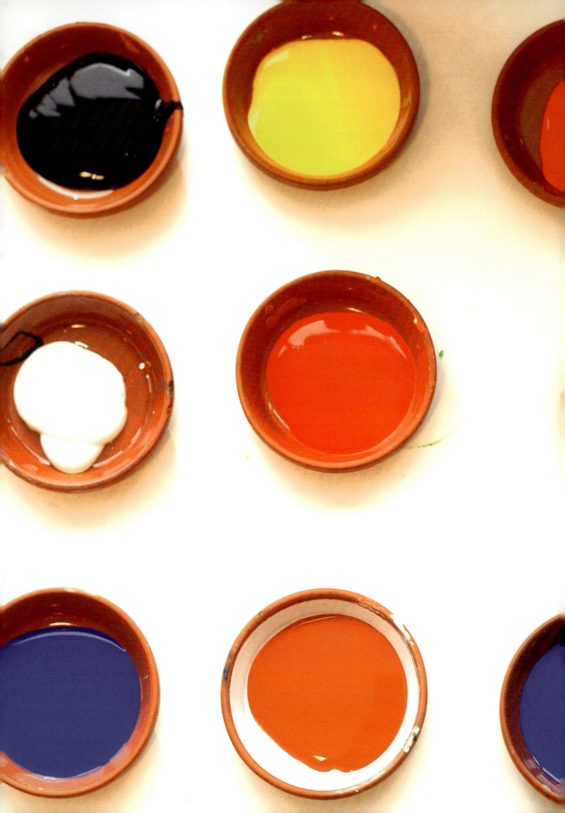

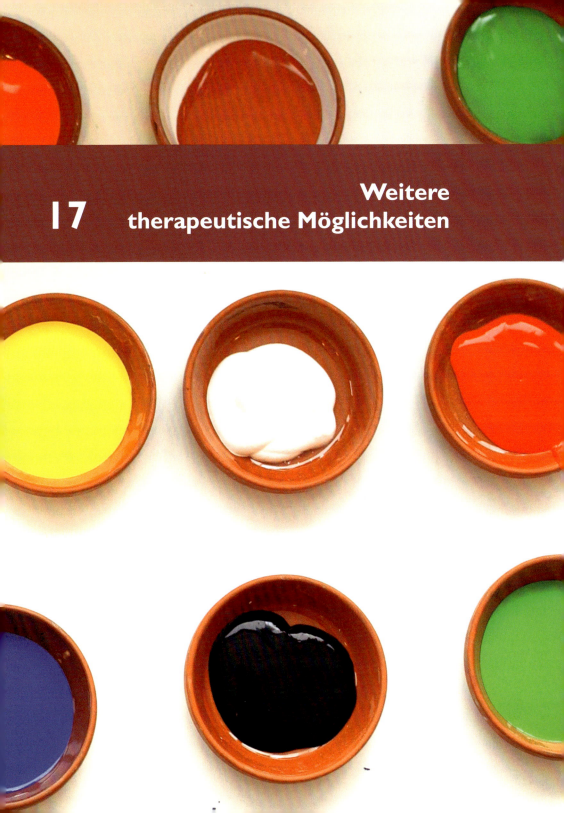

17 Weitere therapeutische Möglichkeiten

Es herrscht allgemein die Vorstellung, dass der Demenzkranke aufgrund des Verlustes seines Gedächtnisses, der Wiedererkennungsfähigkeit und der Einschränkung seiner praktischen Handlungsfähigkeit nicht mehr erreichbar sei und nichts mehr erlebe. Das Denken, wo das Licht des Bewusstseins am hellsten scheint, ist beeinträchtigt. Doch der Mensch lebt mit seinem Ich nicht nur im Denken, er erlebt sich auch als fühlendes und wollendes Wesen. Darum sollte sich die Begegnung mit einem Demenzkranken weniger auf der Ebene des Denkens (Tatsachen, Gedächtnis) abspielen, sondern mehr auf dem Gebiet des Fühlens (Erleben). Dies ist möglich, wenn wir die Erlebnisebene in den Vordergrund stellen, wo der Demenzkranke der «Experte» ist. Zum Beispiel, indem wir mit ihm Fotografien aus früheren Zeiten betrachten und ihm zuhören, was er dabei erlebt. Wir können auch mit ihm malen, plastizieren, singen oder einen Spaziergang in der Natur unternehmen. Ganz besonders wichtig ist, dass gerade der ältere Mensch mit Demenz noch (neue) Erfahrungen macht.

In diesem Kapitel werden drei Momentaufnahmen aus der Praxis geschildert. Therapeutinnen berichten, wie sie mit Menschen, die an (fortgeschrittener) Demenz leiden, arbeiten und welche Wirkungen ihre Arbeit erzielt.

Künstlerische Therapie

Ein Beitrag von Marianne Visser

Im Folgenden stellt die Kunsttherapeutin Marianne Visser den Prozess mit einer Demenzkranken dar, die sich, nachdem sie sich ganz in sich verschlossen hatte, wieder öffnen konnte. Dieses Öffnen der Seele ist von großer Bedeutung. Die Seele kann wieder atmen, und die Verkrampfungen werden aufgehoben.

Frau C. malt wieder

Frau C. ist 86 Jahre alt und leidet an Alzheimer-Demenz. Sie ist eine feingliedrige Frau, ihre Haut und ihre Haare lassen nicht auf ihr Alter schließen, sie sieht jünger aus als sie ist. Sie hat eine leise Stimme. Nachts schläft sie gut, doch sie empfindet eine starke Unsicherheit und sucht regelmäßig Zuflucht beim Pflegepersonal. Es ist schwierig, Kontakt zu ihr aufzubauen, aber wenn man sich ihr in der rechten Weise nähert, kann das Ich noch angesprochen werden.

Frau C. kommt aus einer kleinen offenen Abteilung, wo sie aufgrund ihrer fortgeschrittenen Demenz nicht länger bleiben konnte. Sie lebt nun seit sechs Wochen bei uns auf der Pflegestation, doch sie wirkt immer noch wie ein ängstlicher Vogel. Beim Aufstehen hat sie starke Schmerzen, das kommt von ihrer Arthrose. Bei Frau C. ist es entscheidend, wie man sich ihr nähert.

Im Gespräch mit Ärzten und Pflegern wird deutlich, dass sowohl auf körperlichem Gebiet wie auch im seelischen und geistigen Bereich Unterstützung notwendig ist. Wir beschließen, dass Frau C. eine Reihe von Ganzkörpereinreibungen, Heileurythmie und künstlerische Therapie erhalten soll.

Frau C. hat in ihrem Leben viel gemalt. Sie hat wunderbare großformatige Gemälde angefertigt. Ich habe die Erfahrung gemacht, dass es für einen Menschen, der sein Leben lang gemalt hat, frustrierend sein kann, an einer Maltherapie teilzunehmen. Denn er erlebt, dass alles nicht mehr so gut wie früher funktioniert.

11. Dezember 2008 Ich lade Frau C. ein, bei mir in meinem Atelier zu malen. Sie genießt es mitzukommen. Als wir den Raum betreten, ist sie ganz entzückt. Ich erkläre ihr, was wir tun werden.

Sie antwortet: «Ich bin nicht mehr so ganz drin, bitte helfen Sie mir doch ein wenig.»

Ich erkläre ihr, was wir tun werden, und mache das Papier nass; dann gebe ich ihr einen Pinsel mit Farbe und frage sie, wo sie anfangen möchte. Es klappt nicht. «Dann fangen Sie einfach in der Mitte an», sage ich. Sie beginnt in der Mitte, und ich sehe, dass sie ihre Hand bewegt wie jemand, der viele Jahre lang einen Pinsel geführt hat. Bei jedem neuen Pinselstrich fragt sie mich, ob es so gut ist, ob das so geht. Sie sagt: «Mein Kopf ist so benommen, ich bringe keine Zusammenhänge zustande. Bin ich so weit von meiner eigenen Gebrauchsanweisung entfernt? Mir fehlt die Seele.»

Sie füllt das gesamte Blatt mit Fragmenten. Auf diese Weise artikuliert sie die Tatsache, dass sie ständig auf der Suche nach dem Mittelpunkt ist: nach der Seele.

Ich bemerke, dass sie ruhiger wird, und sie erzählt mir, wie dankbar sie ist, dass wir dies zusammen tun können. Ich stelle fest, dass sie keine bewussten

Erinnerungen an die Vergangenheit hat, als sie noch selbst malte; dies stellt also kein Hindernis für die Therapie dar.

Die nächsten Sitzungen ergeben immer wieder dasselbe Bild. Frau C. ist freudig überrascht, wenn wir gemeinsam in mein Atelier gehen. Sie fühlt sich beim Malen unsicher und drückt das auch klar aus. Zugleich malt sie mit Bewegungen, die zeigen, dass sie damit vertraut ist. Bei jedem Pinselstrich braucht sie die Bestätigung, dass er so richtig ist. Wenn wir zurück zur Station gehen, ist sie froh und dankbar.

Ich rege stets ihren eigenen Einsatz an, was sie zu der Bemerkung veranlasst: «Mein eigenes Ich habe ich irgendwo anders gelassen, wo soll ich jetzt hin?» Und während sie weitermalt, sagt sie: «Ich habe es doch ein wenig in uns!»

29. Januar 2009   «Ich sehe jetzt besser, was ich bin», sagt Frau C. beim Malen. Dennoch fragt sie immer nach, was sie tun soll, sie braucht Bestätigung.

Inzwischen getraut sie sich mehr und malt selbstständiger. Sie betrachtet ihr Werk aus der Entfernung, überlegt mit mir gemeinsam, wie das Bild aufgebaut werden soll. «Mache ich das richtig so, was glauben Sie? Verderbe ich das Ganze nicht?»

Ich beginne nun, ihr mehr Strukturen vorzugeben, lasse sie stärker aus einem einzigen Punkt heraus malen. Beim Rückweg zur Station ist sie froh, sie fühlt sich warm an.

17. Februar 2009   Therapeutenbesprechung
Frau C. ist in guter Verfassung, leises Reden mit ihr tut ihr gut. Es ist wichtig, ihr zuzuhören und ihre Regungen mitzuvollziehen. So findet sie es zum Beispiel wunderbar, im Morgenmantel zu frühstücken und sich erst danach anzukleiden. Auch die Einreibungen schlagen gut an. Die Heileurythmistin ist noch auf der Suche, was ihr guttut. Die künstlerische Therapie verläuft gut.

Es wird beschlossen, die Einreibungen zunächst noch weiterzuführen. Auch die Eurythmie und die künstlerische Therapie laufen weiter. Alle Therapeuten werden sich wach um Frau C. kümmern.

März bis April 2009   Frau C. arbeitet mit meiner Unterstützung. Sie hat noch immer ein starkes Bedürfnis nach Bestätigung. Doch plötzlich sagt sie, mitten im Malen: «Ich bin im Himmel.»

Ein anderes Mal klappt es nicht so gut, und das drückt sie dann auch aus.

Es hat sich etwas verändert. Sie malt leichter. Manchmal kann sie auch ohne Bestätigung arbeiten, dann schaut sie still zu, was entsteht. Erst nach einigen Pinselstrichen fragt sie mich, wie ich es finde. «Es ist schon weniger als früher», sagt sie. Hat sie doch eine leise Erinnerung an ihre frühere Maltätigkeit?

Ich beschließe, mit ihr so lange weiter zu malen, wie es ihr guttut.

Frau A. – Entspannungsarbeit

Frau A. ist 81 Jahre alt und leidet bereits seit 16 Jahren an Alzheimer-Demenz. Sie ist eine kleine, zierliche Frau. Sie liegt halb in einem Rollstuhl, der auch in Sitzposition gebracht werden kann. Sie hält die Arme über der Brust verschränkt. Ihr Kopf hängt nach vorn, sie hat blaue Augen und ein wächsernes Gesicht. Sie zeigt wenig Vitalität, hat dünnes Haar und schläft viel. Das Essen verläuft mühsam, auch weil sie ihren Kopf immer hängen lässt. Sie ist ziemlich mager und wirkt zerbrechlich.

Sie spricht nicht mehr. Ihren Pflegern gegenüber kann sie deutlich zeigen, wenn sie etwas nicht angenehm findet. Manchmal erscheint ein Lächeln, sie ist gut durchwärmt und nimmt nur wenig «Raum» ein.

Sie befindet sich in der letzten Phase der Demenz: der Phase des versunkenen Ichs. Während ihres Lebens ist sie körperlich und seelisch nicht gut behandelt worden. Die Angehörigen ermöglichen ihr noch eine letzte gute Zeit, und sie hoffen, dass ihrer Mutter noch ein etwas entspannteres Dasein vergönnt ist.

Im Juni 2007 wurde sie an mich verwiesen mit der Hoffnung, dass es gelingt, sie im Gefühlsbereich anzusprechen und einen Weg zu finden, sie aus ihrer Verkrampfung herauszuholen. Als ich sie zum ersten Mal sehe, sitzt sie zusammengesunken im Rollstuhl. Ich kann nicht mit ihr sprechen, ihre Hände liegen verschränkt auf ihrer Brust, sie blickt mich nicht an.

Weil sie so völlig verschlossen ist, male ich zunächst für sie. Wenn ich male, tue ich dies auf nassem Papier mit Wasserfarbe. Dadurch können die Farben intensiver erlebt werden.

Ich fahre sie im Rollstuhl zu meinem Therapieraum. Dieser Raum strahlt eine deutlich wahrnehmbare ruhige Atmosphäre aus. Wir setzen uns zusammen an den Tisch. Alles, was ich tue, benenne ich. Wenn das Papier nass ist, wird es still, und ich beginne für sie zu malen. Ich stimme mich in meinem Innern auf sie ein und male für sie. Mein Pinselstrich ist langgezogen und leicht gebogen. Ich male einen ruhigen Rhythmus, von links nach rechts, mit einer warmblauen Farbe. Danach arbeite ich in dem Blau mit einer warmen roten Farbe, immer vom Dunkeln zum Hellen, ich ende mit einer warmgelben Farbe.

Bei der nächsten Sitzung hole ich das angefangene Bild hervor und tue dasselbe wie beim letzten Mal, aber die Farben nehmen an Intensität zu. In einer dritten Sitzung wiederhole ich alles, doch inzwischen ist Bewegung in die Farben gekommen, in der ich eine Figur sehe, die ich zum Schluss akzentuiere.

Ich kann nicht wahrnehmen, dass etwas mit ihr geschieht. Nachdem das erste Bild fertig ist, rahme ich es ein und hänge es in ihrem Zimmer auf. Die Angehörigen bemerken dies und freuen sich darüber.

Aufgrund all der Enttäuschungen, die Frau C. im Laufe ihres Lebens erfahren hat, ist es mir wichtig, treu für sie da zu sein. Jede Woche hole ich sie ab und male für sie. Ich habe inzwischen einen Spruch von Rudolf Steiner gefunden, der genau zu ihrer Situation passt. Jede Sitzung beginne und beende ich mit diesem Gedicht.

> Ich trage Ruhe in mir,
> Ich trage in mir selbst
> Die Kräfte, die mich stärken.
> Ich will mich erfüllen
> Mit dieser Kräfte Wärme,
> Ich will mich durchdringen
> Mit meines Willens Macht.
> Und fühlen will ich
> Wie Ruhe sich ergießt
> Durch all mein Sein,
> Wenn ich mich stärke,
> Die Ruhe als Kraft
> In mir zu finden
> Durch meines Strebens Macht.[121]

Manchmal ist sie sehr müde, dann bleibt sie einen Tag im Bett. An solchen Tagen besuche ich sie in ihrem Zimmer und lese ihr diesen Spruch vor.

27. Dezember 2007 Heute kam zum ersten Mal eine echte Reaktion! Vor allem, als ich ihr das Gedicht vorlas. Sie hob den Kopf. Hörte sie zu?

Ich male jede Woche für sie, manchmal folgen kleine Reaktionen. Ich verwende für sie immer warme, weiche Farben.

11. März 2008   Kurze Abstimmung mit einzelnen Therapeuten
Es wird beschlossen, dass ich mit Frau A. weiterarbeite. Ich nehme sie jede Woche mit in mein Atelier und male dort für sie. Inzwischen habe ich ein anderes Gedicht gefunden, das Gedicht «Ruhe» von Jacqueline van der Waals.[122] Man hat fast den Eindruck, als seien diese Gedichte eigens für sie geschrieben worden!

Das Bild, das sie bietet, wechselt: schlafen, halb wach, wacher oder durch einen Blick reagierend.

Juni 2008   Eingehende Besprechung unter den Therapeuten
Pflege, Zimmerdienst, Ernährungsassistentin und künstlerische Therapeuten haben sich gut auf sie abgestimmt. Ihre Haltung, wie ein in sich zusammengesunkener kleiner Vogel, ist etwas offener geworden. Manchmal hebt sie den Kopf etwas. Man hat den Eindruck, dass ihr Vertrauen zugenommen hat und sie sich mehr zu öffnen wagt. – Ich setze das Malen fort.

12. Dezember 2008   Heute wieder mit dem Gedicht angefangen. Nach dem Malen, als ich den Pinsel zur Seite lege, entfährt Frau A. ein tiefer Seufzer!

Danach geht es ihr schlechter und sie liegt viel im Bett. Ich lese ihr jede Woche in ihrem Zimmer ein Gedicht vor.

Februar 2009   Frau A. sitzt wieder häufiger im Rollstuhl. Ich kann sie wieder mitnehmen. Sie verfolgt nun mit den Augen, was ich mache. Außerdem besteht Augenkontakt zwischen uns, wenn ich sie anspreche. Ihre Arme liegen weniger verkrampft auf ihrer Brust. Es wurde ein zweiter Rollstuhl für sie angeschafft. In diesem sitzt sie aufrechter, und sie kann mit ihren Füßen den Boden berühren.

April 2009   In der einen Woche nehme ich sie mit zum Malen, in der nächsten lese ich ihr in ihrem Zimmer das Gedicht «Liebe mich so, wie ich bin» von Jacqueline van der Waals vor und spreche ein wenig mit ihr. Dieses Gedicht thematisiert den Wunsch der Dichterin, von ihren Freunden so geliebt zu werden, wie sie ist, mit allen Einschränkungen: Sie kann nicht unterhaltsam Konversation betreiben, nicht beherrscht oder geistvoll sein, nicht über ihre intimeren Seelenerlebnisse sprechen. Stattdessen möchte sie einfach neben ihnen sitzen und zuhören, wenn sie ihr von unbedeutenden Alltagsdingen erzählen oder Späße machen. Sie will auch die Stille und das Schweigen gemeinsam mit ihnen genießen und irgendwann die Frage stellen: «Freust du dich, dass ich neben dir sitze?»[123]

Ich will mich langsam zurückziehen, weil ich denke, dass sie in ihrer Entwicklung einen gehörigen Schritt vollzogen hat. Sie ist offener geworden, schaut mich an, und ihre ganze Haltung ist viel weniger verkrampft.

Heileurythmie
Ein Beitrag von Barbara Dobberstein, Heileurythmistin

In der letzten Phase der Demenz (der Phase des versunkenen Ichs) zieht sich der Demenzkranke immer mehr zurück. Die Welt, die ihn umgibt, zerbröckelt, er erlebt sie mit Angst und kann sie nicht mehr begreifen. Nachdem sich der Demenzkranke aus dem Denken zurückgezogen hat, tut er dies jetzt auch aus dem Fühlen und Wollen. Die Kommunikation stockt, die Seele verschließt sich.

Der nachfolgende Einblick in die therapeutische Praxis zeigt, dass es möglich ist, einen Demenzkranken durch Eurythmie wieder zu «erwecken» und ihn dazu zu bringen, wieder zu kommunizieren, ja, sogar neue Erfahrungen zu machen. «Luft und Licht» können wieder in die Seele einziehen.

Heileurythmie ist eine Therapieform, die durch die Anthroposophie inspiriert und entwickelt ist. Grundlage bilden die anthroposophischen Erkenntnisse über den Menschen und seinen Zusammenhang mit der Umgebung. Die Eurythmie arbeitet mit Bewegungen, die an die Bewegungen, Prozesse und Rhythmen des Menschen sowohl auf der körperlichen als auch auf der seelischen Ebene anknüpfen. Wenn die wechselseitige Abstimmung zwischen Seele und Körper aufgrund einer körperlichen oder seelischen Beeinträchtigung gestört ist, kommt es zu gesundheitlichen Problemen. Durch die übende Wiederholung bestimmter Bewegungen können organische oder seelische Prozesse wieder harmonisiert werden, sie werden gewissermaßen in den richtigen Rhythmus zueinander gebracht.[124]

Die Bewegungen der Eurythmie gehen aus der Sprache hervor. Jeder Laut des Alphabets hat eine eigene Bewegung, Farbe und Form. Die Qualität der Bewegungen ist vorwiegend weich, fließend und harmonisch. Dadurch hat die Eurythmie die Möglichkeit, auf verschiedenen Ebenen therapeutisch auf den Menschen einzuwirken: auf der körperlichen Ebene, auf der energetischen Ebene (Ebene der Lebenskräfte), auf die Seele und auf die Ich-Organisation.

Frau Lisette v. K. –
aufs Neue mit dem Leben in Berührung treten

Frau v.K. ist 81 Jahre alt und wohnt bereits über ein Jahr im Rudolf-Steiner-Pflegeheim in Den Haag. Sie leidet an der Alzheimer-Krankheit. In den letzten Monaten wurde sie schwermütig, sie spricht nicht mehr und will auch keine Nahrung mehr zu sich nehmen. Sie verweigert Medikamente gegen Depression. Am liebsten liegt sie auf ihrem Bett und möchte mit niemandem sprechen. Medizinisch ließ sich keine Ursache für ihr Verhalten finden. Doch was steckt dahinter? Worin besteht das Problem?

Im multidisziplinären Austausch wird von Arzt und Mitarbeitern der Einsatz von Heileurythmie vorgeschlagen, um die Schwere der Seele leichter werden zu lassen und Frau v.K. zu einer erneuten Kontaktaufnahme mit dem Leben anzuregen.

Ich habe die Überweisung des Arztes studiert und suche Frau v. K. auf, um sie kennenzulernen. Sie sitzt in einem Stuhl am Tisch, ihre Arme und Beine krampfhaft gekreuzt, als ob sie sich festhalten möchte. Ich stelle mich vor und erzähle, warum ich zu ihr komme. Sie blickt mich mit ihrem zerfurchten Gesicht und ernsten blaugrünen Augen an, ohne mich wirklich zu sehen. Sie schaut einfach durch mich hindurch. Auf meine ausgestreckte Hand, die ich ihr zur Begrüßung reiche, reagiert sie nicht. Ich versuche mit ihr ins Gespräch zu kommen, doch es erfolgt keine Reaktion. Aus Erfahrung weiß ich, dass Insistieren hier nichts bewirkt, und ich gehe wieder.

Als ich sie einige Tage später wieder besuche, setze ich mich einfach neben sie und sage nichts. Ich versuche mich in sie und ihre Verfassung einzufühlen. Sie kann noch gut laufen, und so frage ich sie schließlich, ob wir ein Stückchen gemeinsamen gehen sollen. – Wiederum keine Reaktion.

Beim nächsten Mal setze ich mich wieder neben sie, und als ich vorschlage, ein Stückchen zu gehen, steht sie auf! Sie hakt sich bei mir unter und beginnt zu laufen. Wir gehen in das Therapiezimmer. Die Wände sind in einem sanften Rosa-Ton gehalten, dadurch strahlen sie Ruhe und Weite aus und bieten eine warme Hülle.

Das Gehen hat Frau v. K. gefallen, doch jetzt, nachdem sie auf dem schönen, mit einem weichen Kissen gepolsterten Stuhl Platz genommen hat, scheint sie wieder in Apathie zu verfallen. Ich habe den Eindruck, dass ihr ihre veränderte Lebenssituation – das Leben in einem geschlossenen Heim, mit ständig wechselnden Betreuern, unbekannten Mitbewohnern und ohne eigene Aufgaben – erst jetzt ganz bewusst geworden ist und dass sie Probleme damit hat, das alles zu verarbeiten.

Welche eurythmischen Bewegungen könnten in ihrem Fall die richtigen sein? Ich suche nach Bewegungen, die wieder Luft und Licht in die Seele bringen können, und entscheide mich für eine Reihe von fünf Bewegungen, die von Rudolf Steiner selbst für dieses Ziel entwickelt wurden. Es handelt sich um die Laute L, A, O, U und M.

Der L-Laut: Lebenskräfte

Die L-Bewegung beginnt mit den seitlich angelegten Armen und geht nach unten zu in eine Art von einfassender «Sammelbewegung» über. Diese setzt sich nach oben in einer Art von «Wachstumsbewegung» fort und endet schließlich in einer entfaltenden Gebärde. Man könnte diese Bewegung mit einem Baum vergleichen, der mit seinen Wurzeln den Säftestrom aus der Erde aufnimmt, ihn durch den Stamm nach oben führt und schließlich in den Ästen und Blättern bis in die wunderbare Krone hinein ausströmen lässt.

Der A-Laut: Staunen

Der A-Laut beginnt mit den Händen im Herzbereich. Die Gebärde weitet sich nach links und rechts vorn (oder nach oben beziehungsweise nach unten) – eine Bewegung, die öffnet. Wir öffnen uns für das Licht und für das Neue.

Der O-Laut: warmes Interesse

Die O-Bewegung beginnt nach unten, weitet sich dann, um schließlich auf der Höhe des Herzens nach vorn zu gehen und mit einer geschlossenen Kreisform zu enden. Dabei geht es darum, das Neue zu umfassen, zu umhüllen, es mit Zuneigung, Seelenwärme, Liebe zu füllen.

Der U-Laut: Zukunft

Die U-Bewegung beginnt wieder beim Herzen: Beide Hände sind aneinander angenähert, als ob sie etwas Kostbares festhalten möchten, und werden dann nach vorn geführt. Darin liegt Zukunfts-Wille verborgen, der Wille, der Zukunft entgegenzugehen und Vertrauen aufzubauen.

Der M-Laut: Austausch mit der Welt

Die M-Bewegung schließt die Reihe ab. Sie beginnt beim Herzen: Die Hände sind nach vorn gerichtet und bewegen sich vorsichtig tastend geradeaus, von uns weg, auf die Welt zu. Dann werden die Handflächen umgedreht und kehren, mit Erfahrungen und «Geschenken» erfüllt, zum Herzen zurück. Dies erfordert eine behutsame, lauschende Kontaktaufnahme mit der Außenwelt, mit Menschen, Tieren, Pflanzen und der Materie. Was wir auf diese Weise aufgenommen haben, lassen wir in unser Herz einströmen.

Die fünf Bewegungen werden symmetrisch ausgeführt, wodurch das Ich dazu aufgerufen wird, die Extreme zu einer Einheit zu verschmelzen. Die beiden Gehirnhälften werden dadurch angeregt, stärker zusammenzuwirken und auf diese Weise eine bessere Grundlage für das Ich zu bilden.

Die Seele öffnet sich
Frau v.K. sitzt auf dem Stuhl, und ich erzähle ihr, warum sie hier ist und dass ich versuchen möchte, sie wieder ein wenig froh werden zu lassen. Begeistert setze ich mich vor sie, um ihr die schönen Bewegungen vorzumachen. Ich bitte sie, zu versuchen, die Bewegungen gemeinsam mit mir auszuprobieren. Keine Reaktion.

Behutsam ergreife ich ihre schneeweißen Hände und möchte die L-Bewegung mit ihr probieren. Sie versteift die Arme. Was tun? Soll ich es mit den Füßen versuchen? Ja, dies lässt sie zu: zunächst die L-Bewegung mit dem rechten Fuß, dann mit dem linken. Nach einer kleinen Pause versuche ich es noch einmal mit ihren Händen. Nun sperrt sie sich nicht mehr. Ich darf alle fünf Bewegungen mit ihr ausführen, zuerst mit den Füßen, dann mit den Händen. Nach gut 10 Minuten habe ich das Gefühl, dass dies schon eine gehörige Herausforderung für sie war, und beschließe aufzuhören. Sie seufzt tief. Nach einer kurzen Nachruhe gehen wir zusammen zurück. Ich bin erleichtert, dass sie sich öffnen konnte, und sehe erwartungsvoll dem nächsten Mal entgegen.

Doch was sich beim ersten Mal so gut anließ, braucht sich nicht jedes Mal zu wiederholen. Als ich sie wieder abholen möchte, liegt sie im Bett, sie will nicht aufstehen und ist verstimmt. Ich ziehe mich zurück und sage mir: Nicht enttäuscht sein, probiere es einfach später wieder!

Beim dritten Mal will sie gerne mitkommen, und so ist es seither geblieben. Sie gewöhnt sich mehr und mehr an die Bewegungen. Ich versuche zu den einzelnen Lauten jeweils kleine Gedichte zu sprechen. Dies findet sie sehr angenehm.

Bei der L-Bewegung spreche ich folgendes Gedicht:

> Das Brot vom Korn,
> Das Korn vom Licht,
> Das Licht aus Gottes Angesicht.
> Die Frucht der Erde in Gottes Schein,
> Lass Licht auch werden im Herzen mein.

Bei der A-Bewegung:

> Am Anfang war alles die Kraft,
> Die alles gemacht hat
> Und alles erschafft.
> Tag und Nacht,
> Berg und Tal,
> Sonnenstrahl.

Bei der O-Bewegung:

> Dass dir jede Sonnenwende
> Ungezählte Wonnen sende,
> Dass des Sommers Rosenluft
> Dich zu bessern Losen ruft.

Bei der U-Bewegung:

> Zum Ansturm sei mutvoll,
> Im Durchgang sei standhaft,
> Dem Unglück vertrau dich,
> Es führt uns durch Dornheck
> Und Steinweg zur Gottheit.

Bei der M-Bewegung:

> Lasst mich ruhen,
> Lasst mich träumen,
> Wo die Abendwinde
> Linde säuseln
> In den Blütenbäumen,
> Wo der Nachtigallen Lieder
> Wieder in der Zweige
> Dämm'rung schallen.

Nachdem wir einige Male auf diese Weise miteinander gearbeitet haben, beginnt sie auf dem Weg zur Therapie zu sprechen: «Er hat buckel Ruckel. Briegel bragel geht im Zuckel.» Ich wiederhole ihre Sätze mit derselben Intonation. Sie sagt: «Ja», und fügt weitere, für mich unverständliche Sätze hinzu, die ich genau so wiederhole. Damit ist sie zufrieden, sie kann sich äußern und fühlt sich verstanden. Nach einer weiteren Weile kommt es zum ersten Lächeln, einem Lachen, ja sogar zu einem schallenden Lachen.

Ab und zu wirkt sie jetzt aktiv an den Bewegungen mit. Manchmal wirft sie meine Arme in die Luft mit Bewegungen, die ihr spontan einfallen. Einmal singt sie dazu.

Nach gut zwei Monaten sagt sie plötzlich: «Ich muss hier bleiben. Finde ich nicht schlimm.» Was für eine Überraschung! Zwei völlig klare, verständliche Sätze. Einen Moment lang ist es ihr gelungen, mit ihrem Ich anwesend zu sein, für Augenblicke nicht dement zu sein. Und – sie kann mit ihrer Situation Frieden schließen!

Nach etwa drei Monaten entfaltet sich ihr Humor. Sie macht Scherze, schaut mich von der Seite her schelmisch an und sagt: «Du bist ein Soldatenpunkt!» Gemeinsam lachen wir dann.

Ab und zu bedankt sie sich nach der Sitzung bei mir. Diese «sonnigen» Begegnungen wechseln mit eher «bewölkten» ab. Auch für ihre Station und andere Menschen kann sie jetzt ein Sonnenschein sein, und sie isst wieder mit Appetit. Wenn wir gemeinsam durch den Gang laufen, legt sie ihren Kopf an meinen Oberarm, bleibt stehen und schmiegt sich an mich. Ich bin ganz gerührt. Dasselbe tut sie nun auch bei ihrer Tochter, die regelmäßig zu Besuch kommt und eine derartige Zärtlichkeit bei ihr nie erlebt hat. Ihre Mutter wurde von ihren eigenen Eltern (der Vater war Bürgermeister) sehr distanziert erzogen. Und in dieser Haltung hat sie auch ihre beiden Söhne und ihre Tochter großgezogen. Einer der Söhne wurde Alkoholiker. Er hat seiner Mutter häufig den Vorwurf gemacht, dass sie ihm nie ihre Liebe gezeigt hat. Wie hätte sie dies auch tun können? Sie hat sich in ihrem Leben immer ängstlich und unsicher gefühlt. Ihre Tochter kann die neue, wortlose Wärme genießen und holt nun alles Versäumte nach. Dieses bereichert und vertieft ihre Beziehung.

Nähere Informationen zur Heileurythmie erhalten Sie beim Berufsverband Heileurythmie (www.berufsverband-heileurythmie.de; siehe auch Seite 290).

Pflege und äußere Anwendungen

Ein Beitrag von Majorie Vos und Henny Tjabringa

Wenn die Demenzkrankheit voranschreitet, schwinden immer mehr Funktionen des Denkens. Das Gedächtnis, die Orientierung, das Wiedererkennungsvermögen und das praktische Handeln sind die ersten Bereiche, die zunehmend beeinträchtigt sind. Dennoch ist der Demenzkranke noch gut erreichbar, weil er noch über die Sprache verfügt, durch die er mitteilen kann, was er fühlt und erlebt.

Mit dem Schwinden der Sprache verliert der Demenzkranke die Möglichkeit, sich zu äußern und zu verstehen, was die Umgebung von ihm fordert. Die Kommunikation gerät ins Stocken, verläuft mühsam, und das kann zu Angst und Spannungen führen. Mit äußeren Anwendungen wie Wickeln, Einreibungen und Bädern können wir den Demenzkranken auf nonverbale Weise aber noch liebevoll erreichen.

Majorie Vos und Henny Tjabringa arbeiten als Altenpfleger im Rudolf-Steiner-Pflegeheim in Den Haag. Im nachfolgenden Beitrag zeigen sie auf, wie sie es in der Praxis schaffen, mithilfe von äußeren Anwendungen Menschen mit fortgeschrittener Demenz trotz allem noch zu erreichen.

Der Demenzkranke äußert keine aktive Bitte um Pflege. Darum erfolgt die Pflege zunächst in zurückhaltender Weise. Die eigentliche Bitte um Pflege kommt häufig von den Angehörigen und der Umgebung des Betroffenen, Auslöser ist das manchmal riskante Verhalten des Demenzkranken, das den weiteren Verbleib zu Hause unmöglich macht. Die Menschen, die wir aufnehmen, sind, wenn sie zu uns kommen, so, wie sie in diesem Moment eben sind. Die Angehörigen jedoch sehen das anders: «Das ist nicht mehr mein Mann, wie ich ihn kenne»; «Ich erkenne meine Mutter nicht wieder.» Die Angehörigen fühlen sich schuldig, weil sie ihre Eltern nicht mehr betreuen können.

Demenzkranke Menschen verlernen immer mehr, und wir, die sie pflegen, müssen lernen, das zu akzeptieren. Wir müssen fähig sein, den Kranken liebevolle, umhegende Pflege zuteil werden zu lassen. Dabei ist es besonders wichtig, eine gute Struktur anzubieten, die so stark wie möglich auf das Individuum abgestimmt ist, und außerdem die Biografie des Betreffenden zu kennen: Welche Interessen hatte dieser Mensch, welchen Beruf hat er ausgeübt, wie sahen seine Familienverhältnisse aus, hat er oder sie Traumata durchlebt, wie wurde der Krieg erlebt und so weiter. Fotos können dabei eine wichtige

Rolle spielen. So äußerte eine eher wortkarge Frau beim Durchblättern ihres Fotoalbums einmal: «Das ist ja mein Sohn, was macht der denn hier? Kennen Sie ihn?» Plötzlich war ein Stückchen ihres verlorenen Lebens zurückgekehrt.

Auch die Gestaltung der Umgebung des Kranken spielt eine Rolle, wie zum Beispiel ein schön gedeckter Tisch, an welchem der Betreffende seinen festen Platz hat. Außerdem ein Jahreszeitentisch, auf dem die jeweiligen Jahreszeiten zur Geltung gebracht werden können. Auf diese Weise kann der Demenzkranke die Jahreszeiten noch miterleben.

Die Aktivitätenbegleitung kann durch das Vorlesen von Märchen und Geschichten, durch das Singen von Liedern oder das gemeinsame Anhören von Musik für die Wiederbelebung vergangener Erlebnisse und Erinnerungen sorgen. Alte Kinder- und Heimatlieder werden oft sofort mitgesungen, sobald sie auf dem Klavier erklingen.

Berieselung durch Radio und Fernsehen hingegen sollte vermieden werden, es sei denn, es handelt sich um eine gezielte und begleitete Aktivität. Werden solche Medien allein eingesetzt, um die Stille zu füllen oder abzulenken, haben sie keine günstige Wirkung, die Menschen werden dadurch unruhig.

Daneben ist ein Garten ein schöner Ort, in dem man sich auf eine Bank setzen oder spazieren gehen kann, ohne sich zu verirren. Noch schöner ist es, wenn es dort Tiere gibt. Als ein Besucher einmal ein Lämmchen mitgebracht hatte, ließ sich unmittelbar beobachten, wie sich Rührung und Entspannung auf den Gesichtern der Menschen abzeichneten. Viele Menschen haben eigene Erinnerungen an Tierhaltung oder Haustiere. Auch der Kontakt mit Babys und kleinen Kindern lässt den Demenzkranken aufleben und wirkt entspannend.

Im Rudolf-Steiner-Pflegeheim in Den Haag wird auf der Basis des anthroposophischen Menschenbilds gearbeitet. In Bezug auf die eigentliche Pflege verwenden wir folgende Leitbegriffe: pflegen, vermitteln und begleiten.

- **Pflegen:** die normale Grundpflege, erweitert durch Behandlungen mit Ölen, Kräutern oder Salbenanwendungen.
- **Vermitteln:** Wie verhält sich eine Person gegenüber den anderen, wie verläuft der Kontakt mit dem Personal, den Angehörigen und dem Arzt?
- **Begleiten:** Wie sieht die Zukunft des Betreffenden aus? Gibt es noch etwas, das «aufgeräumt» werden muss, etwas aus der Vergangenheit, das den Demenzkranken drückt? Dieses Begleiten vollzieht sich auch mit dem Blick auf den nahenden Tod.

Auch die Persönlichkeit des Pflegenden spielt eine wichtige Rolle. Er soll dem häufig richtungslosen Demenzkranken Stütze und Strukturen bieten. Der Demenzkranke soll sich bei ihm vertraut fühlen.

Die Pflegenden können durch die Anwendung natürlicher Mittel, die auf die Haut aufgetragen werden, viel erreichen. Viele Ärzte verschreiben zudem Medikamente auf naturheilkundlicher Basis. Nachfolgend einige Beispiele. Für eine ausführlichere Darstellung dieser Anwendungen verweisen wir auf die entsprechende weiterführende Literatur.[125]

- Wenn ein alter Mensch kalte Füße hat, kann er nicht gut schlafen. Eine Fußeinreibung mit Öl und eine Wärmflasche tun dann gute Dienste.
- Bei Problemen mit dem Stuhlgang empfehlen sich Kamillenkompressen auf den Bauch. Alternativ verabreichen wir Kamilleneinläufe.
- Bei Angst oder Herzklopfen können wir die Aurum-Salbe einsetzen, kombiniert mit einer Einreibung oder einer Kompresse.
- Bei Schlaflosigkeit und/oder Unruhe geben wir gerne eine Kamillen-Bauchkompresse.
- Rosmarinöl half gut bei einer Dame, die morgens sofort nach dem Waschen und Ankleiden beim Frühstück wieder einschlief. Nachdem man ihre Beine mit dem Öl eingerieben hatte, gelang es ihr, wach zu bleiben, und sie konnte normal frühstücken.

Bei einer Patientin, die morgens völlig steif und verkrampft in ihrem Bett lag, ließ sich die Pflege aufgrund ihrer Verfassung nur schwer durchführen. Auch das Aufstehen verlief sehr mühsam. Wir wussten, dass sie früher immer gern getanzt hatte, und so benutzten wir das Mittel des Rhythmus, damit sie sich entspannte. Wir wiegten und schaukelten sie ein wenig in ihrem Bett, bis es ihr gelang, sich zu entspannen, und sie versorgt werden konnte. Danach bekam sie eine Lavendel-Einreibung. Wenig später gelang es uns, sie – nach wie vor wiegend und schaukelnd – aus dem Bett zu holen. Tanzend konnten wir sie danach in den gemütlichen Aufenthaltsraum bringen.

Manchmal muss der richtige Behandlungsansatz erst gefunden und verschiedene Dinge ausprobiert werden. So im Fall einer 88-jährigen Frau, die schon lange Zeit bei uns lebt. Sie hatte große Unruhe in ihrem Kopf, was sich in vielem Reden und Empfänglichkeit für Reize von außen äußerte. Nachts redete sie ununterbrochen und zerpflückte ihre Inkontinenzmatte. Bei der Pflege empfand sie das Waschen ihres Unterkörpers als unangenehm: «Nein, nicht, ach hören Sie doch endlich auf!», wiederholte sie ein ums andere Mal. Eine Baucheinreibung mit Oxalisöl brachte vorübergehend etwas Ruhe. Doch ihre Füße blieben kalt. Manchmal halfen Fußeinreibungen mit Lavendelöl und eine Wärmflasche. Trotz all dieser Anwendungen kehrte ihre Unruhe immer wieder zurück, bis ich Senfmehl einsetzte. Fuß- und Wadenbäder mit Senfmehl erwiesen sich schließlich als das richtige Mittel für diese Frau. Sie kam dadurch zur Ruhe und schläft seither gut.

So ist es für uns alle, die unsere demenzkranken Mitmenschen pflegen, eine große und dankbare Aufgabe, diese einzigartigen Menschen mit viel Liebe und Unbefangenheit zu pflegen und sie bis zu ihrem Ende zu begleiten. Ein Ende, bei welchem der Mensch sich manchmal noch in aller Klarheit zu äußern und zu offenbaren vermag – wie im Fall eines Mannes, der hohes Fieber hatte und äußerte, dass nun «alles gut sei». Danach konnte er ruhig sterben.

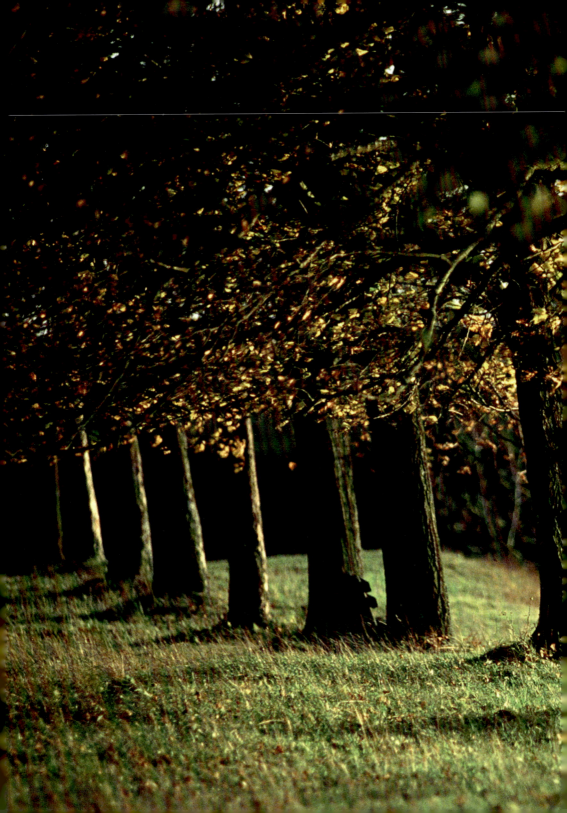

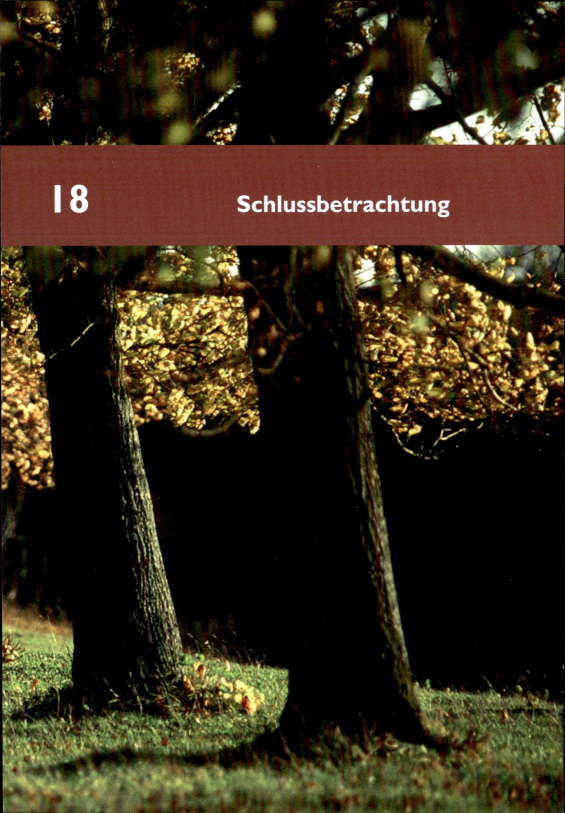

18 Schlussbetrachtung

Dieses Buch basiert auf drei wesentlichen Einsichten:

- Altern bedeutet das Bauen an einem neuen Körper für das nächste Leben.
- Die Demenz reißt den Menschen aus seinem vertrauten Denken und bietet ihm Möglichkeiten, mit anderen Teilen seiner Seele (Fühlen, Wollen) der Welt zu begegnen.
- Es existiert kein gehirngebundenes Gedächtnis, sondern es gibt ein Körpergedächtnis und ein kosmisches Gedächtnis.

Der frei werdende Lebensleib

Altwerden ist das Bauen eines neuen Leibes. So ließe sich kryptisch der Auftrag des alternden Menschen umschreiben. Wir sehen, dass ab dem 35. Lebensjahr die Vitalität abnimmt. Der Architekt des physischen Leibes, der Bildekräfteleib, hat seine Aufgaben zum Teil erfüllt und wird frei. Dieser frei gewordene Lebensleib (Ätherleib) wird nun durch die Erfahrungen der zweiten Lebenshälfte «belehrt». Erfahrungen des jetzigen Lebens wirken sich leib- und organbildend im nächsten Leben aus. Der Körper, in dem wir jeden Morgen erwachen, hat seinen Ursprung in den Erfahrungen, die wir im letzten Leben gemacht haben.

Demenz bietet neue Chancen

Demenz ist eine Krankheit, die in der zweiten Lebenshälfte auftritt. Sie beeinträchtigt die Instrumente des Denkens (Gedächtnis, Orientierungsfähigkeit, Sprache und praktisches Handeln). Dem Demenzkranken fehlt dadurch das ordnende und strukturierende Denken, und so muss er ein völlig neues Verhältnis zu seiner Umgebung finden. Dieses Verhältnis kann nicht mehr vom Denken aus gefunden werden (Verstandesseele), sondern aus dem Element des Künstlerischen (Empfindungsseele und Gemütsseele). Beim Finden dieses neuen Verhältnisses braucht der Demenzkranke die Hilfe seiner Umgebung. Dann bietet Demenz dem Menschen neue Entwicklungsmöglichkeiten. Es ist eine Krankheit, die ihn aus seinem vertrauten Denken herausholt und ihm eine neue – beispielsweise künstlerische – Welt eröffnet (sofern er durch eine zuträgliche und strukturierende Umgebung begleitet wird). So kann der Mensch Erfahrungen machen, die er sonst niemals hätte machen können. Erfahrungen, die den frei werdenden Lebensleib bereichern und so am Bau des neuen Körpers in einem nächsten Leben mitwirken.

Das Gedächtnis ist nicht im Gehirn, sondern im gesamten Körper angesiedelt

Die Erinnerungen finden sich nicht im Gehirn. Sie werden von den Organen gespiegelt und kommen dann im Gehirn zum Bewusstsein. Wir haben dies durch die Darstellung des dreigliedrigen Gedächtnisaufbaus (lokales Gedächtnis, rhythmisches Gedächtnis und abstraktes Gedächtnis), durch das Phänomen der Nahtoderfahrungen sowie Erlebnisse nach Organtransplantationen untermauert. Die Konsequenz daraus lautet, dass wir bei der Demenz stärker das rhythmische und lokale Gedächtnis statt des abstrakten Gedächtnisses ansprechen sollten. Singen und Tanzen beispielsweise sind Aktivitäten, die das rhythmische beziehungsweise lokale Gedächtnis ansprechen.

Die Auffassung, dass das Gedächtnis keine Kopfangelegenheit, sondern eine Körperangelegenheit ist, hat auch gesellschaftliche Konsequenzen. Das Gedächtnis ist die Basis unserer Biografie, und unsere Biografie ist das Fundament für unser Ich. Das Gedächtnis und somit auch unser Ich befinden sich im gesamten Körper. Das Hirntodkriterium ist damit nicht mehr gültig, denn beim Sterben des Gehirns ist lediglich der Ort, wo die Erinnerungen *zu Bewusstsein* kommen, abgestorben. Der Ort, wo die Erinnerungen *aufbewahrt* werden (die übrigen Körperorgane), ist jedoch noch intakt. Bei einer Transplantation transplantieren wir also auch bis zu einem gewissen Grade unsere Erinnerungen und Erfahrungen mit.

Eine persönliche Bemerkung

Ich sehe die künftigen Entwicklungen in Bezug auf das Thema Demenz keineswegs düster. Zunehmend entwickeln sich neue Initiativen, deren Ziel darin besteht, dem Demenzkranken die Möglichkeit zu verschaffen, länger zu Hause in der vertrauten Umgebung wohnen zu können. Es gibt vielerlei Ansätze zur Koordination der unterschiedlichen Initiativen und Träger. Ich denke allerdings, dass es noch drei Bereiche gibt, an denen wir in besonderem Maße weiter arbeiten sollten, nämlich:

- Freiheit,
- Entwicklung,
- Begegnung.

Freiheit

Es bedarf noch weiterer Anstrengungen, um den Freiheitsradius von Pflegeheimbewohnern zu vergrößern. Dabei wird die Technik (E-Domotica = Elektronik im häuslichen Bereich) eine große Rolle spielen. Bereits heute gibt es Pflegeheime, die anhand elektronischer Armbänder, die die Demenzkranken tragen, erkennen können, durch welche Tür diese gehen dürfen oder nicht. Auch wird an einem Chip gearbeitet, der in einem Schmuckstück untergebracht werden kann. Durch diesen Chip ist es dem betreuenden Personal möglich, den Weg des Demenzkranken – beispielsweise bei Spaziergängen im Freien – auf einem Computer oder einem entsprechenden Gerät zu verfolgen.

Entwicklung

Die Begleitung Demenzkranker wird sich künftig noch stärker daran orientieren müssen, was dieser noch *kann,* und nicht daran, was er *nicht* kann. Es werden Programme entwickelt werden müssen, die an jene Seelenbereiche anknüpfen, die noch intakt sind (Gefühl, Wille).

Begegnung

Pflegeheime sind «Sammelstätten» alter (demenzkranker) Menschen. Der Demenzkranke sitzt dort mehr oder weniger eingeschlossen zusammen mit seinen Mitbewohnern und begegnet lediglich den Angehörigen und dem Pflegepersonal. Seine Biografie ist zum Stillstand gekommen. Um die Demenz erträglich zu gestalten, muss die Außenwelt hereingeholt werden. Die Architektur solcher Heime muss künftig eine «inklusive» Architektur sein, das heißt: Sie muss darauf ausgerichtet sein, beim Bau solcher Stätten auch andere Initiativen mit einzubeziehen.

Warum nicht ein Pflegeheim mit Räumen für den Künstler, den Designer, den Bäcker, den handwerklich arbeitenden Schreiner usw.?

Zum Schluss: der Humor

Ohne Humor schaffen wir es nicht. Dies gilt sowohl für die betreuenden Angehörigen, das Pflegepersonal als auch für den Demenzkranken selbst. Humor relativiert und lindert Schmerz und Leid.

Ein demenzkranker Mann wurde einmal – als er gerade eine Geschichte erzählte – gereizt von einem Freund unterbrochen: «Das hast du schon mal erzählt!» Der Kranke reagierte äußerst geistesgegenwärtig und entgegnete: «Siehst du, ich habe es nicht vergessen!»

Danksagung

Die Abfassung und die letztendliche Gestalt dieses Buches sind nur möglich geworden durch die Hilfe vieler Menschen. So bin ich Femke Boshuisen sehr dankbar, dass sie das Lektorat des Manuskripts übernommen hat. Dank ihrer wertvollen Hinweise hat das Buch seine endgültige Gestalt erhalten. Jaap Verheij danke ich für den letzten Schliff und das Layout des niederländischen Buches. Für die Durchsicht und Überarbeitung der deutschen Ausgabe danke ich ganz besonders meiner Kollegin Marijke van der Vaart. Bei meiner Frau, Margriet Hessels, möchte ich mich dafür bedanken, dass sie stets bereit war, den Text gegenzulesen und Schreibfehler zu verbessern. Außerdem möchte ich meinen Mitautorinnen Marianne, Barbara, Henny und Majorie für ihre wertvollen Beiträge danken. Zum Schluss wird mir klar, dass meine Tochter Emma ihren Vater – zumindest in erzieherischer Hinsicht – häufig entbehren musste. Ich verspreche dir, Emma, dass ich das wiedergutmache!

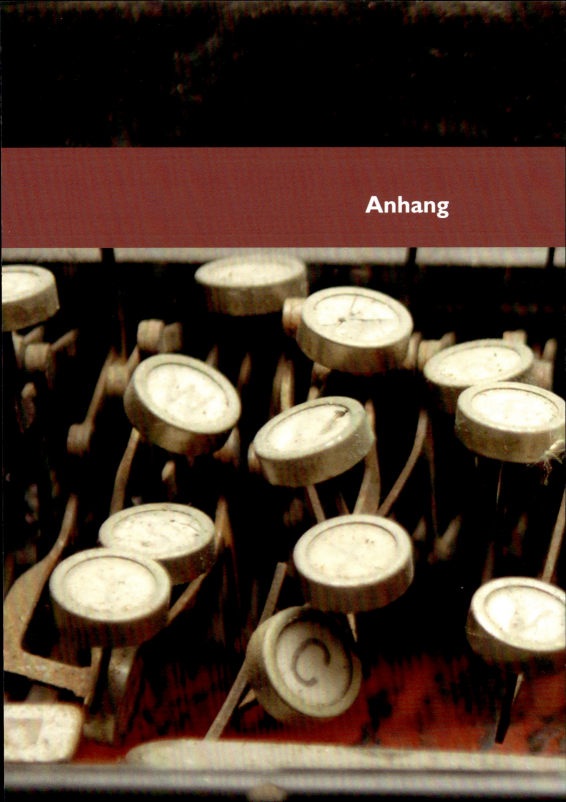

Anhang

Die Demenztests

Die in Kapitel 4 erwähnten Tests bestehen aus folgenden Untersuchungen:

1. Das Kurzscreening

Dieses wird eingesetzt, um eine ungefähre Vorstellung davon zu gewinnen, wie die verschiedenen Bereiche des Denkens funktionieren. Zu diesem verkürzten Screening gehören: der Mini-Mental-Status-Test (MMST), Wortflüssigkeit, Sprichwort-Ergänzung, Uhren-Zeichen-Test.

Dauer: 20–30 Minuten.

Es wird besonders geachtet auf:

- Aufmerksamkeit und Konzentration (MMST: von 100 immer 7 abziehen)
- Sprache (MMST: einen Satz schreiben, einen Satz lesen, den Auftrag ausführen),
- Gedächtnis (MMST: drei Wörter merken und diese später, nach der Rechenaufgabe, wiedergeben können),
- Orientierungsfähigkeit (MMST: Benennen von Ort und Zeit),
- visuell-räumliche Informationsverarbeitung (MMST: das Zeichnen zweier Fünfecke, die sich überschneiden. Das Zeichnen einer Uhr, die zehn Minuten nach elf anzeigt. Dieser Uhren-Zeichen-Test ist ein sehr sensibler Maßstab für die Erkennung der Alzheimer-Demenz),
- Handeln (MMST: Ausführung eines Auftrags: ein Blatt Papier mit der rechten Hand ergreifen, es einmal falten und auf den Schoß beziehungsweise auf den Boden legen).

2. Der Frontal-Assessment-Battery-at-Bedside-Test (FAB)

Dies ist ein Kurztest, der die frontalen (den vorderen Hirnlappen betreffenden) beziehungsweise ausführenden Funktionen untersucht. Dabei handelt es sich hauptsächlich um Planung und Organisation. Beispielsweise ist das Kochen eine Tätigkeit, die viel Planung und Organisation erfordert. Beim Kochen sind wir an verschiedenen Fronten gleichzeitig gefordert und müssen den Überblick behalten. Es handelt sich im Grunde um Funktionen wie das Ingangsetzen, Steuern und wieder Beenden eines bestimmten Verhaltens.

Getestet wird die mentale Flexibilität, die Beweglichkeit des Denkens beim Klienten. Auch ein reduziertes Abstraktionsvermögen ist eine frontale Störung. Man kann dies testen, indem man nach den Gemeinsamkeiten einer Tulpe und einer Lilie (beides Blumen) oder eines Apfels und einer Banane (Obst; nicht dagegen: Beide schmecken gut) fragt beziehungsweise nach der Erklärung eines Sprichworts (siehe Kurzscreening). Eine andere Funktion des Frontallappens besteht in der Wortproduktion; sie wird anhand der Wortflüssigkeit getestet.

Zu 1. Das Kurzscreening

Name: _____ Geburtsdatum: _____

Abnahmedatum: _____ Abgenommen von: _____

Verhaltensbeobachtung
Achten Sie auf:
- Argwohn,
- An- und Auskleiden,
- Sogenanntes «Head turn sign» (Klient dreht während Befragung immer wieder den Kopf zur begleitenden Person),
- Abhängigkeit,
- Konfabulieren (Erzählen erfundener Geschichten),
- Krankheitseinsicht und -erkenntnis,
- Perseverationen (beharrliches Wiederholen bestimmter Handlungen, nachdem der Anstoß dazu bereits vergangen ist),
- Enthemmung.

Die Demenztests

Wortflüssigkeit
Zählen Sie innerhalb einer Minute so viele Tiere (auch Tierarten) wie möglich auf.

Sprichwörter ergänzen
Hohe Bäume fangen ... bedeutet: ...
Wer andern eine Grube gräbt, ... bedeutet: ...

Benennen von Fingern
Daumen, Zeigefinger, Mittelfinger, Ringfinger, kleiner Finger.

Uhren-Zeichen-Test
- Umriss: – akzeptabel / – Umriss nicht zu klein / – keine überflüssigen Zeichen,
- Ziffern: – alle Ziffern von 1 bis 12 vorhanden / – arabische Zählung / – richtige Reihenfolge / – richtige Position / – Ziffern alle innerhalb des Umrisses,
- Zeiger: – Uhr hat 2 Zeiger / – Stundenzeiger steht richtig / – Minutenzeiger steht richtig / – Minutenzeiger länger als Stundenzeiger / – Zeiger sind verbunden / – die Uhr hat einen Mittelpunkt.

Der Mini-Mental-Status-Test
(Mini Mental State Examination)

Name: _____ Geburtsdatum: _____

Abnahmedatum: _____ Abgenommen von: _____

Ich möchte nun einen kurzen Test mit Ihnen durchführen. Einige der Aufgaben werden einfacher, andere schwieriger sein. Versuchen Sie bitte, sich so gut wie möglich zu konzentrieren. Wenn Sie eine Antwort nicht wissen, dürfen Sie ruhig raten. Sind Sie bereit? Gut, dann lassen Sie uns beginnen.

		Richtige Antwort = 1 Punkt	**Total Punkte**
	Orientierungsvermögen		
1.	Welches Jahr haben wir?		0–1
	Welche Jahreszeit?		0–1
	Welcher Monat?		0–1
	Welches Datum?		0–1
	Welchen Wochentag?		0–1
2.	In welchem Land befinden wir uns jetzt?		0–1
	In welchem Bundesland?		0–1
	In welcher Stadt bzw. Ortschaft?		0–1
	In welcher Straße wohnen Sie?		0–1
	Merkfähigkeit		
3.	Ich nenne jetzt 3 Gegenstände (z.B. Buch, Pflanze, Mühle – je 1 Sekunde pro Begriff). Würden Sie sie danach bitte wiederholen? Merken Sie sich die Gegenstände, ich bitte Sie in einigen Minuten, sie nochmals aufzuzählen. (maximal 5 x wiederholen, bis der Patient sich die 3 Wörter merken kann. Die erste Wiederholung bestimmt die Punktzahl).		0–3
	Aufmerksamkeit und Rechnen		
4.	Würden Sie bitte immer 7 abziehen, ich beginne mit 100, und so immer weiter, bis ich Stopp sage (1 Punkt für jede korrekte Antwort; Stopp nach 5 Antworten). Alternativ: Würden Sie bitte das Wort «Wiese» (= ein Wort mit 5 Buchstaben) rückwärts buchstabieren? (1 Punkt für jeden bewältigten Buchstaben)		0–5

Die Demenztests

		Richtige Antwort = 1 Punkt	**Total Punkte**
	Erinnerungsfähigkeit		
5.	Nennen Sie mir bitte nochmals die 3 Gegenstände von gerade eben (1 Punkt für jeden richtigen Begriff).		0–3
	Sprachvermögen und -verständnis		
6.	«Was ist dies? Und was ist das?» (Es werden ein Bleistift und eine Uhr gezeigt. 1 Punkt pro richtiger Antwort.)		0–2
7.	Bitte wiederholen Sie folgenden Satz: «Bitte kein Wenn und Aber.» (Der Patient hat 1 Versuch. 1 Punkt, wenn der komplette Satz richtig ist.)		0–1
8.	Würden Sie bitte dieses Blatt Papier in die rechte Hand nehmen, es einmal falten und dann auf den Boden/Schoß legen?» (Eine 3-teilige Anweisung ausführen. 1 Punkt für jede richtige Handlung.)		0–3
9.	Würden Sie bitte diese Worte lesen und dann tun, was hier draufsteht? (Auf einem Blatt steht die mit großen Buchstaben geschriebene Aufforderung: «Schließen Sie die Augen.»)		0–1
10.	Würden Sie bitte irgendeinen Satz auf dieses Papier schreiben? (Möglichst mit Subjekt und Prädikat; wenn der Satz einen Sinn ergibt: 1 Punkt. Bei der Bewertung spielen Schreibfehler keine Rolle.)		0–1

		Richtige Antwort = 1 Punkt	**Total Punkte**
11.	Würden Sie bitte diese Figur nachzeichnen. (1 Punkt, wenn alle Seiten und Winkel richtig sind und die Überschneidungen ein Viereck bilden.)		0–1
	Total Punkte (Bei einer Punktzahl unter 22 besteht eine Indikation für kognitiven Verfall.)		0–29

Die Demenztests

Zu 2. Frontal-Assessment-Battery-Test (FAB)

Patient: _____   Alter: _____

Datum: _____   Punkte: _____

1. Gemeinsamkeiten

«Was haben folgende Dinge gemeinsam?»

- Eine Banane und eine Orange: Früchte, Obst   O
- Ein Tisch und ein Stuhl: Möbel, Mobiliar   O
- Eine Tulpe, eine Rose und
  ein Gänseblümchen: Blumen   O

richtige Antworten:

2. Wortflüssigkeit (mentale Flexibilität)

«Nennen Sie so viele Wörter, wie Ihnen einfallen, die mit ‹S› anfangen, jedoch ohne Namen oder Eigennamen.»

OOOO OOOOO OOOOO OOOOO

Wenn der Patient nach 5 Sekunden keine Antwort gibt, helfen Sie mit:
«Zum Beispiel Schlange.»

Gibt der Patient nach 10 Sekunden keine Antwort, helfen Sie mit:
«Jedes Wort, das mit ‹S› anfängt. Sie haben eine Minute Zeit.»

- O Mehr als 9 Wörter: 3 P.
- O 6 bis 9 Wörter: 2 P.
- O 3 bis 5 Wörter: 1 P.
- O Weniger als 3 Wörter: 0 P.

Punkte:

3. Motorische Programme

«Achten Sie genau auf das, was ich mache.»

Der Untersucher sitzt dem Patient direkt gegenüber und macht mit der linken Hand dreimal die «Luria-Serie» (linke Faust schlägt auf den Tisch, dann linke Handkante, dann linke Handfläche. Danach sagt er: «Faust – Kante – Fläche»).

«Nun machen Sie dies mit Ihrer rechten Hand erst gemeinsam mit mir, dann alleine.»

O 1. Serie O 2. Serie O 3. Serie

Der Untersucher macht die Serie dreimal mit dem Patienten, danach sagt er zu ihm/ihr: **«Machen Sie es nun alleine.»**

O 1. Serie O 2. Serie O 3. Serie O 4. Serie O 5. Serie O 6. Serie

O 6 komplette Serien alleine:	3 P.
O 3–5 komplette Serien alleine:	2 P.
O 3 komplette Serien mit dem Untersucher:	1 P.
O keine 3 kompletten Serien mit dem Untersucher:	0 P.

Punkte:

4. Widersprüchliche Instruktionen (Interferenzsensibilität)

«Klopfen Sie zweimal, wenn ich einmal geklopft habe.»

Um sicherzugehen, dass der Patient verstanden hat, wird ein Probelauf mit drei Durchgängen gemacht:
1 – 1 – 1

«Klopfen Sie einmal, wenn ich zweimal geklopft habe.»

Um sicherzugehen, dass der Patient verstanden hat, wird ein Probelauf mit drei Durchgängen gemacht:
2 – 2 – 2

Der Untersucher gibt nun folgende Signale:
1 – 1 – 2 – 1 – 2 – 2 – 2 – 1 – 1 – 2

O O O O O O O O O O

- O Kein Fehler: 3 P.
- O 1–2 Fehler: 2 P.
- O 3 oder mehr Fehler: 1 P.
- O Patient klopft 4-mal wie der Untersucher: 0 P.

Punkte:

5. Go-No-Go (Inhibitionskontrolle)

«Klopfen Sie einmal, wenn ich einmal geklopft habe.»

Um sicherzugehen, dass der Patient verstanden hat, wird ein Probelauf mit drei Durchgängen gemacht:
1–1–1

«Klopfen Sie nicht, wenn ich zweimal geklopft habe.»

Um sicherzugehen, dass der Patient verstanden hat, wird ein Probelauf mit drei Durchgängen gemacht:
2–2–2

Der Untersucher gibt nun folgende Signale:
1 – 1 – 2 – 1 – 2 – 2 – 2 – 1 – 1 – 2

O O O O O O O O O O

O	Kein Fehler:	3 P.
O	1–2 Fehler:	2 P.
O	3 oder mehr Fehler:	1 P.
O	Patient klopft 4-mal wie der Untersucher:	0 P.

Punkte:

6. Unabhängigkeit vom Umgebungsverhalten

Der Untersucher sitzt dem Patienten gegenüber. Legen Sie die Hände des Patienten mit den Handflächen nach oben auf seine Knie.
Der Untersucher sagt:

«Ergreifen Sie nicht meine Hände.»

Ohne etwas zu sagen oder den Patienten anzuschauen, bewegt der Untersucher seine Hände nah zu den Händen des Patienten und berührt dessen Handinnenflächen beider Hände, um zu sehen, ob der Patient sie spontan ergreift.

- O   Patient greift nicht zu: 3 P.
- O   Patient zögert, greift aber zu: 2 P.
- O   Patient greift ohne zu zögern zu: 1 P.

Wenn der Patient die Hände ergreift, wird der Test wiederholt und dem Patienten gesagt:

«Ergreifen Sie jetzt nicht meine Hände.»

- O   Patient greift auch bei Testwiederholung zu: 0 P.

Punkte:

Der Frontal-Assessment-Battery-Test differenziert gut zwischen der Kontrolle Gesunder und Patienten mit frontalen oder subkortikalen kognitiven Störungen. Zugleich ist es mit ihm möglich, eine Unterscheidung zwischen einer Progressiven supranukleären Blickparese (PSP) und einer Frontotemporalen Demenz (FTD) vorzunehmen. (Bei der PSP sehen wir neben den Parkinson'schen Symptomen: mentale Trägheit, leichte Gedächtnisprobleme, Lähmung und Störungen der ausführenden Funktionen.)

Die Demenz-Skala (Reisberg-Skala)

Stufe I
Keine Symptome – normales Altern.

Stufe II
Subtile Befunde (zum Beispiel Vergesslichkeit), nur bei eingehender Untersuchung feststellbar – noch normales Altern.

Stufe III (Interesse und Initiative)
Versagen bei komplexeren Aufgaben in Beruf und Gesellschaft (zum Beispiel Reisen an einen neuen Ort) – leichte Demenz.
- Leichte Gedächtnisstörungen, sogenanntes «mild cognitive impairment» (MCI),
- weniger Initiative,
- weniger Interesse zum Beispiel an Hobbys,
- die sozialen Kontakte schlafen ein,
- gelegentliche depressive Beschwerden wie Trübseligkeit, Initiativverlust, weniger Freude am Genießen,
- ein leeres, schweres Gefühl im Kopf,
- manchmal keine Krankheitswahrnehmung und -einsicht (Studien haben gezeigt, dass Menschen, denen diese beiden Faktoren fehlen, eher bruchlos in eine Demenz überwechseln).

Stufe IV und V (Einsichtsfähigkeit und Urteil; selbstständig wohnend mit Unterstützung von außen)

IV: Die Betroffenen benötigen Hilfe bei schwierigen Aufgaben des täglichen Lebens (zum Beispiel Buchhaltung, Einkaufen, Einladungen) – leichte Demenz.

V: Die Betroffenen benötigen Hilfe bei der Wahl der Kleidung und bei der Entscheidung zum Baden – mittelschwere Demenz.

- Gedächtnisprobleme, Wiederholen von Geschichten und Fragen (Rededrang),
- die Bedienung von Geräten klappt nicht mehr; das Erlernen der Bedienung neuer Geräte ist nicht möglich,
- Wortfindungsprobleme; Erklärungen werden nur erfasst, wenn sie in einfachen Formulierungen gehalten sind,
- problematisches Verhalten: Argwohn und Misstrauen,
- Fassade wird aufrechterhalten (Ausflüchte, Ausreden),
- gestörter Tag- und Nacht-Rhythmus,
- depressive Symptome,
- die Fähigkeit, für sich selbst zu sorgen, nimmt ab.

Es kommt zunehmend zu Problemen in verschiedenen Kategorien des Denkens:
- Gedächtnisprobleme,
- Sprachprobleme,
- die Erkennungsfähigkeit von Konzepten ist gestört: Die Welt verliert den Zusammenhang und die sinnvolle Verankerung in Zeit und Ort nimmt ab. Unruhe kommt auf (die Betroffenen wollen beispielsweise «nach Hause»). Weglaufen, Vagabundieren. Der ROT-Ansatz wird von einem validierenden Ansatz (nach Feil) abgelöst,
- die Fähigkeit, abstrakt zu denken, nimmt ab,
- die Orientierung anhand von Zeit, Personen und Orten ist gestört.

Stufe VI (Heimunterbringung, Versorgung zu Hause ist nicht mehr möglich) – schwere Demenz.
Die Betreffenden benötigen Hilfe beim Ankleiden, beim Baden, beim Toilettengang, insbesondere nach Tod/Ausfall der Betreuungsperson (Partner); sie leiden unter Urininkontinenz, Stuhlinkontinenz; Halluzinieren; Misstrauen; Vagabundieren.

Stufe VII (Endstadium)
– Stadium der sehr schweren Demenz.
Zunächst noch vorhandenes Sprechvermögen von mindestens 6 Wörtern, dann Verlust des Sprechvermögens. Die Betreffenden können nicht mehr gehen (Rollstuhl), können nicht mehr sitzen, nicht mehr lachen, können den Kopf nicht mehr halten. Fötushaltung, völlige Inkontinenz.

Anmerkungen

1 *Demenz-Report. Wie sich die Regionen in Deutschland, Österreich und der Schweiz auf die Alterung der Gesellschaft vorbereiten können*, hrsg. vom Berlin-Institut für Bevölkerung und Entwicklung, Berlin 2011, Seite 6.
2 In manchen Ländern wie zum Beispiel den Niederlanden und Belgien ist daher die gesetzliche Möglichkeit geschaffen worden, unter bestimmten Bedingungen sein Leben unter Begleitung mehrerer Ärzte zu einem selbst gewählten Zeitpunkt zu beenden.
3 Elisabeth Kübler-Ross, *Das Rad des Lebens. Autobiographie*, München 2002, Seite 238.
4 Ebd., Seite 228 und 238.
5 Ebd., Seite 223ff.
6 Johan A. den Boer, *Neurofilosofie. Hersenen, bewustzijn, vrije wil*, Amsterdam 2003, Seite 201.
7 Im Jahr 1968 wurden zum ersten Mal die Hirntodkriterien formuliert. Vor dieser Zeit war ein Mensch erst dann tot, wenn das Herz zu schlagen aufhörte. Durch die künstliche Beatmung von – häufig durch Autounfälle – Hirnverletzten waren viele Krankenhausbetten mit Patienten belegt, die sich im Tiefkoma befanden. Um dieses Problem zu lösen, wurden die neuen Hirntodkriterien formuliert: «Unser Ziel ist die Definition des irreversiblen Komas als neues Todeskriterium. Es bestehen zwei Gründe für eine neue Definition: 1. Die Verbesserungen im Bereich der Reanimation und unterstützenden Maßnahmen haben zu verstärkten Anstrengungen bei der Rettung von Menschen geführt, die lebensbedrohlich verletzt sind. Manchmal sind diese Anstrengungen nur von Teilerfolgen gekrönt, sodass das Resultat ein Individuum ist, dessen Herz weiterschlägt, während das Gehirn irreversibel geschädigt ist. Dies bedeutet eine hohe Belastung für den Patienten, der dauerhaft seine kognitiven Fähigkeiten verloren hat, dessen Angehörige, das Krankenhaus und andere Patienten, welche die Betten eigentlich dringend brauchen, die jetzt von Patienten mit einem irreversiblen Koma belegt werden. – 2. Überholte Kriterien in Bezug auf die Todesdefinition können zu rechtlichen Auseinandersetzungen in Bezug auf das Zur-Verfügung-Stellen von Organen zum Zwecke der Transplantation führen» (*JAMA*, 5/8/1968, 206, Nr. 6). – Hier wurden zum ersten Mal die neuen Hirntodkriterien formuliert, die den Beginn einer Ära der «gewalttätigen» Medizin einläuteten. Beim Hirntodkriterium wird das Gehirn als Sitz der Seele und des Geistes betrachtet und der Rest des Körpers entgeistet und entseelt. Das heißt, der Rest des Körpers wird dadurch transplantationsreif gemacht.

Von Anfang an waren die Hirntodkriterien umstritten. Sowohl von philosophischer als auch von medizinischer Seite wurden Bedenken geäußert. Der Philosoph Hans Jonas warnte davor, das Hirntodkonzept zu einem Instrument der Organbeschaffung zu machen. Extremfälle wie der Hirntod Schwangerer, deren Babys sich noch wochenlang im – nach den gängigen medizinischen Kriterien toten – Mutterleib weiterentwickelten (beispielsweise das «Erlanger Baby» im Jahr 1992), lösten heftige Diskussionen aus. Nun untermauern neueste Forschungen die Position der Kritiker: Wissenschaftler haben festgestellt, dass auch das Gehirn eines für hirntot erklärten Menschen noch lebenswichtige Funktionen erfüllen kann, beispielsweise bei einer Infektion die Erhöhung der Körpertemperatur veranlassen oder über das Hormon ADH die Urinausscheidung steuern. Messungen mit hochempfindlichen Geräten haben ergeben, dass für tot erklärte Gehirne sogar noch auf Schmerz reagieren. Die Auffassung, mit dem Verlust der Gehirnfunktionen sei das Leben erloschen, scheint vor diesem Hintergrund nicht mehr haltbar zu sein. Siehe z.B. Hans Jonas, *Technik, Medizin und Ethik. Zur Praxis des Prinzips Verantwortung*, Frankfurt a.M. 1985, Seite 219 ff.; Paolo Bavastro, *Der umstrittene Hirntod. Organtransplantation in der Diskussion*, Heidelberg 1996; Werner Bartens, «Todeszeitpunkt und Organspende. Wie tot sind Hirntote?», in: *Süddeutsche Zeitung*, 3.3.2012, www.sueddeutsche.de/gesundheit/todeszeitpunkt-und-organspende-wie-tot-sind-hirntote-1.1299076 u.a.

8 Diese Phasen wurden 1984 von Engelen und Peeters beschrieben und insbesondere durch den belgischen Psychogeriater Rien Verdult populär. Daneben werden die sogenannten Reisberg-Stadien I bis VII verwendet, um den Schweregrad der Demenz anzugeben (siehe Seite 268 f.).

9 Naomi Feil, *Validation. Ein Weg zum Verständnis verwirrter alter Menschen*, München ⁹2010; Naomi Feil, *Validation in Anwendung und Beispielen. Der Umgang mit verwirrten alten Menschen*, München ⁶2010.

Die zehn Grundsätze der Validation lauten: 1. Alle Menschen sind einzigartig und müssen als Individuen behandelt werden; 2. Alle Menschen sind wertvoll, ganz gleichgültig, in welchem Ausmaß sie verwirrt sind; 3. Es gibt einen Grund für das Verhalten von verwirrten, sehr alten Menschen; 4. Das Verhalten im sehr hohen Alter ist nicht nur eine Folge anatomischer Veränderungen des Gehirns, sondern das Ergebnis einer Kombination von körperlichen, sozialen und psychischen Veränderungen, die im Laufe eines Lebens stattgefunden haben; 5. Sehr alte Menschen kann man nicht dazu zwingen, ihr Verhalten zu ändern. Ein Mensch ändert sein Verhalten nur, wenn er es will; 6. Sehr alte Menschen muss man akzeptieren, ohne sie zu beurteilen; 7. Zu jedem Lebensabschnitt gehören bestimmte Aufgaben. Wenn man diese Aufgaben nicht im jeweiligen Lebensabschnitt schafft, kann das zu psychischen Problemen führen; 8. Wenn das Kurzzeitgedächtnis nachlässt, versuchen ältere Erwachsene, ihr Leben wieder in ein Gleichgewicht zu bringen, indem sie auf frühere Erinnerungen zurückgreifen; 9. Schmerzliche Gefühle, die ausgedrückt, anerkannt und von einer vertrauten Pflegeperson validiert werden, werden schwächer. Schmerzliche Gefühle, die man ignoriert und unterdrückt, werden stärker; 10. Einfühlung bzw. Mitgefühl führt zu Vertrauen, verringert Angstzustände und stellt die Würde wieder her.

10 Neben dem Realitätsorientierungstraining (ROT) und der Validation gelten auch allgemeine Kommunikationsregeln für den Umgang mit alten Menschen. So ist es beispielsweise nicht gut, mit ihnen in einer herabsetzenden Sprechweise («Elderspeak») wie mit kleinen Kindern zu sprechen. Dies führt zu einem negativen Selbstbild des Demenzkranken, mit der Folge, dass sein Lebenswille nachlässt und er früher stirbt. Die Charakteristika des Elderspeak sind wie folgt: vereinfachte Sprache und Grammatik («Kluges Mädchen!»), kollektive Personalpronomen («Haben wir heute gut geschlafen, Fräulein?») sowie übermäßige intime Liebkosungen. Im Grunde handelt es sich hier um eine überbesorgte, infantilisierende und auf Kontrolle angelegte Form der Kommunikation.

11 *Demenz-Report. Wie sich die Regionen in Deutschland, Österreich und der Schweiz auf die Alterung der Gesellschaft vorbereiten können*, hrsg. vom Berlin-Institut für Bevölkerung und Entwicklung, Berlin 2011, Seite 38 und 44.

12 Mary S. Mittelman et al., «A comprehensive support program: effect on depression in spouse-caregivers of AD patients», in: *The Gerontologist*, 33. Jahrgang, Nr. 6, Seite 730–740. – Mary S. Mittelman et al., «A family intervention to delay nursing home placement of patients with Alzheimer disease. A randomized controlled trial», in: *JAMA*, 4. Dezember 1996, 276 (21), Seite 1725–1731.

13 Zwischen die normalen, altersgebundenen Gedächtnisprobleme und die eigentliche Demenz hat sich die Diagnose «leichte kognitive Störungen» (Mild Cognitive Impairment, MCI) geschoben. Die Kriterien dafür sind: Die Gedächtnisprobleme werden vom Informanten bestätigt; es handelt sich um objektivierte Gedächtnisstörungen; sie führen nicht zu Beeinträchtigungen der Alltagstätigkeiten; die intellektuellen Fähigkeiten sind noch intakt. – Epidemiologischen Studien ist zu entnehmen, dass in den westlichen Ländern etwa 17 % der Bevölkerung über 65 Jahre davon betroffen sind. Bei rund 10 bis 15 % dieser Patienten entwickeln sich die kognitiven Störungen innerhalb eines Jahres zu einer Demenz weiter, bei Personen mit normalen altersgebundenen Gedächtnisproblemen dagegen nur in 1 bis 2 % der Fälle (A. Kurz, J. Diehl, M. Riemenschneider et al., «Leichte kognitive Störung. Fragen zu Definition, Diagnose, Prognose und Therapie», in: *Der Nervenarzt*, 7, 2004, Seite 6–15).

14 Dies ist ein Kurztest für Gedächtnis, Orientierung, Aufmerksamkeit, Sprache und Visiokonstruktion. Die maximal erreichbare Punktzahl beträgt 29. Je nach Bildungsgrad besteht bei einer Punktzahl unter 24–27 ein Anfangsverdacht auf Demenz. Siehe hierzu Seite 259 ff.

15 Der Name dieser Krankheit geht auf die kleinen Einschlusskörperchen in bestimmten Nervenzellen des Gehirns zurück (die «Lewy-Körperchen»), die bei Patienten gefunden wurden, welche an dieser Form von Demenz oder aber am Morbus Parkinson erkrankt waren. Dabei lassen sich die Lewy-Körperchen bei den genannten Erkrankungen an verschiedene Orten im Gehirn nachweisen:

Anmerkungen

bei der Parkinson-Krankheit in einem Kernbereich des Mittelhirns, der Substantia nigra, bei Demenz-Patienten unter anderem im Hirnstamm und der Großhirnrinde.

16 In der Psychiatrie werden bei Psychosen (Halluzinationen, Wahnvorstellungen) Antipsychotika verschrieben. Diese sorgen dafür, dass die Wirkung u.a. von Dopamin (einem Botenstoff der Nervenzellen) blockiert wird. Durch die Dopaminhemmung verschwindet die Psychose meistens. Dopamin ist jedoch von wesentlicher Bedeutung für die unbewusste Motorik, und so sehen wir, dass zeitgleich mit dem Verschwinden der Psychose der Patient steifer und unbeweglicher wird. Er wird «parkinsonistisch».

Menschen, die an der Parkinson-Krankheit leiden, bilden dagegen zu wenig Dopamin. Wird ihnen nun Dopamin in Form von Levodopa verabreicht, kann als mögliche Nebenwirkung eine Psychose auftreten. Motorik und Halluzinationen hängen also miteinander zusammen: Unterdrücken wir eine Halluzination, wird der Patient steif; wollen wir bei einem Parkinson-Patienten die Steifheit reduzieren, nimmt das Risiko von Halluzinationen zu.

17 Nach Diehl (2003) lässt sich die Verteilung der Demenzkrankheiten wie folgt darstellen: Alzheimer-Demenz ca. 60%, Vaskuläre Demenz ca. 15%, gemischte Demenzen ca. 10%, Lewy-Body-Demenz ca. 5%, Frontotemporale Demenz weniger als 5% und die restlichen Formen ca. 10% (R.R. Diehl, «Demenz», in: *Fortschritte der Neurologie · Psychiatrie*, 71, 2003, Seite 617 ff.).

18 H. Elzen et al., «De diagnostische waarde van de kloktekening in de geriatrie», in: *Tijdschrift Geriatrie Gerontologie*, 2004, Seite 35.

19 *Demenz-Report. Wie sich die Regionen in Deutschland, Österreich und der Schweiz auf die Alterung der Gesellschaft vorbereiten können*, hrsg. vom Berlin-Institut für Bevölkerung und Entwicklung, Berlin 2011, Seite 13 und 20.

20 Konrad und Ulrike Maurer, *Alzheimer. Das Leben eines Arztes und die Karriere einer Krankheit*, München 2000, Seite 9 f.

21 Paul Blocq et al., *De ziekte van Alzheimer in zeven documenten: een klinisch en celpathologisch onderzoek*, Amsterdam 2000.

22 Alois Alzheimer, «Über eine eigenartige Erkrankung der Hirnrinde», in: *Allgemeine Zeitschrift für Psychiatrie und Psychisch-gerichtliche Medizin*, 64, 1907, Seite 146 ff.

23 Paul Blocq und Georges Marinesco, «Sur les lésions et la pathogénie de l'épilepsie dite essentielle», in: *La semaine médicale*, 12. novembre 1892, Seite 445 f.

24 Die Form der Demenz, die Auguste Deter zeigte, entspricht nicht dem, was wir heute als Alzheimer-Krankheit bezeichnen. Auguste Deter war eine 51-jährige Frau, die unter einer schnellen Progression der Demenz litt und bereits mit 55 Jahren starb. Alois Alzheimer beschreibt hier eine präsenile Form der Demenz und nicht jene Krankheit, die im fortgeschrittenen Alter (75 bis 80 Jahre) beginnt und durch einen sich über ungefähr 15 Jahre erstreckenden Krankheitsverlauf charakterisiert ist.

25 Heiko und Eva Braak, «Neuropathological staging of Alzheimer-related changes», in: *Acta Neuropathologica*, 82, Berlin 1991, Seite 239–259.

26 David Snowdon, *Lieber alt und gesund. Dem Altern seinen Schrecken nehmen*, München 2001 (Originaltitel: *Aging with grace: the ‹Nun Study› and the science of old age; how we can all live longer, healthier and more vital lives*, New York 2002).
27 Ebd., Seite 129.
28 Ebd., Seite 131.
29 Ebd., Seite 116.
30 Konrad und Ulrike Maurer, *Alzheimer. Das Leben eines Arztes und die Karriere einer Krankheit*, München 2000, Seite 30.
31 So Olde Rikkert in der medizinischen Zeitschrift *Vademecum Huisartsen*, 13.3.2003.
32 W.H. Birkenhäger et al., «Hyertensie als bron van cognitieve regressie, respectievelijk dementie», in: *Nederlands Tijdschrift voor Geneeskunde*, 3.11.2007, Nr. 151 (44).
33 Huub Buijssen, *Demenz und Alzheimer verstehen. Erleben – Hilfe – Pflege: ein praktischer Ratgeber*, Weinheim 2003, Seite 37.
34 William Beecher Scoville, Brenda Milner, «Loss of recent memory after bilateral hippocampal lesions», in: *Journal of Neurology, Neurosurgery and Psychiatry*, 1957, 20, Seite 11–21.
35 René S. Kahn, *Onze hersenen. Over de smalle grens tussen normaal en abnormaal*, Amsterdam [12]2011.
36 Wie Professor R.P.C. Kessels von der Radboud-Universität in Nijmegen zeigen konnte, ist das Arbeitsgedächtnis (Kurzzeitgedächtnis) keine Leistung, die eine Hippocampusaktivität erfordert, vielmehr wird bei ihr vor allem die (prä-)frontale Hirnrinde in Anspruch genommen. Bei einfachen Aufgaben wie dem kurzfristigen Merken einer Telefonnummer vollzieht sich noch keine Hippocampusaktivität. Sobald jedoch ein Vorgang in einem *Kontext* steht (man merkt sich nicht nur die Nummer, sondern auch ihre Position auf dem Bildschirm), wird der Hippocampus aktiv. Professor Kessels ließ seinen Testpersonen immer wieder Häuser in Kombination mit einem neutralen Gesicht zeigen (das heißt einem Gesicht, das keine Emotionen weckt, denn sonst würde der sogenannte «Mandelkern» des Gehirns einbezogen). Danach mussten sie schon nach wenigen Sekunden (Arbeitsgedächtnis) erkennen, welches Gesicht zu welchem Haus gehörte. Bei der MRT (siehe Seite 17) war erkennbar, dass der Hippocampus und andere Hirngebiete dabei aktiv waren. Folglich darf man dem Hippocampus, um ihn zu testen, keine einfachen Gedächtnisaufgaben geben, sondern muss ihm Tatsachen in einem Kontext (Gesicht *und* Haus) anbieten. Möglicherweise könnte dieses andere Testverfahren dazu führen, dass man bei der großen Gruppe der Menschen mit leichten kognitiven Gedächtnisstörungen (Mild Cognitive Impairment, MCI, siehe Anmerkung 13) leichter vorhersagen könnte, welche Menschen ein größeres Risiko tragen, an Demenz zu erkranken, als andere. (R.P.C. Kessels, «Pars pro toto: Over de (on-)deelbaarheid van het geheugen», in: *De Psycholoog*, 44 (2009), Seite 308–316).
37 In den Vereinigten Staaten kommt bei 16 % der Frauen ein sexueller Missbrauch vor dem 18. Lebensjahr vor. Dieser Missbrauch hat häufig eine PTBS zur Folge.

Eines der Symptome einer PTBS sind kognitive Störungen wie zum Beispiel Gedächtnisprobleme, Aufmerksamkeits- und Konzentrationsstörungen. Dies hat zu der Hypothese geführt, dass Strukturen, die mit dem Gedächtnis zu tun haben, wie der Hippocampus und der präfrontale Kortex, unter dem sexuellen Missbrauch gelitten haben und möglicherweise für die Symptome der PTBS verantwortlich sind. Eine Studie von J.D. Bremner et al. *(American Journal of Psychiatry,* Mai 2003, 160 (5), Seite 924 ff.) konnte aufzeigen, dass Frauen, die in der Vergangenheit sexuellem Missbrauch zum Opfer gefallen waren und an einer PTBS litten, einen um 19 % kleineren Hippocampus hatten als Frauen ohne diese Vorgeschichte und ohne PTBS.

38 N. García-Casares, F.J. Garzón-Maldonado, C. de la Cruz-Cosme, «Thalamic dementia secondary to acute bilateral paramedian thalamic infarcts after occlusion of the artery of Percheron», in: *Revista de Neurología,* 46, 2008 (27.02.2008), Seite 210–212.

39 Siehe beispielsweise Hans-Joachim Markowitsch, Harald Welzer, *Das autobiographische Gedächtnis. Hirnorganische Grundlagen und biosoziale Entwicklung,* Stuttgart 2005.

40 Aus: Pim van Lommel, *Bijna-doodervaringen. Symposiumbundel,* Deventer 1996.

41 Pim van Lommel et al., «Near Death Experiences In Survivors of Cardiac Arrest: A Prospective Study in the Netherlands», in: *The Lancet,* Vol. 358, Nr. 9298, 15. Dezember 2001, Seite 2039–2045. Später veröffentlichte van Lommel seine umfangreiche Arbeit *Endloses Bewusstsein. Neue medizinische Fakten zur Nahtoderfahrung,* Ostfildern ^{5}2011, die inzwischen als eines der wichtigsten Grundlagenwerke zum Thema gilt. Auf die oben erwähnte Studie geht er dort ausführlich im 7. Kapitel, Seite 146 ff., ein.

42 Rudolf Steiner, *Anthroposophie. Eine Zusammenfassung nach einundzwanzig Jahren* (GA 234), Vortrag vom 10.2.1924, Dornach ^{6}1994, Seite 148 ff.

43 *Weleda Artsen Forum* Nr. 26, Frühjahr 2005.

44 Claire Sylvia und William Novak, *Herzensfremd. Wie ein Spenderherz mein Selbst veränderte,* Bergisch Gladbach 1999.

45 Ebd., Seite 139.

46 Rudolf Steiner, *Menschenwerden, Weltenseele und Weltengeist. Erster Teil: Der Mensch als leiblich-seelische Wesenheit in seinem Verhältnis zur Welt* (GA 205), Vortrag vom 2.7.1921 («Spirituelle Erkenntnis der Organe und deren Herüberwirken in das nächste Erdenleben»), Dornach ^{2}1987, Seite 97 ff.

47 Ebd., Seite 100 f.

48 Ebd.

49 Jan Langman, Thomas W. Sadler, *Medizinische Embryologie. Die normale menschliche Entwicklung und ihre Fehlbildungen,* Stuttgart ^{10}2003.

50 A.B. Lerner, J.D. Case, «Melatonin», in: *Federation Proceedings* (Federation of American Societies for Experimental Biology), 1960, 19 (2), Seite 590 ff.

51 W.J. van Dongeren, W.L.M. Geilenkirchen, *Zoologie. Fonctionele morfologie van de vertebraten,* Utrecht ^{2}1977.

52 Mac E. Hadley, Jonathan Levine, *Endocrinology*, Kapitel «Pineal gland», San Francisco ^{6}2007.
53 E.E. van Brunt et al., «Penetration of light into the brain of mammals», in: *Annals of the New York Academy of Sciences*, 117, 1964, Seite 217–227.
54 Russel J. Reiter, Jo Robinson, *Melatonin. Die neue Waffe gegen Alter und Krankheit*, München 1996.
55 Mac E. Hadley, Jonathan Levine, *Endocrinology*, Kapitel «Pineal gland», San Francisco ^{6}2007.
56 Siehe auch Russel J. Reiter, Jo Robinson, *Melatonin. Die neue Waffe gegen Alter und Krankheit*, München 1996.
57 S.W. Holmes, D. Sugden, «The effect of Melatonin on Pinealectomy-induced Hypertension in the rat», in: *Proceedings of the B.P.S.*, December 1975, Seite 306.
58 N. Birau, U. Peterssen, J. Gottschalk, «Hypotensive effect of Melatonin in essential hypertension», in: *IRCS Medical Science*, 9, 1981, Seite 906. In jedes Nasenloch wurde 1 mg Melatonin verabreicht.
59 J. Muller, P. Stone, E. Braunwald et al., «Circadian Variation in the Frequency of Onset of Acute Myocardial Infarction», in: *New England Journal of Medicine*, 1985, 313 (21), Seite 1315–1322.
60 Russel J. Reiter, Jo Robinson, *Melatonin. Die neue Waffe gegen Alter und Krankheit*, München 1996.
61 Bei diesen Versuchen werden Freiwillige in einem künstlich erleuchteten Raum eingeschlossen. Diese können nun selbst ihren Tag-und-Nacht-Rhythmus bestimmen. Es gibt also keine externen Zeitgeber (Sonne, Arbeit, Fernsehen, Radio). Dabei zeigt sich, dass Rhythmen von ca. 25 Stunden entstehen. Manche Menschen entwickeln sogar einen Rhythmus von 28 Stunden. Bei ihnen tritt eine Desynchronisation der Organrhythmen auf. Die Organe arbeiten dann nicht mehr synchron, weil beispielsweise die Niere einen 26-Stunden-Rhythmus hat, die Leber einen 25-Stunden-Rhythmus und die Temperaturregulierung einen Tag-und-Nacht-Rhythmus von 26,5 Stunden. Vor allem bei älteren Menschen (40 bis 70 Jahre) und bei neurotischen Menschen kommt es rascher zu einer Desynchronisation. Näheres hierzu bei J. Muller, P. Stone, E. Braunwald et al., «Circadian Variation in the Frequency of Onset of Acute Myocardial Infarction», in: *New England Journal of Medicine*, 1985, 313 (21), Seite 1315–1322 sowie bei Rütger Wever, *The Circadian System of Man. Results of experiments under temporal isolation*, Berlin 1979.
62 A. Herxheimer, K.J. Petrie, «Melatonin for the prevention and treatment of jet lag (Cochrane Review)», in: *The Cochrane Library*, Issue 2, 2003.
63 Mac E. Hadley, Jonathan Levine, *Endocrinology*, Kapitel «Pineal gland», San Francisco ^{6}2007.
64 S.W. Holmes, D. Sugden, «The electromagnetic spectrum. Influence on pineal melatonine production and potential health effects», in: *9th Annual Intl. Symposion on ‹Man and His Environment in Health and Disease›*, Dallas, Texas, 1991.
65 Russel R. Reiter, Jo Robinson, *Melatonin. Die neue Waffe gegen Alter und Krankheit*, München 1997, Seite 311.

66 *Ideen zum Herz-Kreislauf-System. Aus der Entwicklungsgeschichte, Physiologie und Morphologie*, hrsg. von der Anthroposophisch-Pharmazeutischen Arbeitsgemeinschaft, Stuttgart 1983. Darin die Beiträge von Heinrich Brettschneider, Christiane Liesche und Matthias Woernle.
67 «Maximen und Reflexionen», Nr. 573, in: *Goethes Werke* (Hamburger Ausgabe), Band 12, München ^{12}1994, Seite 443.
68 B.C.J. Lievegoed, *Entwicklungsphasen des Kindes*, Stuttgart ^{8}2007.
69 Siehe hierzu und im Folgenden B.C.J. Lievegoed, *Der Mensch an der Schwelle. Biographische Krisen und Entwicklungsmöglichkeiten*, Stuttgart ^{5}2002.
70 Joshua Foer, «Remember This», in: *National Geographic*, November 2007, Seite 32–47.
71 Der Vortrag ist abdruckt in: Rudolf Steiner, *Eine Okkulte Physiologie* (GA 128), Dornach ^{5}1991, Seite 68 ff.
72 M.V. Cargioli-Vila, F. Carriquiry-Berner, A. Vargas-Cañas, «Dementia secondary to thalamic infarct: a case report», in: *Revista de Neurología*, 38, 2004 (01.03.2004), Seite 443–445.
73 Rudolf Steiner, *Das esoterische Christentum und die geistige Führung der Menschheit* (GA 130), Dornach 2001, darin: «Die Ätherisation des Blutes. Das Eingreifen des ätherischen Christus in die Erdenentwickelung», Seite 80 ff. (Vortrag vom 1.10.1911 in Basel).
74 Dietrich Boie, *Das erste Auge. Ein Bild des Zirbelorgans aus Naturwissenschaft, Anthroposophie, Geschichte und Medizin*, Stuttgart 1968.
75 An der Einprägung der Erinnerungen in das Körpergedächtnis sind demnach zwei Ätherströme beteiligt. Der eine ist der Strom der wachen und intellektuellen Gedanken. Er zieht wie Lichtstrahlen vom Herzen zum Kopf und umströmt die Epiphyse. Ein zweiter Strom stellt sich ihm polar entgegen. Dieser besteht aus Ätherkräften, die aus den Organen unterhalb des Zwerchfells stammen. Es handelt sich hier um einen von Lymphgefäßen ausgehenden Strom aus Darm, Nieren, Leber usw. (so Rudolf Steiner im Vortrag vom 23. März 1911 über «Das innere Weltsystem» des Menschen im Rahmen eines Zyklus über *Eine Okkulte Physiologie* in Prag (GA 128), Dornach ^{5}1991. Wörtlich sagt er dort: «... namentlich von der unteren Brust, aber auch von den Lymphgefäßen und anderen Organen.» Ich interpretiere diese Aussage so, dass Steiner hier von einer Art übersinnlichem Lymphstrom spricht, der von den Organen unterhalb des Zwerchfells ausgeht.)
Diese Organe dienen in erster Linie dem Aufbau. Dennoch ist der Ätherleib hier nicht ganz so unbewusst tätig wie in einer Pflanze oder einem Tier. Die menschliche Seele und die Ich-Organisation haben diesen Ätherleib bearbeitet und ihn in einen spezifisch menschlichen Ätherleib verwandelt. Auf diese Weise hat er sich – anders als in der Pflanze und im Tier – teilweise verselbstständigt. Dennoch ist er in den Stoffwechselorganen nach wie vor stark mit den aufbauenden Körpervorgängen verbunden. Von diesen aufbauenden Organen aus steigt nun ein «dumpfer» (dumpf im Verhältnis zu dem leuchtenden, bewussten intellektu-

ellen Strom, der vom Herzen ausgeht) quasi ätherischer Lymphstrom nach oben in Richtung der Hypophyse.

Beide Ströme steigen also auf: der leuchtende, wache, intellektuelle Strom, der vom Herzen ausgeht, zur Epiphyse und die etwas dumpferen, unbewussten Ätherkräfte zur Hypophyse. In beiden Organen sammeln sich unterschiedlich geartete Ätherkräfte, vergleichbar mit einem Plus- und Minuspol. Dann erfolgt die «Entladung», ein Vorgang, den wir mit einem Funken vergleichen können, der zwischen den Polen eines elektrischen Systems überspringt. In diesem Moment wird die Vorstellung, der Gedanke in den Lebensleib eingeprägt. Rudolf Steiner benutzt (im soeben erwähnten Vortrag) sogar den Ausdruck «hineingepresst». Die übersinnliche Wahrnehmung kann einen hellen Lichtstrom bemerken, der vom einen zum anderen Organ geht und sich von dort aus über den ganzen menschlichen Ätherleib ausbreitet. Das helle Licht der Epiphyse legt sich über das dumpfere, schwache Licht des Ätherstroms aus den Stoffwechselorganen und verwandelt diesen. Die Gedanken und Vorstellungen sind nun vom Ätherstrom aus den aufbauenden Stoffwechselorganen aufgenommen worden und werden zu diesen zurückgeführt, wo sie sich dann als Erinnerungen an deren Oberflächen spiegeln können.

76 Baruch L. Urieli, Hans Müller-Wiedemann, *Übungswege zur Erfahrung des Ätherischen,* Dornach 1995.
77 Rudolf Steiner, *Die Sendung Michaels. Die Offenbarung der eigentlichen Geheimnisse des Menschenwesens* (GA 194), Dornach ⁴1994, Vortrag vom 30.1.1919 über die alte Yogakultur und den neuen Yogawillen.
78 Michael ist einer der Erzengel. Er impulsiert uns Menschen, uns so in der Welt zu bewegen, dass wir uns stets der Tatsache gewahr sind, dass sich hinter der sichtbaren Welt eine geistige Welt verbirgt. Eine geistige Welt, der wir Verantwortung schulden.
79 «Achtsamkeit», siehe z.B. Jon Kabat-Zinn, *Gesund durch Meditation. Das große Buch der Selbstheilung,* München 2011.
80 Dieser Terminus wurde von dem Biologen Rupert Sheldrake geprägt.
81 Ausgabe Nr. 12/2002.
82 Evidenzbasierte Medizin, EbM, wörtlich: «auf Beweismaterial gestützte Heilkunde», ist eine jüngere Entwicklungsrichtung in der Medizin, die ausdrücklich fordert, dass bei einer medizinischen Behandlung patientenorientierte Entscheidungen nach Möglichkeit auf der Grundlage von empirisch nachgewiesener Wirksamkeit getroffen werden sollen.
83 Johann Wolfgang von Goethe, «Faust I», Studierzimmer, in: *Goethes Werke* (Hamburger Ausgabe), Band 3, München ¹⁵1993, Seite 63.
84 Siehe hierzu: Friedrich Husemann und Otto Wolff, *Das Bild des Menschen als Grundlage der Heilkunst,* Band II, Stuttgart ⁶2000.
85 Interessante Resultate erzielte vor allem das niederländische Louis Bolk Instituut mit seinen Forschungen auf dem Gebiet der Biofotonen, Kristallisationsmethode und der Meridiantherapie. Siehe hierzu z.B. E.P.A. van Wijk, S. Bosman, C. Tjeer-

dema, B. Frerich, R. van Wijk, «Meridiaan-Kleurentherapie. Invloed van zijde met natuurlijke kleurstoffen op de fotonenemissie van de mens», in: *Tijdschrift voor Integrale Geneeskunde*, 23, 2007, Seite 96–110.
86 Forschungsprojekt des ISAO (Instituut Stichting Alzheimer Onderzoek) unter der Leitung von Dr. M. Gebbink.
87 Siehe www.vruchtbareaarde.nl/artikelen/keukengeheimen.html.
88 Almut Bockemühl, *Zeit des Sterbens. Vom Hingang eines alten Menschen*, Stuttgart 1991.
89 Rudolf Steiner, *Weltenwunder, Seelenprüfungen, Geistesoffenbarungen* (GA 129), Dornach ^{6}1995, Seite 41.
90 Rudolf Steiner, *Mysterienwahrheiten und Weihnachtsimpulse. Alte Mythen und ihre Bedeutung* (GA 180), Dornach ^{2}1980, Seite 245.
91 Zu diesem ganzen Zusammenhang siehe Rudolf Steiner, *Erdensterben und Weltenleben* (GA 181), Dornach ^{3}1991, Seite 267: «Aber mit dem, dass wir hier auf der Erde leben zwischen Geburt und Tod, zuerst sprießendes, sprossendes Leben haben, dann mit dem 28. Jahre stehen bleiben in dieser Entwicklung, und dann vom 35. Jahre ab unser absteigendes Leben beginnen: mit dem ist ja eine reale, konkrete Geistigkeit verbunden, die sich ebenso verändert, wie sich der äußere Mensch verändert; und diese konkrete geistige Realität macht so ziemlich einen entgegengesetzten Gang durch als der äußere Mensch. Der äußere Mensch wird alt, wird runzelig, aber sein Ätherleib, sein Bildekräfteleib wird immer jünger [...] Die Menschen gehen herum, haben Glatzen und graue Haare, und sie wissen nicht, dass sie einen Bildekräfteleib haben, der sprießendes, sprossendes Leben gerade dann hat, wenn sie anfangen, graue Haare zu bekommen.» – Und ferner, in *Die Erkenntnis des Übersinnlichen in unserer Zeit und deren Bedeutung für das heutige Leben* (GA 55), Dornach ^{2}1983, Seite 173: «Die günstigste Zeit für die Entfaltung spiritueller Anlagen ist die Zeit, wenn das 35. Jahr gekommen ist. Da werden die Kräfte, die sonst in den Körper hineingehen, frei, man hat sie zur Verfügung und kann mit ihnen arbeiten [...] Wir arbeiten da der Zukunft erst entgegen. Was der Mensch in der höheren Altersstufe in seinem Innern ausbildet, wird in der Zukunft Organ- und Körper-schaffend sein; das wird auch im Welten-Kosmos später mitwirken.»
An dieser Stelle noch eine Bemerkung dazu, wie Rudolf Steiner die Begriffe «jung» und «alt» verwendet: Ein «junger» Ätherleib ist ein Ätherleib, der seine aufbauende Aufgabe im Körper erfüllt hat und sich wieder mit dem Kosmos verbinden darf. Das geschieht am Ende des Lebens. Ein «alter» Ätherleib ist ein Bildekräfteleib, der sich vom Kosmos abgenabelt hat und innerhalb der Haut des jungen Menschen – von Leber und Lunge aus – an dem jungen physischen Körper arbeitet. Im Vortrag vom 5. September 1915 (enthalten in dem Band *Zufall, Notwendigkeit und Vorsehung. Imaginative Erkenntnis und Vorgänge nach dem Tode* (GA 163), Dornach ^{2}1986, Seite 113ff.) schildert Rudolf Steiner, dass der Ätherleib des Menschen, wenn er 80 Jahre alt ist, ganz jung geworden ist. In diesem Ätherleib steckt «das Fazit seines Lebens, sein Lebensergebnis». Nach

dem Tod löst sich der Ätherleib aus dem physischen Körper und entfaltet sich als das sogenannte Lebenspanorama. Jetzt erst kann sich die Seele mit der gesamten Frucht, mit allen Erfahrungen, die im Ätherleib gespeichert sind, verbinden. Wenn sich nach einigen Tagen der Seelenleib vom Lebenspanorama und dem Ätherleib trennt, «dann ist im astralischen Leib das ganze Ergebnis des Lebens dadurch darinnen, dass er es aus dem Ätherleib herausgezogen hat.» Dieser Astralleib arbeitet dann in der Zeit zwischen Tod und neuer Geburt alles, was er so aufgenommen hat, durch. Und später, vor der neuen Geburt, zieht der Seelenleib einen neuen Ätherleib an, in welchen er die Frucht, das Fazit, die Willensintentionen für das künftige Leben einprägt. Dieser neue Ätherleib baut schließlich den neuen physischen Körper auf.

92 Ebd.
93 Rudolf Steiner, Ita Wegman, *Grundlegendes für eine Erweiterung der Heilkunst nach geisteswissenschaftlichen Erkenntnissen*, Dornach ⁷1991; Rudolf Steiner, *Schicksalsbildung und Leben nach dem Tode* (GA 157a), Dornach ³1981, Seite 93.
94 Rudolf Steiner, *Die Geheimwissenschaft im Umriss* (GA 13), Dornach ³⁰1989, Seite 425: «Der Mensch ist nämlich ungefähr bis zum Zahnwechsel (im sechsten oder siebenten Jahre) in Bezug auf seinen Ätherleib von einer ätherischen Hülle umgeben. Diese fällt in diesem Zeitabschnitte des Lebens ab. Es findet da eine ‹Geburt› des Ätherleibes statt. Noch immer bleibt aber der Mensch von einer astralischen Hülle umgeben, welche in der Zeit vom zwölften bis sechzehnten Jahre (zur Zeit der Geschlechtsreife) abfällt. Da findet die Geburt des astralischen Leibes statt. Und noch später wird das eigentliche ‹Ich› geboren.»
95 Monika Kiel-Hinrichsen, Renate Kviske, *Wackeln die Zähne, wackelt die Seele. Der Zahnwechsel. Ein Handbuch für Eltern und Erziehende*, Stuttgart ⁹2011.
96 Rudolf Steiner, *Allgemeine Menschenkunde als Grundlage der Pädagogik* (GA 293), Dornach ⁹1992, Seite 108: «Wenn das Kind zappelt, strampelt, so macht es genau die Bewegungen, die seinem Fühlen in diesem Augenblicke entsprechen; es ist nicht imstande, die Bewegungen etwa von dem Gefühl auseinanderzuhalten. Anders wird das beim Greise. Bei ihm ist das Entgegengesetzte der Fall: Denkendes Erkennen und Fühlen sind zusammengewachsen, und das Wollen tritt in einer gewissen selbstständigen Art auf. Es verläuft also der menschliche Lebensgang in der Weise, dass das Fühlen, welches zuerst an das Wollen gebunden ist, sich allmählich im Laufe des Lebens vom Wollen loslöst.»
97 Monika Kiel-Hinrichsen und Helmut Hinrichsen, *Pubertäts-Sprechstunde. Jugendliche verstehen – Praxiserprobte Hilfen – Pubertät als Chance*, Stuttgart 2010.
98 Rudolf Steiner, *Schicksalsbildung und Leben nach dem Tode* (GA 157a), Dornach ³1981, Seite 50: «Und das fünfunddreißigste Lebensjahr ist eine wichtige Grenze. Da überschreitet man gleichsam eine Brücke. Da zieht sich die Welt, aus der man herausgegangen ist, zurück, und man gebiert mehr aus dem Inneren heraus eine neue geistige Welt.»
99 Rudolf Steiner, *Mysterienwahrheiten und Weihnachtsimpulse. Alte Mythen und ihre Bedeutung* (GA 180), Dornach ²1980, Seite 222: «Und wahr, wörtlich wahr ist es:

Wenn wir anfangen, Runzeln im Gesicht zu kriegen, dann blüht unser Ätherleib auf und wird pausbackig.»
100 Rudolf Steiner, *Die Erkenntnis des Übersinnlichen in unserer Zeit und deren Bedeutung für das heutige Leben* (GA 55), Dornach ²1983, Seite 173.
101 Rudolf Steiner, Ita Wegman, *Grundlegendes für eine Erweiterung der Heilkunst nach geisteswissenschaftlichen Erkenntnissen* (GA 27), Dornach ⁷1991, Seite 91.
102 S.C. Vlad, D.R. Miller, N.W. Kowall, D.T. Felson, «Protective Effects of NSAIDs on the Development of Alzheimer Disease», in: *Neurology*, 70 (19), 6. Mai 2008, Seite 1672 ff.
103 Zitiert nach Friedrich Husemann, Otto Wolff, *Das Bild des Menschen als Grundlage der Heilkunst*, Band III, Stuttgart ⁴1993, Seite 524.
104 Friedrich Husemann, Otto Wolff, *Das Bild des Menschen als Grundlage der Heilkunst*, Band II, Stuttgart ⁶2000, Seite 430.
105 Beim Bleiprozess des Formens und Begrenzens brauchen wir nicht nur an das Metall Blei zu denken. Ein Mineral wie Quarz (Siliziumoxid) kommt in sehr hoher Konzentration in der Fruchtblase (Amnion) vor. Quarz sorgt hier einerseits für Begrenzung (Amnionhaut) und andererseits für das Einströmen kosmischer Formkräfte in den Embryo.
106 Die Arnika-Pflanze (Arnica montana) gehört zu den Korbblütlern und pflanzt sich mittels Rhizomen (Wurzelstock) und Samenbildung fort. Die Pflanze wächst im Hochgebirge auf leicht feuchtem, kieselhaltigem Boden. Sie enthält viel Kieselsäure, was ihr ein feines «Sinnesorgan» für die Aufnahme kosmischer Lichtkräfte verschafft. Gerade dieser Lichtprozess ist charakteristisch für die Arnika und macht sie als Heilmittel für das Gehirn besonders geeignet.
Die Birke (Betula pendula) ist eine Baumart, die als Pionierbaum Brach- und Kahlflächen besiedelt. Der Baum wächst auch auf armen Böden und zeigt in seinen tendenziell dreieckigen gezackten Blättern seine besondere Verwandtschaft mit dem (kosmischen) Licht. Daneben weist die Birke noch ein weiteres Charakteristikum auf: Sie ist in der Lage, Salz- und Eiweißprozesse zu trennen. Sie konzentriert die Eiweißprozesse in den Blättern und die Salzprozesse in der weißen Rinde. Die Heilkraft der Birkenblätter (Betula Folium) wird vor allem dort wirksam, wo der Eiweißstoffwechsel gestört ist, wie bei Gicht und Demenz. Daneben sorgen Birkenblätter für eine Vitalisierung des Stoffwechsels und regen die Harnausscheidung an. Siehe dazu Wilhelm Pelikan, *Heilpflanzenkunde I*, Dornach 1978.
107 Rudolf Steiner, *Die praktische Ausbildung des Denkens*, Stuttgart ²2000, Seite 15 ff. sowie *Nervosität und Ichheit. Stressbewältigung von innen*, Dornach 2012.
108 Quellen: *Wegweiser Demenz* des Bundesministeriums für Familie, Senioren, Frauen und Jugend, www.wegweiser-demenz.de; *Demenz-Report. Wie sich die Regionen in Deutschland, Österreich und der Schweiz auf die Alterung der Gesellschaft vorbereiten können*, hrsg. vom Berlin-Institut für Bevölkerung und Entwicklung, Berlin 2011, Seite 6, 21, 38.
109 Siehe auch www.bundesgesundheitsministerium.de/pflege/demenz/diagnose-demenz-was-nun.html.

110 Weitere Informationen sind unter www.familienpflegezeit-aktuell.de/fpfzg-gesetz/ zu finden.
111 Siehe auch *Demenz-Report. Wie sich die Regionen in Deutschland, Österreich und der Schweiz auf die Alterung der Gesellschaft vorbereiten können*, hrsg. vom Berlin-Institut für Bevölkerung und Entwicklung, Berlin 2011, Seite 49–50.
112 Unter einem Delirium (von lateinisch «delirare» – «aus der Spur geraten») ist ein Verwirrtheitszustand zu verstehen, der akut auftritt, fluktuierend verläuft und mit Unaufmerksamkeit assoziiert ist. Hinzu kommt entweder eine Denkstörung oder eine Bewusstseinstrübung. Die Symptome nehmen vor allem gegen Abend zu und können durch eine Krankheit bzw. Entzündung (beispielsweise der ableitenden Harnwege) im Körper verursacht werden. Bei älteren Menschen ist das Gehirn sehr verletzlich, wodurch bereits leichte Infektionen zu Verwirrtheit führen können. Siehe hierzu auch Kapitel 16.
113 *Wegweiser Demenz* des Bundesministeriums für Familie, Senioren, Frauen und Jugend, www.wegweiser-demenz.de.
114 Ebd.
115 Zur Frage, wie Menschen mit Demenz ihre Krankheit erleben, gibt es noch nicht viele Forschungen. Vor allem Menschen mit einer fortgeschrittenen Demenz fehlt das Denkinstrumentarium, mit dem sie ihre Krankheit reflektieren können. Die Niederländer Marijke de Boer und Cees Hertogh, beide im Bereich Pflegewissenschaften am Medizinischen Zentrum der Freien Universität Amsterdam tätig, haben 24 Patienten mit beginnender Alzheimer-Erkrankung unter der Fragestellung untersucht, wie sie die Demenzkrankheit erfahren. Denn die Debatte über das vermeintliche «Leiden» an der Demenz wird größtenteils unter gesunden Senioren geführt, die befürchten, diese Krankheit zu bekommen, sie jedoch noch nicht haben. Während der Befragungen wurden die folgenden drei Themen vertieft: 1. die Einsicht, dass kognitive Probleme vorliegen, 2. die Zukunft, 3. Wie wird mit den Folgen der Krankheit umgegangen?
Zu 1.: Die meisten Patienten sind sich ihrer kognitiven Probleme bewusst. Sie berichten von ihren Verlusterfahrungen wie zum Beispiel der Unmöglichkeit, weiter Auto zu fahren, dem Abnehmen der kognitiven Fähigkeiten, sozialen Kontakte und des Gedächtnisses. Vor allem das nachlassende Gedächtnis beeinflusst ihr Eigenwertgefühl. Dennoch teilen die Betroffenen nicht das allgemein vorherrschende Bild, demzufolge Demenz mit Leiden verbunden ist. Sie sehen ihre Demenz eher als etwas «Hinderliches» und «Unangenehmes».
Zu 2.: Das Nachdenken über die Zukunft nimmt bei den 24 Befragten keinen großen Raum ein. Sie leben hauptsächlich von Tag zu Tag und überlassen das Plänemachen ihrem Partner oder ihren Kindern.
Zu 3.: Es stellte sich heraus, dass die Befragten sich ihrer Krankheit keineswegs passiv ergeben. Sie haben durchaus eine Wahrnehmung und Erkenntnis ihrer Situation. Der langsame Verlauf der Alzheimer-Erkrankung gewährt ihnen den Raum für die notwendige Gewöhnung. Dies erklärt möglicherweise, warum die heutigen Wünsche des Patienten von früheren Willensbekundungen abweichen

können. Die wichtigste Bewältigungsstrategie lautet: Beschäftige dich nicht mit der Zukunft, denke nicht darüber nach. – Dies ist eine Form des Selbstschutzes, die bei chronischen Krankheiten häufiger beobachtet werden kann.
Siehe hierzu: Marijke de Boer, Cees Hertogh, «Het gevreesde lijden bij dementie. Hoe denken mensen met dementie zelf over hun leven?», in: *Denkbeeld*, 23. Jahrgang, Nr. 3, Seite 6–80.

116 Irgendwann nehmen wir alle einmal Abschied vom Leben. Der Weg hin zum Tod heißt Altwerden, und dieser Weg ist mit vielen körperlichen, seelischen und sozialen Verlusterfahrungen gepflastert. Verschiedene Autoren weisen darauf hin, dass das Alter sich als eine Zeit des «Loslassens» charakterisiert. So sagt beispielsweise J.A. Baas (1997, siehe unten): «Das Alter kann als ein Prozess des Entsagens und der Loslösung betrachtet werden. Die dritte Lebensphase kann deshalb auf der philosophischen und sozialen Ebene als der Höhepunkt in der Entwicklung eines Menschenlebens angesehen werden.» A.J. Welman (1995) widmet diesem Gesichtspunkt sogar ein eigenes Buch, das den Titel trägt: *Altwerden. Die Kunst des Loslassens*. Der Begriff «Loslassen» steht für die charakteristischen Verlusterfahrungen im Alter, wie beispielsweise die Aufgabe der Berufstätigkeit, das Ende der Karriere, eine labiler werdende körperliche und/ oder seelische Gesundheit, die Neudefinition der Stellung in der Familie und im Freundes- und Bekanntenkreis. Welman weist darauf hin, dass wir, indem wir freiwillig oder gezwungenermaßen loslassen, zu einer Neuorientierung auf das Wesentliche im Leben gedrängt werden. Das Loslassen-Können wird so zur Voraussetzung für die Initiierung einer nächsten Phase der biografischen Entwicklung. Der Verlust alter Fähigkeiten schafft, unter diesem Gesichtspunkt betrachtet, die Möglichkeit, neue Fähigkeiten zu entwickeln. Emotionen wie Wut und Trauer, die bei Schicksalsschlägen und Verlusten durchaus angebracht sind, können dem alternden Menschen den Blick auf dasjenige trüben, was in der nächsten Lebensphase wichtig ist. Siehe dazu J.A. Baas, «Relaties en de omgeving in de hulpverlening», in: M.T. Vink und P. Broek (Hrsg.), *Relaties en de omgeving van ouderen*, Houten/Diegem 1997 sowie A.J. Welman, *Ouder worden. De kunst van het loslaten*, Zeist 1995.

117 In der gesellschaftlichen Debatte über Demenz lassen sich verschiedene Menschenbilder unterscheiden. Es ist empfehlenswert, sich als Teilnehmer an dieser Debatte Rechenschaft darüber abzulegen, welchem Menschenbild man sich verpflichtet fühlt. So gibt es zum Beispiel die Ansicht, dass der Mensch identisch mit seinem Körper sei. Fühlen, Wollen, Denken und Ich-Gefühl wären dann Produkte der komplizierten biochemischen Prozesse des Körpers. So wäre zum Beispiel die Entscheidung, ob wir links oder rechts wählen, von der völlig willkürlichen Lage der Atome abhängig. Beim Verfall des Gehirns (Demenz) stirbt das Gedächtnis, stirbt die Biografie des Menschen, und auch der Mensch selbst stirbt einen geistigen Tod. Beim Tod des Körpers stirbt der Mensch, die Individualität, mit ihm. Nach dem Tod bleibt nichts außer den Erinnerungen in den Köpfen anderer Menschen. Es mag nachvollziehbar sein, dass den Vertretern dieser

Ansicht die Phase des Alters mit ihren vielen Krankheiten und Beschwerden als nutz- und sinnlos erscheint. Das Leiden im Alter ist ein aussichtsloses Leiden. – Ein völlig anderes Menschenbild ist das, demzufolge der Körper als Instrument, als Werkzeug betrachtet wird. Wenn wir ein Werkzeug wählen, um damit zu arbeiten, steht uns ein bestimmtes Ziel vor Augen. Um das richtige Instrument für ein bestimmtes Lebensziel zu schaffen, ist es notwendig, sorgfältig unser genetisches Material und Geburtsmilieu auszuwählen. In diesem Menschenbild gibt es vier Akteure: die vorgeburtliche Individualität (1), die sich mithilfe der Gene der Vorfahren (2) einen Körper (3) auswählt, der in einer für ihn geeigneten Umgebung (4) heranwächst. Die Widerstände (Krankheiten, Erziehungsnormen, Begegnungen), die diese Individualität an der Konstitution ihres Körpers, in diesem Körper selbst, an ihrer Erziehung und an ihrer Umgebung im späteren Leben erfährt, sind selbst gewählt und selbst geplant. Die dadurch für dieses Leben gewonnenen Kräfte sind sinntragend, denn sie werden nach dem Tod in die geistige Welt mitgenommen, wo sie wiederum zu Bausteinen eines neuen Körpers werden (siehe auch Kapitel 13, Seite 170).

118 So der niederländische Psychiater Bert Keizer in: *Heleen Croonen*, I, Nr. 22, 3. Juni 2011, Seite 1368 ff.

119 Eine Studie des englischen Geriatriepsychiaters Sube Banerjee aus dem Jahr 2009 wies nach, dass 25 % der 700.000 Demenzkranken in England ein Antipsychotikum erhalten. Durch die Gabe dieser Antipsychotika starben 1.850 Demenzkranke, 1.620 erlitten einen Schlaganfall. In den Niederlanden gibt es 220.000 Demenzkranke (zu Hause wohnend oder in Pflegeheimen). Davon erhalten 37 % ein Antipsychotikum, wodurch in den Niederlanden zusätzlich 550 Demenzkranke versterben und weitere 495 einen Schlaganfall erleiden. Wenn ein Antipsychotikum eingesetzt werden muss, ist Risperdal® das Mittel der Wahl (Zyprexa® soll nicht verschrieben werden, denn dabei handelt es sich um ein anticholinerges Mittel). Risperidon (der Wirkstoff von Risperdal®) hat geringe anticholinerge Nebenwirkungen. Der entscheidende Vorteil ergibt sich, wenn ein verabreichtes Antipsychotikum rechtzeitig abgesetzt wird. Denn diese Medikamente wirken nur zwölf Wochen lang. Wenn sie nach zwölf Wochen abgesetzt werden, ist das Problemverhalten häufig verschwunden.
Die Indikationen, bei denen Antipsychotika verschrieben werden, sind vielfältig. Es kann sich um häufiges Rufen, Aggressionen, Vagabundieren usw. handeln. Ist nun der Einsatz von Antipsychotika wirklich die einzige Möglichkeit, die bei Verhaltensstörungen übrig bleibt? – Es hat sich gezeigt, dass in kleinen Wohngruppen, die in einer schönen, häufig ruhigen Umgebung angesiedelt sind und durch speziell geschultes Personal betreut werden, seltener Verhaltensprobleme auftreten, weswegen auch weniger Antipsychotika eingesetzt zu werden brauchen. In den «normalen» Pflegeheimen treffen wir oft weniger geschultes Personal, knappe Budgets sowie überlastete Pflegekräfte an. Möglicherweise liegt auch darin eine Ursache für den häufigeren Einsatz von Antipsychotika in solchen Heimen. Siehe dazu: Sube Banerjee, *The use of antipsychotic medica-*

tion for people with dementia: Time for action, Department of Health, London November 2009.
120 Es sind häufig die Angehörigen des erkrankten älteren Menschen, die als Betreuer eingebunden werden. Durch Stress und Überlastung haben sie ein erhöhtes Erkrankungs- und Sterberisiko. Für den kranken älteren Menschen ist es daher von entscheidender Bedeutung, dass der sie betreuende Angehörige gesund bleibt. Denn davon kann es abhängen, ob der Betreffende weiter zu Hause wohnen kann oder in ein Pflegeheim übersiedeln muss. Studien belegen eindeutig, dass die Belastung, einen erkrankten Angehörigen zu betreuen, einen unabhängigen Risikofaktor im Bereich der Mortalität und Morbidität darstellt. Bei denjenigen, die demenzkranke Alte betreuen, sehen wir, dass die Psychopathologie prozentual um den Faktor 1,5 bis 3,5 erhöht ist. Siehe A.M. Pot (1996), *Caregivers perspectives. A longitudinal study on the psychological distress of informal caregivers of demented elderly*, Enschede 2000 und R. Schultz, S. Beach, «Caregiving as a risk factor for mortality. The caregiver health effects study», in: *JAMA* 1999, 282, Seite 2215–2219.
121 Rudolf Steiner, *Anweisungen für eine esoterische Schulung*, Sonderausgabe, Dornach 1999, Seite 80.
122 Jacqueline E. van der Waals (1868–1922), *Verzamelde gedichten*, Kampen 1994.
123 Ebd.
124 Ursula Langerhorst, Peter Petersen, *Heileurythmie, ihre Wirkung und ihre wissenschaftliche Bewertung. Ein Bericht aus der Therapie mit Anorexia-Patientinnen und ein medizinisches Gutachten*, Stuttgart 1999.
125 Monika Fingado, *Therapeutische Wickel und Kompressen. Handbuch aus der Ita-Wegman-Klinik*, Dornach ^{4}2008; Hermann Glaser, *Alte und neue Hausmittel zur äußeren Anwendung. Methoden – Indikationen – Tipps*, Esslingen ^{2}2007.

Literatur

Alzheimer, Alois, «Über eine eigenartige Erkrankung der Hirnrinde», in: *Allgemeine Zeitschrift für Psychiatrie und Psychisch-gerichtliche Medizin*, 64, 1907, Seite 146 ff.

Banerjee, Sube, *The use of antipsychotic medication for people with dementia: Time for action*, Department of Health, London November 2009

Bavastro, Paolo, *Der umstrittene Hirntod. Organtransplantation in der Diskussion*, Heidelberg 1996

Blocq, Paul et al., *De ziekte van Alzheimer in zeven documenten: een klinisch en celpathologisch onderzoek*, Amsterdam 2000

Bockemühl, Almut, *Zeit des Sterbens. Vom Hingang eines alten Menschen*, Stuttgart 1991

Boer, Johan Antonie den, *Neurofilosofie. Hersenen, bewustzijn, vrije wil*, Amsterdam 2003

Boie, Dietrich, *Das erste Auge. Ein Bild des Zirbelorgans aus Naturwissenschaft, Anthroposophie, Geschichte und Medizin*, Stuttgart 1968

Buijssen, Huub, *Demenz und Alzheimer verstehen. Erleben – Hilfe – Pflege: ein praktischer Ratgeber*, Weinheim 2003

Demenz-Report. Wie sich die Regionen in Deutschland, Österreich und der Schweiz auf die Alterung der Gesellschaft vorbereiten können, hrsg. vom Berlin-Institut für Bevölkerung und Entwicklung, Berlin 2011

Diehl, R.R., «Demenz», in: *Fortschritte der Neurologie · Psychiatrie*, 71, 2003, Seite 617 ff.

Dongeren, W.J. van; Geilenkirchen, W.L.M., *Zoologie. Fonctionele morfologie van de vertebraten*, Utrecht ²1977

Feil, Naomi, *Validation. Ein Weg zum Verständnis verwirrter alter Menschen*. München ⁹2010

Feil, Naomi, *Validation in Anwendung und Beispielen. Der Umgang mit verwirrten alten Menschen*, München ⁶2010

Fingado, Monika, *Therapeutische Wickel und Kompressen. Handbuch aus der Ita-Wegman-Klinik*, Dornach ⁴2008

Glaser, Hermann, *Alte und neue Hausmittel zur äußeren Anwendung. Methoden – Indikationen – Tipps*, Esslingen ²2007

Hadley, Mac E.; Levine, Jonathan, *Endocrinology*, San Francisco ⁶2007

Husemann, Friedrich; Wolff, Otto, *Das Bild des Menschen als Grundlage der Heilkunst*, Band II, Stuttgart ⁶2000

Ideen zum Herz-Kreislauf-System. Aus der Entwicklungsgeschichte, Physiologie und Morphologie, hrsg. von der Anthroposophisch-Pharmazeutischen Arbeitsgemeinschaft, Stuttgart 1983

Jonas, Hans, *Technik, Medizin und Ethik. Zur Praxis des Prinzips Verantwortung,* Frankfurt a.M. 1985

Kabat-Zinn, Jon, *Gesund durch Meditation. Das große Buch der Selbstheilung,* München 2011

Kahn, René S., *Onze hersenen. Over de smalle grens tussen normaal en abnormaal,* Amsterdam [12]2011

Kiel-Hinrichsen, Monika; Hinrichsen, Helmut, *Pubertäts-Sprechstunde. Jugendliche verstehen – Praxiserprobte Hilfen – Pubertät als Chance,* Stuttgart 2010

Kiel-Hinrichsen, Monika; Kviske, Renate, *Wackeln die Zähne, wackelt die Seele. Der Zahnwechsel. Ein Handbuch für Eltern und Erziehende,* Stuttgart [9]2011

Kübler-Ross, Elisabeth, *Das Rad des Lebens. Autobiographie,* München 2002

Kurz, A.; Diehl, J.; Riemenschneider M. et al., «Leichte kognitive Störung. Fragen zu Definition, Diagnose, Prognose und Therapie», in: *Der Nervenarzt,* 7, 2004, Seite 6–15

Langerhorst, Ursula; Petersen, Peter, *Heileurythmie, ihre Wirkung und ihre wissenschaftliche Bewertung. Ein Bericht aus der Therapie mit Anorexia-Patientinnen und ein medizinisches Gutachten,* Stuttgart 1999

Langman, Jan; Sadler, Thomas W., *Medizinische Embryologie. Die normale menschliche Entwicklung und ihre Fehlbildungen,* Stuttgart [10]2003

Lievegoed, B.C.J., *Der Mensch an der Schwelle. Biographische Krisen und Entwicklungsmöglichkeiten,* Stuttgart [5]2002

Lievegoed, B.C.J., *Entwicklungsphasen des Kindes,* Stuttgart [8]2007

Lommel, Pim van, *Endloses Bewusstsein. Neue medizinische Fakten zur Nahtoderfahrung,* Ostfildern [5]2011

Markowitsch, Hans-Joachim; Welzer, Harald, *Das autobiographische Gedächtnis. Hirnorganische Grundlagen und biosoziale Entwicklung,* Stuttgart 2005

Maurer, Konrad und Ulrike, *Alzheimer. Das Leben eines Arztes und die Karriere einer Krankheit,* München 2000

Pelikan, Wilhelm, *Heilpflanzenkunde I,* Dornach 1978

Pot, A.M., *Caregivers perspectives. A longitudinal study on the psychological distress of informal caregivers of demented elderly,* Enschede 2000

Reiter, Russel J.; Robinson, Jo, *Melatonin. Die neue Waffe gegen Alter und Krankheit,* München 1996

Rohra, Helga, *Aus dem Schatten treten. Warum ich mich für unsere Rechte als Demenzbetroffene einsetze,* Frankfurt a.M. 2011

Snowdon, David, *Lieber alt und gesund. Dem Altern seinen Schrecken nehmen,* München 2001

Steiner, Rudolf, *Allgemeine Menschenkunde als Grundlage der Pädagogik* (GA 293), Dornach [9]1992

Steiner, Rudolf, *Anthroposophie. Eine Zusammenfassung nach einundzwanzig Jahren* (GA 234), Dornach [6]1994

Steiner, Rudolf, *Anweisungen für eine esoterische Schulung*, Sonderausgabe, Dornach 1999

Steiner, Rudolf, *Das esoterische Christentum und die geistige Führung der Menschheit* (GA 130), Dornach ⁴1995

Steiner, Rudolf, *Die Erkenntnis des Übersinnlichen in unserer Zeit und deren Bedeutung für das heutige Leben* (GA 55), Dornach ²1983

Steiner, Rudolf, *Die Geheimwissenschaft im Umriss* (GA 13), Dornach ³⁰1989

Steiner, Rudolf, *Die praktische Ausbildung des Denkens*, Stuttgart ²2000

Steiner, Rudolf, *Die Sendung Michaels. Die Offenbarung der eigentlichen Geheimnisse des Menschenwesens* (GA 194), Dornach ⁴1994

Steiner, Rudolf, *Eine Okkulte Physiologie* (GA 128), Dornach ⁵1991

Steiner, Rudolf, *Erdensterben und Weltenleben* (GA 181), Dornach ³1991

Steiner, Rudolf, *Menschenwerden, Weltenseele und Weltengeist. Erster Teil: Der Mensch als leiblich-seelische Wesenheit in seinem Verhältnis zur Welt* (GA 205), Dornach ²1987

Steiner, Rudolf, *Mysterienwahrheiten und Weihnachtsimpulse. Alte Mythen und ihre Bedeutung* (GA 180), Dornach ²1980

Steiner, Rudolf, *Nervosität und Ichheit. Stressbewältigung von innen*, Dornach 2012

Steiner, Rudolf, *Schicksalsbildung und Leben nach dem Tode* (GA 157a), Dornach ³1981

Steiner, Rudolf, *Weltenwunder, Seelenprüfungen, Geistesoffenbarungen* (GA 129), Dornach ⁶1995

Steiner, Rudolf, *Zufall, Notwendigkeit und Vorsehung. Imaginative Erkenntnis und Vorgänge nach dem Tode* (GA 163), Dornach ²1986

Steiner, Rudolf; Wegman, Ita, *Grundlegendes für eine Erweiterung der Heilkunst nach geisteswissenschaftlichen Erkenntnissen*, Dornach ⁷1991

Sylvia, Claire; Novak, William, *Herzensfremd. Wie ein Spenderherz mein Selbst veränderte*, Bergisch Gladbach 1999

Urieli, Baruch L.; Müller-Wiedemann, Hans, *Übungswege zur Erfahrung des Ätherischen*, Dornach 1995

Welman, A.J., *Ouder worden. De kunst van het loslaten*, Zeist 1995

Wever, Rütger, *The Circadian System of Man. Results of experiments under temporal isolation*, Berlin 1979

Adressen

Zentralverbände

Nikodemus-Werk e.V.
Bund für gemeinnützige Altenhilfe aus
Anthroposophie und Christengemeinschaft
Hügelstraße 69
D-60433 Frankfurt am Main
Tel. 069-53 09 30
Fax 069-53 09 33 66
E-Mail: info@nikodemuswerk.de
www.nikodemuswerk.de

D.A.M.i.D. e.V.
**Dachverband Anthroposophische Medizin
in Deutschland**
Chausseestraße 29
D-10115 Berlin
Tel. 030-28 87 70 94
Fax 030-97 89 38 69
E-Mail: wais@damid.de
www.damid.de

**Gesellschaft Anthroposophischer Ärzte
in Deutschland GAÄD**
Roggenstraße 82
D-70794 Filderstadt
Tel. 0711-779 97 11
Fax 0711-779 97 12
Anthroposophische Medizin-Hotline:
Tel. 0711-777 80 00
Arzt- und Kliniksuche: Tel. 01803-30 50 55
E-Mail: info@gaed.de
www.anthroposophischeaerzte.de

Verband Anthroposophischer Kliniken e.V.
www.anthro-kliniken.de

Verband für Anthroposophische Pflege e.V.
Roggenstraße 82
D-70794 Filderstadt
Tel. 0711-735 92 19
Fax 0711-779 97 12
E-Mail: mail@vfap.de
www.vfap.de

**gesundheit aktiv –
anthroposophische heilkunst**
(früher: Verein für Anthroposophisches
Heilwesen)
Gneisenaustraße 42
D-10961 Berlin
Tel. 030-695 68 72-0
Fax 030-695 68 72-29
E-Mail: verein@gesundheit-aktiv.de
www.gesundheit-aktiv.de

**Berufsverband für
Anthroposophische Kunsttherapie BVAKT**
Am Hessenberg 34
D-58313 Herdecke
Tel. 02330-60 66 73
Fax 02330-60 66 64
E-Mail: berufsverband@anthroposophische-
kunsttherapie.de
www.anthroposophische-kunsttherapie.de

Berufsverband Heileurythmie e.V. BVHE
Roggenstraße 82
D-70794 Filderstadt
Tel. 0711-779 97 23
Fax 0711-779 97 12
E-Mail: sekretariat@berufsverband-
heileurythmie.de
www.berufsverband-heileurythmie.de

Gesellschaft für Anthroposophische Medizin in Österreich
Tilgnerstraße 3
A-1040 Wien
Tel. 0669-13 72 37 00
Fax 01-2 53 30 33 84 12
E-Mail: info@anthromed.at
www.anthromed.at

Österreichische Vereinigung anthroposophisch orientierter Kunsttherapien ÖVAOK
Pilzgasse 23/6/15
A-1210 Wien
Tel. 0699-19 54 60 30
Fax 0699-19 54 50 30
E-Mail: oevaok@atelier-lindenbaum.at

Verein für Anthroposophisches Heilwesen Österreich
Sonnenstraße 2
A-8010 Graz
Tel. 0316-32 10 72 10
Fax 0316-32 10 72 12
E-Mail: heilwesen@anthroposophie.at
www.heilwesen.at

Vereinigung anthroposophisch orientierter Ärzte in der Schweiz VAOAS
Pfeffingerweg 1
CH-4144 Arlesheim
Tel. 061-705 75 11
E-Mail: info@vaoas.ch
www.anthropos-aerzte.ch

Verein Anthroposophische Pflege in der Schweiz APIS-SAES
Stiftung Rüttihubelbad
CH-3512 Walkringen
Tel. 031-700 85 51
E-Mail: apis-saes@gmx.ch
www.apis-saes.ch

Schweizer Verband für Anthroposophische Kunsttherapie SVAKT
Lilienweg 6
CH-3072 Ostermundingen
Tel. 031-931 90 88
Fax 031-931 90 88
E-Mail: info@svakt.ch
www.svakt.ch

Heileurythmie Berufsverband Schweiz
Oberer Zielweg 60
CH-4143 Dornach
Tel. 061-701 72 94
Fax 061-701 72 94
E-Mail: info@heileurythmie.ch
www.heileurythmie.ch

anthrosana – Verein für anthroposophisch erweitertes Heilwesen
Postplatz 5
Ch-4144 Arlesheim
Tel. 061-701 15 14
Fax 061-701 15 03
E-Mail: info@anthrosana.ch
www.anthrosana.ch

Senioren- und Pflegeheime

Altersheim der Christengemeinschaft
«Rudolf Frieling» e.V.
Wachbergstraße 6
D-01326 Dresden
Tel. 0351-26 42-50
Fax 0351-26 42-652
E-Mail: frielingheim@gmx.de
www.rudolf-frieling-haus.de

Haus Christophorus
Altenpflegeheim und Wohnhaus
Eyke-von-Repkow-Platz 2
D-10555 Berlin
Tel. 030-39 90 34-96
Fax 030-39 90 34-97
E-Mail:
info@haus-christophorus-berlin-mitte.de
www.haus-christophorus-berlin-mitte.de

Tobias-Haus
Alten- und Pflegeheim gGmbH
Am Hagen 6
D-22926 Ahrensburg
Tel. 04102-806-0
Fax 04102-806-5 55
E-Mail: info@tobias-haus.de
www.tobias-haus.de

Friedrich-Rittelmeyer-Haus gGmbH
Alten- und Pflegeheim
der Christengemeinschaft
Ellernstraße 42a
D-30175 Hannover
Tel. 0511-26 17 70
Fax 0511-26 17 71 90
E-Mail: info@pflegeheim-rittelmeyer.de
www.pflegeheim-rittelmeyer.de

Altenwerk Schloss Hamborn e.V.
Haus Friedland
Schloss Hamborn 38
D-33178 Borchen
Tel. 05251-891-0
Fax 05251-891-416
E-Mail: info@altenwerkschlosshamborn.de
www.schloss-hamborn.de

Albert-Kolbe-Heim
Hansteinstraße 1
D-34121 Kassel
Tel. 0561-928 70
Fax 0561-928 71 11
E-Mail: info@albert-kolbe.net
www.nikodemuswerk.de/Albert-Kolbe-
    Heim.9.0.html

Kloster Frankenberg
Alten- und Pflegeheim der Christen-
gemeinschaft in Norddeutschland e.V.
Frankenberger Plan 6
D-38640 Goslar
Tel. 05321-34 42-0
Fax 05321-461 10
E-Mail: info@kloster-frankenberg.de
www.kloster-frankenberg.de

Heinrich-Zschokke-Haus e.V.
Anthroposophisch orientierte Wohn-
und Pflegegemeinschaft für
Seelenpflege-bedürftige alte Menschen
Hagener Straße 58
D-40625 Düsseldorf
Tel. 0211-92 94 50
Fax 0211-92 94 52 00
E-Mail: info@heinrich-zschokke-haus.de
www.heinrich-zschokke-haus.de

Carmen-Sylva-Haus e.V.
Pflegeheim
Schlossstraße 16
D-42285 Wuppertal
Tel. 0202-891 62
Fax 0202-280 25 24
E-Mail: carmen-sylva-haus@freenet.de

Hermann-Keiner-Haus
Paritätisches Altenwohnheim e.V.
Mergelteichstraße 47
D-44225 Dortmund
Tel. 0231-710 71
Fax 0231-710 75 03
E-Mail: kontakt@hermann-keiner-haus.de
www.hermann-keiner-haus.de

Bettina-von-Arnim-Haus
Vittinghoffstraße 11
D-45134 Essen
Tel. 0201-84 35-0
Fax 0201-84 35-199
E-Mail: info@bettina-von-arnim-haus.de
www.bettina-von-arnim-haus.de

Christofferhaus Siegen gGmbH
Pflege- und Begegnungszentrum
Friedrich-Wilhelm-Straße 126
D-57074 Siegen
Tel. 0271-230 58-0
Fax 0271-230 58-108
E-Mail: info@christofferhaus-siegen.de
www.christofferhaus-siegen.de

Haus Ederhöhe
Alten- und Pflegeheim
Ederhöhe 4
D-57319 Bad Berleburg
Tel. 02755-677
Fax 02755-408
E-Mail: ederhoehe@anthro-net.com
www.ederhoehe.de

Haus Aja Textor-Goethe
Sozialpädagogisches Zentrum für
Lebensgestaltung im Alter
Hügelstraße 69
D-60433 Frankfurt am Main
Tel. 069-530 93-0
Fax 069-530 93-123
E-Mail: info@haus-aja.de
www.haus-aja.de

Haus Morgenstern
Altenpflegeheim
Gänsheidestraße 100
D-70186 Stuttgart
Tel. 0711-16 40-3
Fax 0711-16 40-404
E-Mail: info@haus-morgenstern.de
www.haus-morgenstern.de

Nikolaus-Cusanus-Haus
Lebensgemeinschaft im Alter
Freies Altenheim e.V.
Törlesäckerstraße 9
D-70599 Stuttgart
Tel. 0711-45 83-0
Fax 0711-45 83-805
E-Mail: info@nikolaus-cusanus-haus.de
www.nikolaus-cusanus-haus.de

Haus Hohenstein e.V.
Wohn- und Pflegezentrum
Hohenstein 16
D-71540 Murrhardt
Tel. 07192-92 29-0
Fax 07192-92 29-30
E-Mail: info@haushohenstein.de
www.haushohenstein.de

Haus Arche
Verein zur Förderung anthroposophisch
orientierter Betreuung und Pflege e.V.
Oberweiler 6
D-74670 Forchtenberg-Wohlmuthausen
Tel. 07947-79 52
Fax 07947-94 37 61
E-Mail: hausarche@web.de
www.forchtenberg.de/index.php?id=168

Johanneshaus gGmbH
Am Eichhof 20
D-75223 Niefern-Öschelbronn
Tel. 07233-67-0
Fax 07233-67-9210
E-Mail: info@johanneshaus-oeschelbronn.de
www.johanneshaus-oeschelbronn.de

Haus Columban
Alten- und Pflegeheim der AJG
gemeinnützige Gesellschaft für Alten-
und Jugendhilfe Schopfheim mbH
Hebelstraße 32
D-79650 Schopfheim
Tel. 07622-39 96-0
Fax 07622-39 96-50
E-Mail: columban-altenheim@web.de

Urban-Dettmar-Haus
Dorfstraße 26
D-82237 Wörthsee-Steinebach
Kontakt über das Altenwerk Marthashofen
(siehe unten)

Altenwerk Marthashofen
Marthashofen 2
D-82284 Grafrath
Tel. 08144-99 850
Fax 08144-99 85 16
E-Mail: info@marthashofen.de
www.marthashofen.de/
    altenwerk-marthashofen

Wohnstätte Haus Rengold
Rengoldshauser Straße 22
D-88662 Überlingen
Tel. 07551-94 45-0
Fax 07551-97 23 70
E-Mail: mail@haus-rengold.de
www.haus-rengold.de

Michael-Bauer-Heim
Lebensgestaltung im Alter e.V.
Heimerichstraße 7
D-90419 Nürnberg
Tel. 0911-99 33 00
Fax 0911-99 333 00
E-Mail: michael-bauer-heim@gmx.de
www.nikodemuswerk.de/
    Michael-Bauer-Heim.34.0.html

Haus Birkenrain
Alters- und Pflegeheim
Bellariastraße 21
CH-8002 Zürich
Tel. 044-206 47 00
Fax 044-206 47 09
E-Mail: info@birkenrain.ch
www.birkenrain.ch

Sonnengarten
Alters- und Pflegeheim
Etzelstraße 6
CH-8634 Hombrechtikon
Tel. 055-254 40 70
Fax 055-254 40 80
E-Mail: info@sonnengarten.ch
www.sonnengarten.ch

Pflegedienste

Informationen zu anthroposophisch orientierten ambulanten Pflegediensten erhalten Sie bei den Zentralverbänden:
- ▶ Verband für Anthroposophische Pflege e.V. (siehe Seite 289)
- ▶ Verein Anthroposophische Pflege in der Schweiz APIS-SAES (siehe Seite 290).

Beratungsstellen

Adressen regionaler Beratungsstellen, von Gedächtnissprechstunden, Angehörigen- und Selbsthilfegruppen sowie interessante Links zum Thema Demenz finden Sie auf den Internetseiten der Alzheimer-Gesellschaften:

Deutsche Alzheimer Gesellschaft e.V.
Friedrichstraße 236
D-10969 Berlin
Tel. 030-259 37 95-0
Infotelefon: 030-259 37 95-14
E-Mail: info@deutsche-alzheimer.de
www.deutsche-alzheimer.de

Alzheimer Austria
Obere Augartenstraße 26–28
A-1020 Wien
Tel. 01-332 51 66
Fax 01-332 51 66
E-Mail: alzheimeraustria@aon.at
www.alzheimer-selbsthilfe.at

Schweizerische Alzheimervereinigung
Rue des Pecheurs 8 E
CH-1400 Yverdon-les-Bains
Tel. 024-426 20 00
Alzheimer-Telefon 024-426 06 06
Fax 024-426 21 67
E-Mail: info@alz.ch
www.alz.ch

Weitere Adressen von Senioren- und Angehörigenberatungsstellen erhalten Sie bei den Kommunen oder den Regionalverbänden folgender Organisationen:

Bundesarbeitsgemeinschaft Alten- und Angehörigenberatung BAGA e.V.
Ludwigstraße 54
D-64646 Heppenheim
Tel. 06252-16-305
Fax 06252-16-306
E-Mail: info@baga.de
www.baga.de

Deutscher Paritätischer Wohlfahrtsverband
Oranienburger Straße 13–14
D-10178 Berlin
Tel. 030-246 36-0
Fax 030-246 36-110
Zugang zu den Landesverbänden bzw. regionalen Beratungsstellen unter
www.der-paritaetische.de/verband/landesverbaende/

Diakonisches Werk in Deutschland e.V.
Stafflenbergstraße 76
D-70184 Stuttgart
Tel. 0711-21 59-0
Fax 0711-21 59-288
E-Mail: diakonie@diakonie.de
www.diakonie.de

Deutscher Caritasverband e.V.
Karlstraße 40
D-79104 Freiburg
Tel. 0761-200-0
E-Mail: info@caritas.de
www.caritas.de

Hilfreiche Internet-Seiten

- www.deutsche-alzheimer.de (Deutsche Alzheimer Gesellschaft e.V.)
- www.wegweiser-demenz.de (Bundesministerium für Familie, Senioren, Frauen und Jugend)
- www.altern-in-wuerde.de (Deutsches Grünes Kreuz e.V.)
- www.dsl-alzheimer.de (Deutsche Seniorenliga e.V.)
- www.demenz-leitlinie.de (Informationsplattform zum Thema Demenz für Betroffene und Angehörige, Pflegende und Ärzte)
- www.alzheimerwgs.de (Freunde alter Menschen e.V., Schwerpunkt: Beratung zum Thema Demenz-Wohngemeinschaften)
- www.biva.de (Bundesinteressenvertretung der Nutzerinnen und Nutzer von Wohn- und Betreuungsangeboten im Alter und bei Behinderung (BIVA) e.V.)
- www.demenz-wg.de
- www.bv-gedaechtnistraining.de (Bundesverband Gedächtnistraining e.V.)

Bildnachweis

Die Bilder auf den Seiten 5, 14/15, 22/23, 44/45, 51, 52/53, 64/65, 70/71, 85, 86/87, 96/97, 106/107, 126/127, 147, 148/149, 164/165, 178/179, 198/199, 208/209, 229, 230/231, 248/249 und 255 stammen von Wolfgang Schmidt, Ammerbuch.

Die Zeichnungen auf den Seiten 77, 78, 79, 109, 110, 111, 113 und 115 wurden von Thijmen van der Steen angefertigt.

Das folgende Foto wurde der freien Enzyklopädie Wikipedia entnommen (http://www.wikipedia.de):
KGH: Seite 57 links (Plaques).

Inhalt

1 Einleitung
Demenz: ein Gegenbild des Zeitgeistes 7
Demenz: Angst vor dem Verlust der Autonomie und des «Selbsts» 8
Unerwartetes Wachstum in der letzten Lebensphase 10
Denken lernen 12
Das Denken loslassen 13

2 Die Anamnese
Die Gedächtnisambulanz 16
Bildgebende Untersuchungsverfahren 17
Familiengespräch 18
Das bedrohte, verwirrte und versunkene Ich 18
Das Realitätsorientierungstraining (ROT) und die Validation 19
Begleitungskontakte 20

3 Die Diagnose
Die Alzheimer-Krankheit 24
    Körperliche Untersuchung   25
    Tests   25
    Die Fremdanamnese   26
    Fazit   27
    Charakteristische Symptome der Alzheimer-Krankheit   27
    Wie ist damit umzugehen?   28
Frontotemporale Demenz (Pick-Krankheit) 28
    Fazit   29
    Die Kernsymptome der Pick-Krankheit   30
    Ergänzende Diagnostik   31
    Der Krankheitsverlauf   31
Vaskuläre Demenz 32
    Beeinträchtigte Motorik   32
    «So schnell ist es bergab gegangen»   32

Ein relativ gutes Gedächtnis   33
Die neuropsychologische Untersuchung   34
Fazit   34
Charakteristische Symptome einer Vaskulären Demenz   35
Die Ursache   35
Lewy-Body-Demenz 36
Der Besuch   36
«Dort können Sie sich nicht hinsetzen, dort sitzt der Hund!»   37
Halluzinationen – nicht zum ersten Mal   37
Steife Muskeln   38
Fluktuierender Verlauf   38
Fazit   38
Charakteristische Symptome der Lewy-Body-Demenz   39
Delirium und Lewy-Body-Demenz   40
Zusammenfassung: Die vier Formen der Demenz 41
Der Mensch mit Alzheimer-Demenz   41
Der Mensch mit Frontotemporaler Demenz   41
Der Mensch mit Vaskulärer Demenz   42
Der Mensch mit Lewy-Body-Demenz   42

4   Die Tests

Beobachtung 46
Körperliche Untersuchung 46
Der Uhren-Zeichen-Test 47
Der Mini-Mental-Status-Test (MMST) 48
Der Frontal-Assessment-Battery-Test (FAB) 49

5   Die Ursachen der Demenz

Das Gehirn: ein Organ mit wenig Vitalität 54
Alterung des Gefäßsystems: Arteriosklerose 55
Alterung des Hirngewebes: Beta-Amyloid 55
Alterung des Hirngewebes: Tau-Eiweiß 56
Alois Alzheimer und die Entdeckung der Alzheimer-Krankheit 56
Die Forschungen von Heiko und Eva Braak 58
Die sogenannte Nonnenstudie 59
Sprachliche Gewandtheit und bildhafte Vorstellungen 61
Zusammenfassung 63

6 Schulmedizinische Behandlungsmethoden
Gängige Behandlungsmethoden 66
    Antihypertensiva   67
    Medikamente mit präventiver Wirkung   67
    Acetylcholin-Esterase-Hemmer   68
    Rezeptorenblocker   68

7 Der Hippocampus und die Einprägung
Das direkte und das indirekte Gedächtnis 72
    Amnesie   74
Die Geschichte des H.M.. 74
Die sogenannte Affenstudie 75
Der Hippocampus während der Embryonalentwicklung 76
Die innige Beziehung zwischen Hippocampus und Plexus choroideus ... 79
Hohlraumbildung und Seele 80
Wie Stress und Traumata den Hippocampus schrumpfen lassen 81
Das Korsakow-Syndrom... 82

8 Die drei Ebenen des Gedächtnisses
Das lokale Gedächtnis 89
Das rhythmische Gedächtnis 90
Das abstrakte Gedächtnis 91
«Warum jetzt anders?» 92
Der Demenzkranke kehrt zu früheren Gedächtnisschichten zurück 94
Die Gedächtnisformen... 95

9 Nahtoderfahrungen und Organgedächtnis
Nahtoderfahrung 98
    Klinisch tot, und dennoch Erinnerungen ...   98
    Definition einer Nahtoderfahrung   99
    Bedeutet «klinisch tot», dass das Bewusstsein zu existieren aufhört?   100
    Hirntod   100
Das Organgedächtnis.. 101
    Der Traum   102
    Auf der Suche nach dem Spender   102
    Von der Wahrnehmung zur Erinnerung   104

10 Hypophyse und Epiphyse

Die embryonale Entwicklung von Epiphyse und Hypophyse 109
    Die embryonale Anlage der Epiphyse 112
    Die embryonale Anlage der Hypophyse 114
Die Hypophyse: Begegnung zwischen Urdarm und Nervensystem 116
    Hormone als Instrumente der Seele 116
    Zusammenfassung 117
Die Wiederentdeckung der Epiphyse durch das Hormon Melatonin 117
    Die Epiphyse bei den Tieren 120
    Die Epiphyse beim Menschen 120
Die Wirkungen von Melatonin 121
    Der Einfluss von Melatonin auf Blutdruck und Herz 121
Die innere biologische Uhr 122
    Die Höhlenversuche 122
Die Epiphyse und die Geschlechtsreife beim Menschen 123
Die Beeinflussung der Melatoninkonzentration im Körper 124
Zusammenfassung 125

11 Der Einprägungsvorgang aus anthroposophischer Sicht

Die vier Wesensglieder des Menschen 128
    Das Mineralreich 128
    Das Pflanzenreich 129
    Das Tierreich 129
    Der Mensch 131
Die Prägung der Seele 132
    Erst greifen, dann begreifen 133
    Die Sprache als Instrument des menschlichen Ichs 133
Die Entwicklung der Seele unter dem Einfluss
von Erziehung und Kultur 134
    Die Erziehung der Seele unter der Führung des Ichs:
    die Empfindungsseele 135
    Die Erziehung der Seele unter der Führung des Ichs:
    die Verstandes- und Gemütsseele 135
    Die Erziehung der Seele unter der Führung des Ichs:
    die Bewusstseinsseele 137
Zusammenfassung 137
Erinnerungsbildung nach gängiger Auffassung 138
Erinnerungsbildung nach anthroposophischer Auffassung 139

Das Zwischenhirn   139
Das Befreien und Verselbstständigen des Lebensleibs   140
Epiphyse und Hypophyse: zwei notwendige Organe zur Fixierung
von Sinneseindrücken und Gedanken im Organgedächtnis   141
Das Nachbild   142
Das Auge «verdaut» das Licht   143
Mit jedem Blick, jedem Ton, strömt Geistiges in uns ein   143
Das Weltengedächtnis   144
Der Zugang zum Weltengedächtnis   145
Zusammenfassung 146

12 Grundsätzliches zur Komplementärmedizin
Der Kranke oder die Krankheit? 150
Die «Kommunikationsstörung» zwischen konventioneller
und alternativer Medizin 152
Evidence-based medicine...................................... 154
Wo beginnt die Krankheit? 155
Die Schulmedizin und die Frage nach der Ursache von Krankheiten.... 155
Die anthroposophische Medizin und die Frage
nach den Krankheitsursachen.................................. 156
    Homöopathie bedeutet, Fragen zu stellen   157
    Information und Informationsträger   158
    Die Suche nach dem Geheimnis des natürlichen Lebens   159
Die Biophotonenforschung 160
Zusammenfassung 162

13 Eine neue Sicht auf den menschlichen Alterungsprozess
Das Demeter-Prinzip: fruchtende Keuschheit 166
    Welche Urbilder verbergen sich hinter dieser Geschichte?   168
    Altern: vom Eros-Menschen zum Demeter-Menschen   168
Altern ist eine Lösung des Ätherleibs............................ 170
    Vor der Geburt   171
    Die Entwicklung nach der Geburt. Der Ätherleib als Architekt des Körpers   172
    Der frei werdende Ätherleib bewirkt die Schulreife des Kindes   172
    Von der Schulreife zur Adoleszenz   174
    Die zweite Lebenshälfte: Der Ätherleib wird von Neuem «belehrt»   175
    Die Ausgestaltung eines neuen Körpers   176

14 Die anthroposophische Therapie der Demenz

Demenz: eine Art Gicht im Gehirn 180
Die Wirkung der Naturreiche auf die einzelnen Wesensglieder 181
    Das erste Grundprinzip 181
    Das zweite Grundprinzip 182
    Die rote Waldameise (Formica rufa) 182
    Die Verbindung von Planeten, Metallen und Organen 183
    Silber 184
Geriatrika 187
    Anthroposophische Geriatrika 188
    Scleron®, ein anthroposophisches Geriatrikum 188
Die Anwendung dieser Gesichtspunkte auf die Alzheimer-Krankheit ... 189
    Den kranken Prozess angreifen 189
    Auflösen 189
    Ausscheiden 190
Das verletzliche Gehirn 190
    Die Therapie 191
Übungen zur Stärkung des Lebensleibs............................ 192
    Übung 1: Urteilsfrei wahrnehmen lernen
    und Bilder in der Erinnerung leben lassen 194
    Übung 2: Bewusstes Einprägen 195
    Übung 3: Die Erlangung eines zuverlässigen Gedächtnisses 196
    Übung 4: Eingriff in das implizite Gedächtnis 196
    Die Anwendung der Übungen 196

15 Wenn es zu Hause nicht mehr geht

Die Notwendigkeit der Diagnose 200
Angehörige zu Hause pflegen..................................... 201
Die Notwendigkeit des Coachings 201
Demenz als Tabuthema 202
Der Umzug in ein Pflegeheim 203
Wohngemeinschaften für Menschen mit Demenz 204
Problematisches Verhalten 205
    Jede Verhaltensart ist ein Versuch des Klienten, zu kommunizieren 206
    Architektur 206
    Häusliche Kultur 206
    Die soziale Umgebung oder: Wie holen wir die Welt herein? 207
    Pflege 207

16 Verhaltensprobleme bei Demenz

Vorbemerkung 210
Ein Bild 210
Die Deutung des Bildes: ein Körper sein oder einen Körper haben 211
Nicht den Leib bewundern, sondern die Willenskraft 212
Ein Gespräch mit Frau Steiner 212
Das Delirium 213
    Das Delirium als Vorbote der Demenz   214
    Therapeutische Möglichkeiten   214
Vorsorgemaßnahmen 216
    Das «abbröckelnde Gedächtnis»   216
    Das «Lebensbuch» als «Erste Hilfe» bei Verhaltensproblemen   217
Neue Möglichkeiten 217
Depression 218
    Die drei großen D's   218
    Zwei Formen der Depression   218
    Therapie   219
    Suizidgefahr   220
Psychose oder Kontextverlust? 221
    Kontextverlust: Die Innenwelt findet keinen Anschluss mehr
    an die Außenwelt   221
Wie geht es jetzt weiter? 222
Nicht korrigieren, sondern validieren 223
Angst. Eine Terminvereinbarung im Supermarkt 224
    Angst ist die Ohnmacht des relativierenden Ichs   224
    Richards Biografie   225
    Die Therapie   227

17 Weitere therapeutische Möglichkeiten

Künstlerische Therapie 232
    Frau C. malt wieder   232
    Frau A. – Entspannungsarbeit   235
Heileurythmie 238
    Frau Lisette v.K. – aufs Neue mit dem Leben in Berührung treten   239
Pflege und äußere Anwendungen 244

18 Schlussbetrachtung

Der frei werdende Lebensleib 250
Demenz bietet neue Chancen 250
Das Gedächtnis ist nicht im Gehirn,
sondern im gesamten Körper angesiedelt 251
Eine persönliche Bemerkung 251
    Freiheit   252
    Entwicklung   252
    Begegnung   252
    Zum Schluss: der Humor   253

Anhang

Die Demenztests 257
Die Demenz-Skala (Reisberg-Skala) 268

Anmerkungen 270

Literatur 286

Adressen 289